U0273268

春夏秋冬悟中医

张洪海／著

微中医 第三辑

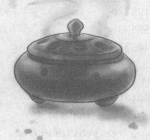

中国中医药出版社

·北 京·

图书在版编目（CIP）数据

微中医 . 第三辑，春夏秋冬悟中医 / 张洪海著 . —北京：中国中医药出版社，2020.1

ISBN 978 – 7 – 5132 – 5958 – 3

Ⅰ . ①微…　Ⅱ . ①张…　Ⅲ . ①中医学－普及读物　Ⅳ . ① R2–49

中国版本图书馆 CIP 数据核字（2019）第 284832 号

中国中医药出版社出版

北京经济技术开发区科创十三街 31 号院二区 8 号楼

邮政编码　100176

传真　010–64405750

河北省武强县画业有限责任公司印刷

各地新华书店经销

开本 880×1230　1/32　印张 11.75　字数 338 千字

2020 年 1 月第 1 版　2020 年 1 月第 1 次印刷

书号　ISBN 978 – 7 – 5132 – 5958 – 3

定价　49.00 元

网址　www.cptcm.com

社 长 热 线　010–64405720

购 书 热 线　010–89535836

维 权 打 假　010–64405753

微信服务号　zgzyycbs

微商城网址　https://kdt.im/LIdUGr

官 方 微 博　http://e.weibo.com/cptcm

天猫旗舰店网址　https://zgzyycbs.tmall.com

如有印装质量问题请与本社出版部联系（010–64405510）

版权专有　侵权必究

谭 序

中医药伴随着中华五千年文明，本应深入国人骨髓，浸润到我们生活的角角落落。但是近现代以来，西风东渐，中医与我们渐行渐远，变主为客，在人们眼中成了另类。几十年来仁人志士为振兴中医一直在努力，但收效甚微。

当前中医面世有三：一曰中医科学研究，司空见惯的一个中药方子，灌到狗肚子里，得出一串实验数据，发表一篇洋码论文；二曰中医经典研究，言必古文，出必有处，整天之乎者也；三曰民间中医，守一秘方，一理不讲，玄之又玄。要知道中医的对象是众生，要让群众信中医，用中医，首先要使之懂中医，这里的懂是听懂。要让大家听懂中医，说起来容易，做起来却是难上加难。既要有深厚的中医理论，又要有扎实的临床功底，更需要足接地气，口吐白话。纵观当前中医科普界，能如此者凤毛麟角而已。

我院张洪海先生 1982 年毕业于山东省中医药学校，从医近 35 年，潜心临床，涉猎广泛，深受患者信赖。三年前开始用微信的形式，通俗易懂地向群众介绍中医知识，令人耳目一新，交口称赞。开始我以为他只是写写几篇，过过新奇而已，没想到他一日一篇，每晚必发，风雨无阻。不但无日久江郎才尽之迹，反而越写越涌，内容引经据典又贴近现实，文采飞扬却又满口俗话，雅俗共赏。洪海先生在微信上用"微中医"的题目写中医，历时三年，成文八百余篇。蒙中国中医药出版社垂青，今结集出版前三辑，将飨及更多群众。我们祝愿洪海先生的《微中医》见微知著，清泉长流，也期待洪海先生《微中医》第四辑、第五辑的早日面世。

是以为序。

全国基层名老中医药专家传承工作室指导老师

山东省名中医药专家

山东省临朐县中医院院长

2019 年 12 月 28 日

前 言

感谢这个网络时代！我们可以在网络上发表自己的各种想法。自2013年开始，我试着在腾讯博客上写了点中医的东西，就如往大海里扔了一块小石头，又像是庞大的交响乐团里一只微弱的口琴，没多大动静，算是练了练手吧。

2014年下半年的某一天，我在微信上看到一篇介绍当地野生草药的文章，猛然想到，我们这里也遍地是中药啊，于是萌生了在微信中写点东西的想法。几经思考，最后想到了写这个《微中医》，把自己每天的一些想法拿出来和大家共享，获取朋友们的批评和建议，以提高自己。

所以，《微中医》的"微"，首先是"微信"里的"微"；然后，也还有点微小、微渺的意思；最后是——中医的博大精深，须从生活中去感悟，也有些微妙、精微吧。

说到中医，国人众口一词，皆曰"博大精深"。固然，"博大精深"是一定的，但中医又实实在在的是我们每一个人身边的生活。日升月落是生活，春夏秋冬是生活；一日三餐是生活，夜宿一眠也是生活；婴儿出生是生活，老人故去也是生活……《微中医》就是想让中医回归到我们身边这些触手可摸的生活，在生活中去体验中医，感受中医，运用中医。中医不是只有那些学士、硕士、博士们才懂的，其实我们大家都懂。

　　这是《微中医》第三辑，《春夏秋冬悟中医》。从 2016 年冬至开始，写到 2017 年冬至。冬至一阳生，从这个一阳生开始，每天看日出月落，察气温升降，观南风北风，从春夏秋冬的变化看我们身体的感应、变化，从这些感应和变化，看我们中医如何治病。这是中医的根本，不知我写好了没有，非常期待大家的批评和建议。

　　最后，衷心感谢中国中医药出版社林社长、农老师、朱老师的鼎力帮助！感谢我们医院院长、全国基层名老中医药专家传承工作室指导老师、山东省名中医药专家谭波先生百忙中为本书作序。

张洪海

2019 年 12 月 26 日

目 录

微中医480

　　春夏秋冬悟中医1.冬至第一天，交九……………………………001

微中医481

　　春夏秋冬悟中医2.冬至第二天，一九第二天……………………002

微中医482

　　春夏秋冬悟中医3.冬至第三天，一九第三天……………………003

微中医483

　　春夏秋冬悟中医4.冬至第五天，一九第五天……………………004

微中医484

　　春夏秋冬悟中医5.冬至第六天，一九第六天……………………006

微中医485

　　春夏秋冬悟中医6.冬至第七天，一九第七天……………………007

微中医486

　　春夏秋冬悟中医7.冬至第八天，一九第八天……………………008

微中医487

　　春夏秋冬悟中医8.冬至第九天，一九第九天……………………009

微中医488

　　春夏秋冬悟中医9.冬至第十天，二九第一天……………………010

微中医489

　　春夏秋冬悟中医10.冬至第十一天，二九第二天………………011

微中医490

　　春夏秋冬悟中医11. 冬至第十二天，二九第三天·················· 012

微中医491

　　春夏秋冬悟中医12. 冬至第十三天，二九第四天·················· 013

微中医492

　　春夏秋冬悟中医13. 冬至第十四天，二九第五天·················· 014

微中医493

　　春夏秋冬悟中医14. 冬至第十五天，二九第六天·················· 015

微中医494

　　春夏秋冬悟中医15. 小寒第一天，二九第七天·················· 017

微中医495

　　春夏秋冬悟中医16. 小寒第二天，二九第八天·················· 018

微中医496

　　春夏秋冬悟中医17. 小寒第四天，三九第一天·················· 019

微中医497

　　春夏秋冬悟中医18. 小寒第五天，三九第二天·················· 020

微中医498

　　春夏秋冬悟中医19. 小寒第六天，三九第三天·················· 021

微中医499

　　春夏秋冬悟中医20. 小寒第七天，三九第四天·················· 022

微中医500

　　春夏秋冬悟中医21. 小寒第八天，三九第五天·················· 023

微中医501

　　春夏秋冬悟中医22. 小寒第九天，三九第六天·················· 024

微中医502

　　春夏秋冬悟中医23. 小寒第十一天，三九第八天·················· 025

微中医503

　　春夏秋冬悟中医24. 小寒第十二天，三九第九天·················· 026

微中医504

　　春夏秋冬悟中医25. 小寒第十三天，四九第一天 ……………… 027

微中医505

　　春夏秋冬悟中医26. 小寒第十四天，四九第二天 ……………… 028

微中医506

　　春夏秋冬悟中医27. 小寒第十五天，四九第三天 ……………… 029

微中医507

　　春夏秋冬悟中医28. 大寒第二天，四九第五天 ………………… 030

微中医508

　　春夏秋冬悟中医29. 大寒第三天，四九第六天 ………………… 031

微中医509

　　春夏秋冬悟中医30. 大寒第四天，四九第七天 ………………… 032

微中医510

　　春夏秋冬悟中医31. 大寒第五天，四九第八天 ………………… 033

微中医511

　　春夏秋冬悟中医32. 大寒第六天，四九第九天 ………………… 034

微中医512

　　春夏秋冬悟中医33. 大寒第七天，五九第一天 ………………… 035

微中医号外 …………………………………………………………… 036

微中医513

　　春夏秋冬悟中医34. 大寒第十天，五九第四天 ………………… 037

微中医514

　　春夏秋冬悟中医35. 大寒第十一天，五九第五天 ……………… 038

微中医515

　　春夏秋冬悟中医36. 大寒第十二天，五九第六天 ……………… 039

微中医516

　　春夏秋冬悟中医37. 大寒第十三天，五九第七天 ……………… 040

微中医517

　　春夏秋冬悟中医38. 大寒第十四天，五九第八天……………041

微中医518

　　春夏秋冬悟中医39. 立春第一天，五九第九天……………042

微中医519

　　春夏秋冬悟中医40. 立春第三天，六九第二天……………043

微中医520

　　春夏秋冬悟中医41. 立春第四天，六九第三天……………044

微中医521

　　春夏秋冬悟中医42. 立春第六天，六九第五天……………045

微中医522

　　春夏秋冬悟中医43. 立春第七天，六九第六天……………046

微中医523

　　春夏秋冬悟中医44. 立春第八天，六九第七天……………047

微中医524

　　春夏秋冬悟中医45. 立春第十天，六九第九天……………048

微中医525

　　春夏秋冬悟中医46. 立春第十一天，七九第一天……………049

微中医526

　　春夏秋冬悟中医47. 立春第十二天，七九第二天……………050

微中医527

　　春夏秋冬悟中医48. 立春第十三天，七九第三天……………051

微中医528

　　春夏秋冬悟中医49. 立春第十四天，七九第四天……………052

微中医529

　　春夏秋冬悟中医50. 立春第十五天，七九第五天……………053

微中医530

　　春夏秋冬悟中医51. 雨水第一天，七九第六天……………054

微中医531

春夏秋冬悟中医52. 雨水第二天，七九第七天 ·················· 055

微中医532

春夏秋冬悟中医53. 雨水第三天，七九第八天 ·················· 056

微中医533

春夏秋冬悟中医54. 雨水第四天，七九第九天 ·················· 057

微中医534

春夏秋冬悟中医55. 雨水第五天，八九第一天 ·················· 058

微中医535

春夏秋冬悟中医56. 雨水第六天，八九第二天 ·················· 060

微中医536

春夏秋冬悟中医57. 雨水第七天，八九第三天 ·················· 061

微中医537

春夏秋冬悟中医58. 雨水第九天，八九第五天 ·················· 062

微中医538

春夏秋冬悟中医59. 雨水第十天，八九第六天 ·················· 063

微中医539

春夏秋冬悟中医60. 雨水第十一天，八九第七天 ·················· 064

微中医540

春夏秋冬悟中医61. 雨水第十三天，八九第九天 ·················· 065

微中医541

春夏秋冬悟中医62. 雨水第十四天，九九第一天 ·················· 066

微中医542

春夏秋冬悟中医63. 惊蛰第一天，九九第三天 ·················· 067

微中医543

春夏秋冬悟中医64. 惊蛰第二天，九九第四天 ·················· 069

微中医544

春夏秋冬悟中医65. 惊蛰第三天，九九第五天 ·················· 070

微中医545

　　春夏秋冬悟中医66. 惊蛰第四天，九九第六天·············· 071

微中医546

　　春夏秋冬悟中医67. 惊蛰第五天，九九第七天·············· 072

微中医547

　　春夏秋冬悟中医68. 惊蛰第六天，九九第八天·············· 073

微中医548

　　春夏秋冬悟中医69. 惊蛰第八天························· 074

微中医549

　　春夏秋冬悟中医70. 惊蛰第九天························· 075

微中医550

　　春夏秋冬悟中医71. 惊蛰第十天························· 076

微中医551

　　春夏秋冬悟中医72. 惊蛰第十一天······················ 077

微中医552

　　春夏秋冬悟中医73. 惊蛰第十二天······················ 078

微中医553

　　春夏秋冬悟中医74. 惊蛰第十三天······················ 079

微中医554

　　春夏秋冬悟中医75. 惊蛰第十五天······················ 080

微中医555

　　春夏秋冬悟中医76. 春分第一天························· 081

微中医556

　　春夏秋冬悟中医77. 春分第二天························· 082

微中医557

　　春夏秋冬悟中医78. 春分第三天························· 083

微中医558

　　春夏秋冬悟中医79. 春分第四天························· 084

微中医559

　　春夏秋冬悟中医80. 春分第五天 ·················· 085

微中医560

　　春夏秋冬悟中医81. 春分第七天 ·················· 087

微中医561

　　春夏秋冬悟中医82. 春分第八天 ·················· 089

微中医562

　　春夏秋冬悟中医83. 春分第九天 ·················· 090

微中医563

　　春夏秋冬悟中医84. 春分第十天 ·················· 091

微中医564

　　春夏秋冬悟中医85. 春分第十一天 ················· 093

微中医565

　　春夏秋冬悟中医86. 春分第十二天 ················· 094

微中医566

　　春夏秋冬悟中医87. 春分第十四天 ················· 095

微中医567

　　春夏秋冬悟中医88. 春分第十五天 ················· 096

微中医568

　　春夏秋冬悟中医89. 清明第一天 ·················· 097

微中医569

　　春夏秋冬悟中医90. 清明第二天 ·················· 099

微中医570

　　春夏秋冬悟中医91. 清明第三天 ·················· 101

微中医571

　　春夏秋冬悟中医92. 清明第四天 ·················· 102

微中医572

　　春夏秋冬悟中医93. 清明第六天 ·················· 103

微中医573

　　春夏秋冬悟中医94. 清明第七天 ……………………………………104

微中医574

　　春夏秋冬悟中医95. 清明第八天 ……………………………………105

微中医575

　　春夏秋冬悟中医96. 清明第九天 ……………………………………106

微中医576

　　春夏秋冬悟中医97. 清明第十天 ……………………………………107

微中医577

　　春夏秋冬悟中医98. 清明第十一天 …………………………………109

微中医578

　　春夏秋冬悟中医99. 清明第十三天 …………………………………110

微中医579

　　春夏秋冬悟中医100. 清明第十四天 …………………………………111

微中医580

　　春夏秋冬悟中医101. 清明第十五天 …………………………………112

微中医581

　　春夏秋冬悟中医102. 清明第十六天 …………………………………113

微中医582

　　春夏秋冬悟中医103. 谷雨第一天 ……………………………………114

微中医583

　　春夏秋冬悟中医104. 谷雨第二天 ……………………………………115

微中医584

　　春夏秋冬悟中医105. 谷雨第四天 ……………………………………117

微中医585

　　春夏秋冬悟中医106. 谷雨第五天 ……………………………………118

微中医586

　　春夏秋冬悟中医107. 谷雨第七天 ……………………………………119

微中医587

　　春夏秋冬悟中医108.谷雨第八天 ·· 120

微中医588

　　春夏秋冬悟中医109.谷雨第九天 ·· 121

微中医589

　　春夏秋冬悟中医110.谷雨第十一天 ·· 122

微中医590

　　春夏秋冬悟中医111.谷雨第十二天 ·· 123

微中医591

　　春夏秋冬悟中医112.谷雨第十三天 ·· 124

微中医592

　　春夏秋冬悟中医113.谷雨第十四天 ·· 125

微中医593

　　春夏秋冬悟中医114.谷雨第十五天 ·· 126

微中医594

　　春夏秋冬悟中医115.立夏第一天 ·· 127

微中医595

　　春夏秋冬悟中医116.立夏第四天 ·· 129

微中医596

　　春夏秋冬悟中医117.立夏第五天 ·· 130

微中医597

　　春夏秋冬悟中医118.立夏第六天 ·· 132

微中医598

　　春夏秋冬悟中医119.立夏第七天 ·· 133

微中医599

　　春夏秋冬悟中医120.立夏第八天 ·· 134

微中医600

　　春夏秋冬悟中医121.立夏第十天 ·· 135

微中医601

　　春夏秋冬悟中医122. 立夏第十一天 ………………………… 136

微中医602

　　春夏秋冬悟中医123. 立夏第十二天 ………………………… 137

微中医603

　　春夏秋冬悟中医124. 立夏第十三天 ………………………… 138

微中医604

　　春夏秋冬悟中医125. 立夏第十四天 ………………………… 139

微中医605

　　春夏秋冬悟中医126. 立夏第十五天 ………………………… 140

微中医606

　　春夏秋冬悟中医127. 小满第一天 …………………………… 142

微中医607

　　春夏秋冬悟中医128. 小满第二天 …………………………… 143

微中医608

　　春夏秋冬悟中医129. 小满第三天 …………………………… 144

微中医609

　　春夏秋冬悟中医130. 小满第四天 …………………………… 145

微中医610

　　春夏秋冬悟中医131. 小满第五天 …………………………… 146

微中医611

　　春夏秋冬悟中医132. 小满第六天 …………………………… 148

微中医612

　　春夏秋冬悟中医133. 小满第八天 …………………………… 149

微中医613

　　春夏秋冬悟中医134. 小满第九天 …………………………… 150

微中医614

　　春夏秋冬悟中医135. 小满第十天 …………………………… 151

微中医615

　　春夏秋冬悟中医136. 小满第十一天 ……………………… 153

微中医616

　　春夏秋冬悟中医137. 小满第十二天 ……………………… 155

微中医617

　　春夏秋冬悟中医138. 小满第十三天 ……………………… 157

微中医618

　　春夏秋冬悟中医139. 小满第十五天 ……………………… 159

微中医619

　　春夏秋冬悟中医140. 芒种第一天 ………………………… 160

微中医620

　　春夏秋冬悟中医141. 芒种第二天 ………………………… 161

微中医621

　　春夏秋冬悟中医142. 芒种第三天 ………………………… 162

微中医622

　　春夏秋冬悟中医143. 芒种第四天 ………………………… 163

微中医623

　　春夏秋冬悟中医144. 芒种第五天 ………………………… 165

微中医624

　　春夏秋冬悟中医145. 芒种第七天 ………………………… 166

微中医625

　　春夏秋冬悟中医146. 芒种第八天 ………………………… 167

微中医626

　　春夏秋冬悟中医147. 芒种第九天 ………………………… 168

微中医627

　　春夏秋冬悟中医148. 芒种第十天 ………………………… 170

微中医628

　　春夏秋冬悟中医149. 芒种第十一天 ……………………… 171

微中医629

　　春夏秋冬悟中医150. 芒种第十二天 ……………………… 172

微中医630

　　春夏秋冬悟中医151. 芒种第十四天 ……………………… 173

微中医631

　　春夏秋冬悟中医152. 芒种第十五天 ……………………… 174

微中医632

　　春夏秋冬悟中医153. 芒种第十六天 ……………………… 175

微中医633

　　春夏秋冬悟中医154. 夏至第一天 ………………………… 176

微中医634

　　春夏秋冬悟中医155. 夏至第二天 ………………………… 177

微中医635

　　春夏秋冬悟中医156. 夏至第三天 ………………………… 178

微中医636

　　春夏秋冬悟中医157. 夏至第五天 ………………………… 180

微中医637

　　春夏秋冬悟中医158. 夏至第六天 ………………………… 181

微中医638

　　春夏秋冬悟中医159. 夏至第七天 ………………………… 182

微中医639

　　春夏秋冬悟中医160. 夏至第八天 ………………………… 183

微中医640

　　春夏秋冬悟中医161. 夏至第九天 ………………………… 184

微中医641

　　春夏秋冬悟中医162. 夏至第十天 ………………………… 185

微中医642

　　春夏秋冬悟中医163. 夏至第十二天 ……………………… 186

微中医643

　　春夏秋冬悟中医164. 夏至第十三天 ················· 187

微中医644

　　春夏秋冬悟中医165. 夏至第十四天 ················· 188

微中医645

　　春夏秋冬悟中医166. 夏至第十五天 ················· 189

微中医646

　　春夏秋冬悟中医167. 夏至第十六天 ················· 190

微中医647

　　春夏秋冬悟中医168. 小暑第一天 ··················· 191

微中医648

　　春夏秋冬悟中医169. 小暑第三天 ··················· 192

微中医649

　　春夏秋冬悟中医170. 小暑第四天 ··················· 194

微中医650

　　春夏秋冬悟中医171. 小暑第五天 ··················· 195

微中医651

　　春夏秋冬悟中医172. 小暑第六天，头伏第一天 ······· 196

微中医652

　　春夏秋冬悟中医173. 小暑第七天，头伏第二天 ······· 197

微中医653

　　春夏秋冬悟中医174. 小暑第八天，头伏第三天 ······· 199

微中医654

　　春夏秋冬悟中医175. 小暑第十天，头伏第五天 ········ 200

微中医655

　　春夏秋冬悟中医176. 小暑第十一天，头伏第六天 ······ 201

微中医656

　　春夏秋冬悟中医177. 小暑第十二天，头伏第七天 ·········· 202

微中医657

　　春夏秋冬悟中医178. 小暑第十三天，头伏第八天…………… 204

微中医658

　　春夏秋冬悟中医179. 小暑第十四天，头伏第九天…………… 205

微中医659

　　春夏秋冬悟中医180. 小暑第十五天，头伏第十天…………… 206

微中医660

　　春夏秋冬悟中医181. 大暑第一天，中伏第一天……………… 207

微中医661

　　春夏秋冬悟中医182. 大暑第二天，中伏第二天……………… 208

微中医662

　　春夏秋冬悟中医183. 大暑第三天，中伏第三天……………… 209

微中医663

　　春夏秋冬悟中医184. 大暑第四天，中伏第四天……………… 210

微中医664

　　春夏秋冬悟中医185. 大暑第五天，中伏第五天……………… 211

微中医665

　　春夏秋冬悟中医186. 大暑第六天，中伏第六天……………… 212

微中医666

　　春夏秋冬悟中医187. 大暑第七天，中伏第七天……………… 213

微中医667

　　春夏秋冬悟中医188. 大暑第九天，中伏第九天……………… 214

微中医668

　　春夏秋冬悟中医189. 大暑第十天，中伏第十天……………… 215

微中医669

　　春夏秋冬悟中医190. 大暑第十一天，中伏第十一天………… 217

微中医670

　　春夏秋冬悟中医191. 大暑第十二天，中伏第十二天………… 218

微中医671

　　春夏秋冬悟中医192. 大暑第十三天，中伏第十三天 ·········· 219

微中医672

　　春夏秋冬悟中医193. 大暑第十四天，中伏第十四天 ·········· 220

微中医673

　　春夏秋冬悟中医194. 大暑第十六天，中伏第十六天 ·········· 221

微中医674

　　春夏秋冬悟中医195. 立秋第一天，中伏第十七天 ··········· 222

微中医675

　　春夏秋冬悟中医196. 立秋第二天，中伏第十八天 ··········· 223

微中医676

　　春夏秋冬悟中医197. 立秋第三天，中伏第十九天 ·········· 224

微中医677

　　春夏秋冬悟中医198. 立秋第四天，中伏第二十天 ·········· 226

微中医678

　　春夏秋冬悟中医199. 立秋第五天，末伏第一天 ··········· 227

微中医679

　　春夏秋冬悟中医200. 立秋第七天，末伏第三天 ··········· 228

微中医680

　　春夏秋冬悟中医201. 立秋第八天，末伏第四天 ··········· 229

微中医681

　　春夏秋冬悟中医202. 立秋第九天，末伏第五天 ··········· 230

微中医682

　　春夏秋冬悟中医203. 立秋第十一天，末伏第七天 ·········· 231

微中医683

　　春夏秋冬悟中医204. 立秋第十二天，末伏第八天 ·········· 232

微中医684

　　春夏秋冬悟中医205. 立秋第十四天，末伏第十天 ·········· 233

微中医685

　　春夏秋冬悟中医206. 立秋第十五天 ………………………… 234

微中医686

　　春夏秋冬悟中医207. 立秋第十六天 ………………………… 235

微中医687

　　春夏秋冬悟中医208. 处暑第一天 …………………………… 236

微中医688

　　春夏秋冬悟中医209. 处暑第二天 …………………………… 237

微中医689

　　春夏秋冬悟中医210. 处暑第三天 …………………………… 239

微中医690

　　春夏秋冬悟中医211. 处暑第五天 …………………………… 240

微中医691

　　春夏秋冬悟中医212. 处暑第六天 …………………………… 241

微中医692

　　春夏秋冬悟中医213. 处暑第七天 …………………………… 242

微中医693

　　春夏秋冬悟中医214. 处暑第八天 …………………………… 244

微中医694

　　春夏秋冬悟中医215. 处暑第九天 …………………………… 245

微中医695

　　春夏秋冬悟中医216. 处暑第十天 …………………………… 246

微中医696

　　春夏秋冬悟中医217. 处暑第十二天 ………………………… 247

微中医697

　　春夏秋冬悟中医218. 处暑第十三天 ………………………… 248

微中医698

　　春夏秋冬悟中医219. 处暑第十四天 ………………………… 249

微中医699

　　春夏秋冬悟中医220. 处暑第十五天 ………………………… 250

微中医700

　　春夏秋冬悟中医221. 白露第一天 ································ 251

微中医701

　　春夏秋冬悟中医222. 白露第二天 ································ 252

微中医702

　　春夏秋冬悟中医223. 白露第四天 ································ 253

微中医703

　　春夏秋冬悟中医224. 白露第五天 ································ 254

微中医704

　　春夏秋冬悟中医225. 白露第六天 ································ 255

微中医705

　　春夏秋冬悟中医226. 白露第七天 ································ 256

微中医706

　　春夏秋冬悟中医227. 白露第八天 ································ 257

微中医707

　　春夏秋冬悟中医228. 白露第九天 ································ 259

微中医708

　　春夏秋冬悟中医229. 白露第十一天 ································ 260

微中医709

　　春夏秋冬悟中医230. 白露第十二天 ································ 262

微中医710

　　春夏秋冬悟中医231. 白露第十三天 ································ 263

微中医711

　　春夏秋冬悟中医232. 白露第十四天 ································ 264

微中医712

　　春夏秋冬悟中医233. 白露第十五天 ································ 265

微中医713

　　春夏秋冬悟中医234. 白露第十六天 ································ 266

微中医714

　　春夏秋冬悟中医235. 秋分第一天 ································ 267

微中医715

　　春夏秋冬悟中医236. 秋分第二天 ························· 268

微中医716

　　春夏秋冬悟中医237. 秋分第三天 ························· 269

微中医717

　　春夏秋冬悟中医238. 秋分第四天 ························· 270

微中医718

　　春夏秋冬悟中医239. 秋分第五天 ························· 271

微中医719

　　春夏秋冬悟中医240. 秋分第六天 ························· 272

微中医720

　　春夏秋冬悟中医241. 秋分第七天 ························· 273

微中医721

　　春夏秋冬悟中医242. 秋分第九天 ························· 274

微中医722

　　春夏秋冬悟中医243. 秋分第十一天 ·······················275

微中医723

　　春夏秋冬悟中医244. 秋分第十二天 ······················ 276

微中医724

　　春夏秋冬悟中医245. 秋分第十三天 ·······················277

微中医725

　　春夏秋冬悟中医246. 秋分第十四天 ······················ 278

微中医726

　　春夏秋冬悟中医247. 寒露第一天 ························· 279

微中医727

　　春夏秋冬悟中医248. 寒露第二天 ·························281

微中医728

　　春夏秋冬悟中医249. 寒露第三天 ························· 282

微中医729

　　春夏秋冬悟中医250. 寒露第四天 ·························283

微中医730
　　春夏秋冬悟中医251. 寒露第五天 ················· 284

微中医731
　　春夏秋冬悟中医252. 寒露第六天 ················· 285

微中医732
　　春夏秋冬悟中医253. 寒露第八天 ················· 286

微中医733
　　春夏秋冬悟中医254. 寒露第九天 ················· 287

微中医734
　　春夏秋冬悟中医255. 寒露第十天 ················· 289

微中医735
　　春夏秋冬悟中医256. 寒露第十一天 ··············· 290

微中医736
　　春夏秋冬悟中医257. 寒露第十二天 ··············· 291

微中医737
　　春夏秋冬悟中医258. 寒露第十三天 ··············· 292

微中医738
　　春夏秋冬悟中医259. 寒露第十五天 ··············· 294

微中医739
　　春夏秋冬悟中医260. 霜降第一天 ················· 295

微中医740
　　春夏秋冬悟中医261. 霜降第二天 ················· 296

微中医741
　　春夏秋冬悟中医262. 霜降第三天 ················· 297

微中医742
　　春夏秋冬悟中医263. 霜降第四天 ················· 298

微中医743
　　春夏秋冬悟中医264. 霜降第五天 ················· 299

微中医744
　　春夏秋冬悟中医265. 霜降第七天 ················· 300

微中医745

　　春夏秋冬悟中医266. 霜降第八天 ……………………………………………301

微中医746

　　春夏秋冬悟中医267. 霜降第九天 ……………………………………………303

微中医747

　　春夏秋冬悟中医268. 霜降第十天 ……………………………………………304

微中医748

　　春夏秋冬悟中医269. 霜降第十一天 …………………………………………305

微中医749

　　春夏秋冬悟中医270. 霜降第十二天 …………………………………………306

微中医750

　　春夏秋冬悟中医271. 霜降第十四天 …………………………………………307

微中医751

　　春夏秋冬悟中医272. 霜降第十五天 …………………………………………308

微中医752

　　春夏秋冬悟中医273. 立冬第一天 ……………………………………………310

微中医753

　　春夏秋冬悟中医274. 立冬第二天 ……………………………………………311

微中医754

　　春夏秋冬悟中医275. 立冬第三天 ……………………………………………312

微中医755

　　春夏秋冬悟中医276. 立冬第四天 ……………………………………………313

微中医756

　　春夏秋冬悟中医277. 立冬第六天 ……………………………………………314

微中医757

　　春夏秋冬悟中医278. 立冬第七天 ……………………………………………315

微中医758

　　春夏秋冬悟中医279. 立冬第八天 ……………………………………………316

微中医759

　　春夏秋冬悟中医280. 立冬第十天 ……………………………………………317

微中医760
　　春夏秋冬悟中医281. 立冬第十一天 …………………………… 318
微中医761
　　春夏秋冬悟中医282. 立冬第十三天 …………………………… 319
微中医762
　　春夏秋冬悟中医283. 立冬第十四天 …………………………… 320
微中医763
　　春夏秋冬悟中医284. 立冬第十五天 …………………………… 321
微中医764
　　春夏秋冬悟中医285. 小雪第一天 …………………………… 322
微中医765
　　春夏秋冬悟中医286. 小雪第二天 …………………………… 323
微中医766
　　春夏秋冬悟中医287. 小雪第三天 …………………………… 324
微中医767
　　春夏秋冬悟中医288. 小雪第五天 …………………………… 325
微中医768
　　春夏秋冬悟中医289. 小雪第六天 …………………………… 326
微中医769
　　春夏秋冬悟中医290. 小雪第七天 …………………………… 327
微中医770
　　春夏秋冬悟中医291. 小雪第八天 …………………………… 328
微中医771
　　春夏秋冬悟中医292. 小雪第九天 …………………………… 329
微中医772
　　春夏秋冬悟中医293. 小雪第十天 …………………………… 330
微中医773
　　春夏秋冬悟中医294. 小雪第十二天 …………………………… 332
微中医774
　　春夏秋冬悟中医295. 小雪第十三天 …………………………… 333

微中医775

　　春夏秋冬悟中医296. 小雪第十四天 ……………………………334

微中医776

　　春夏秋冬悟中医297. 小雪第十五天 ……………………………335

微中医777

　　春夏秋冬悟中医298. 大雪第一天 ………………………………336

微中医778

　　春夏秋冬悟中医299. 大雪第二天 ………………………………337

微中医779

　　春夏秋冬悟中医300. 大雪第四天 ………………………………338

微中医780

　　春夏秋冬悟中医301. 大雪第五天 ………………………………339

微中医781

　　春夏秋冬悟中医302. 大雪第六天 ………………………………340

微中医782

　　春夏秋冬悟中医303. 大雪第七天 ………………………………341

微中医783

　　春夏秋冬悟中医304. 大雪第八天 ………………………………342

微中医784

　　春夏秋冬悟中医305. 大雪第九天 ………………………………343

微中医785

　　春夏秋冬悟中医306. 大雪第十一天 ……………………………344

微中医786

　　春夏秋冬悟中医307. 大雪第十二天 ……………………………345

微中医787

　　春夏秋冬悟中医308. 大雪第十三天 ……………………………346

微中医788

　　春夏秋冬悟中医309. 大雪第十四天 ……………………………347

微中医789

　　春夏秋冬悟中医310. 大雪第十五天 ……………………………348

微中医 *480*

春夏秋冬悟中医 1. 冬至第一天，交九

阴，微雨，无风，1~5℃

冬至来了。望着窗外淅淅的冬雨，我在想，这怎么会是冬至呢？冬至，本应是大雪飘飘、寒风凛凛的啊！

这又确确实实的是冬至，每年的这个时候，12 月 21~22 日，大雪后、小寒前的一个节气。

昨天我们这里起了好大的一场雾！整整一天，大地为雾气笼罩，能见度在几米到十几米之间。雾是水汽，如果气温够低，水汽凝结，落于地面，就没有雾。然而，气温不低，在零上 1℃，所以，水汽凝结不起来，就是雾了。

去年的冬至也是一场大雾，也是大地一片迷茫，前年不记得了。怎么冬至总会有大雾呢？

冬至一阳生。为什么冬至一阳生？这个一阳如何生？怎么个生法？为了这个问题，几个月前我做了许多思考。就在前几天，最后找到了一个答案，也找到了一个说明这个问题的极好的办法。可惜，数日阴雨，不见太阳的面，我的办法失去了唯一的支持，没法子，只好等呗。

阴雨雾尘天如何防护？在微信里，已经有了许多的讨论，都是很好的方法。我再重复一下，我的"厨中十全翡翠汤"也是这个雾尘天里养肺护肺、强表御邪的不错的东西，而且方便易得：萝卜、生姜、大蒜、生梨、竹叶、白菜根、橘子皮、香菜、葱、冰糖，各随意量，一家子煮水一家子喝。

诗曰：

> 冬至一阳自天生，
>
> 无奈大地迷茫中。
>
> 且待东方红日出，
>
> 雾散霾落临隆冬。

2016 年 12 月 21 日 20:39

微中医 *481*

春夏秋冬悟中医2.冬至第二天，一九第二天

阴，小雨，下午微风，3℃

　　早晨上班，雨比昨天下得大了些，是小雨，不是微雨。下午雨不下了，起了点风，看不出来是南风还是北风。因为有了风，雾尘散去大部分了。

　　迷茫的冬至，迷茫的阴阳。回忆一下，自立冬后，有过两次寒流，持续数日，过后还是温和的气候。按理，立冬后天气会越来越冷，小雪、大雪总有点雪，"大雪不封地，不过三两日"。如今，冬至了，雪不见，地未封。

　　是阴气的强度不够，也是阳气的余威未尽。冬日阳气不能很好地闭藏内敛，阴气不能很好地镇敛肃杀，明年春，阳气的升发将会虚乏无力，阴寒之气也不会干净利索地退位，犹如光绪时的两宫垂帘。结果，阴阳互相掣肘，内耗不断，而于家国，将是灾难。

　　明春会多温病疠气。因为现在的阳气虚浮不敛，门诊上感冒后上火的人多了，许多人一感冒即咽痛、口干、胸痛。昨天家兄过来，感冒数日后，咳嗽、胸闷、鼻塞，鼻下竟生满了疱疮！这些疱疮是肺中邪热熏蒸所致。许多感冒后肺火大的人，都会在人中沟两侧当鼻孔的地方生出这种疱疮。

　　冬至后还有小寒、大寒。昨天的诗最末一句，"雾散霾落临隆冬"，是一个期盼。但是要做些准备了，天不寒，我无法，慎避之，当有方。饮食切莫温燥，运动切莫过度，心态切莫焦灼，用药切莫太偏。

　　诗曰：

天人合一人顺天，

阴阳不调身不安。

我自精心度日月，

正气存内邪不干。

2016 年 12 月 22 日

微中医 *482*

春夏秋冬悟中医 3. 冬至第三天，一九第三天

晴，北风 2 级，−3~3℃

"一九二九不出手"，今天的天气是应了这句农谚。早晨起来，看到东天的朝阳，万里澄澈清明，就可知道这几日的雾尘已经过去。看看脚下，昨天的雨水积下的水洼，已然结冰。伸出手来，感受到的是凛冽的寒气，果然是"不出手"了。

毕竟是冬至的样子了。天气不误人，农谚不误人。但是，又因了这个浮躁的阳气，这个没有沉潜到底的阳气，我们的身体因此而多了一些火热的病证。昨天刚说家兄肺热盛，今天又看了几个相同情况的患者，都是稍有受寒，便引发体内郁热，邪热直中肺胃，出现咽痛、口干、胸闷、头痛、干咳。

邪热直中肺胃，是肺胃中早有郁热，或素日肺胃有热，或嗜食辛辣，邪热郁积于胃，胃热上冲，郁积于肺。若无外感，则会渐消缓散。如今，内邪有了外应，内外相应，热一发不可收拾了。

前天有位朋友打电话说，上火了，嗓子痛。我说，煮点竹叶水喝吧。今天他媳妇过来说，喝了竹叶水，好了一天，今天忙了一天，又厉害了，下午发热了。这是没有好好养息的结果。这时候就不是竹叶水能解决的了，只有吃两剂中药了，发散、清热、养阴。其中生石膏用了 60 克，虽是寒冬，但生石膏清热泻火中有发散之性，不会伤到他的"一阳"的。

这还是冬日的养护。

诗曰：

> 冬日阳潜内热盛，
> 最忌内外邪气并。
> 早有预防无郁滞，
> 我自气闲气血定。

2016 年 12 月 23 日 22:14

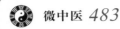 微中医 *483*

春夏秋冬悟中医 4. 冬至第五天，一九第五天

阴，小雨，无风，-4~3℃

又是一日阴雨，都冬至第五天了呀，这老天是昏了头了。

不管它吧，也管不了。我期盼太阳，也知道太阳依然每日东升西落，可是，没有阳光的照射，我想说的不好说啊，只好等待。在等待中，今天想起了一个极为极为重要的事情，先不管有没有阳光，在这里和大家慢慢地展开讨论，只是非常担心，不知我能不能说好。

说来话长且远。远到哪里去了呢？好远好远。不过我还是想尽量说近一些，若说得太远了，怕我自己也回不来了。那么，就不说宇宙是如何形成了吧，也不说地球是如何形成的，我们只从生命是如何形成的开始，不远吧？也就三十几亿年前的事。

为什么要说这个呢？因为我们每一个人也是一个生命体。从三十几亿年前开始的生命进化到今天，才有了活生生的我们。想要好好地了解自己，尤其是从中医角度好好地了解自己，还就非得从这个生命起源开始说起不可。这个起点说好了，对于我们中医理论的阴阳就好理解了；理解好了阴阳，也就差不多理解大半个中医了。

对于生命的起源，太阳有不可推卸的"主要责任"！

在宇宙中有了太阳和地球以后，地球被太阳俘获，成了它的卫星。地球绕太阳旋转，转一圈就是一年。地球绕太阳旋转的轨迹是个椭圆，也就是说，有时候离太阳远些，有时候离太阳近些。这就使得地球受到太阳的照射有时候强烈些，有时候缓和些。太阳是个不断释放巨大热量的火球啊，强烈的时候地球上热，缓和的时候地球上冷，于是，就有了地球上的春夏秋冬！

这个受到太阳照射的地球除了绕太阳旋转外，自己也在不停地旋转，对了，转一圈，就是一天。对着太阳的时候是白天，背着太阳的时候是黑夜，这就有了最初的阴阳了。

诗曰：

宇宙茫茫无际涯，
太阳地球相伴生。
公转春夏秋冬立，
自转昼夜循环中。

2016 年 12 月 25 日 20:28:44

微中医 *484*

春夏秋冬悟中医 5. 冬至第六天，一九第六天

阴，雪，-5~3℃

终于迎来了一天好雪。

早晨起床，看到窗外白莹莹的，知道是下雪了。上了班，雪下得越发大些，至下午，还是漫天的雪。心想，如果这雪这么下一个晚上，乃至一个冬天，田里的麦苗是无忧了。

好雪！纷纷扬扬，飘飘洒洒，雍容大度，气派高雅。

好雪！虽然都是水的化身，却没有雨的急躁，露的娇弱，冰的冷酷，霜的短暂。寒冷中有些温润，飘逸中有些执着，更有它精心编织的美艳至极的各种花朵……

好雪！镇伏了许多日子以来不肯沉潜的躁阳，使之归其本位。冬至一阳生，是阳气的萌动，是阳气的苏醒，最忌妄动，最忌浮躁。这场雪让阳气内敛，使我们身体的肌肤固密，既能抵御邪气的侵袭，又能防止阳气的妄泄，就好比家里修好了高大坚固的院墙。

好雪！洗涤了浓厚的雾尘，清洁了污浊的空气。大气里的粉尘、油烟，各种有害物质在这一场雪中沉降下来，化为泥土；大气里游荡的各种细菌、病毒，在凛冽的雪中不再嘚瑟，不敢嚣张，我们的身体受到它们伤害的机会也少得多了。

就是这样一场好雪。

诗云：

寒气清化雪飞舞，

一天污浊归泥土。

待得明朝丽日照，

冷冽芬芳润脏腑。

2016 年 12 月 26 日 21:09:34

微中医 *485*

春夏秋冬悟中医 6. 冬至第七天，一九第七天

晴，微风，−7~1℃，嗯，有个冬的意思了

昨天一场雪，把我们谈到兴头上的生命起源给耽搁了一天，今天接着前天的话题说。

太阳的公转和自转形成地球的一年四季和昼夜，在最初没有生命的地球上就这么远远近近、黑夜白天地照耀着。这种照耀，形成了什么？温差。很自然的，远了冷，黑夜冷；近了热，白天热。这样就有了春夏温热、秋冬寒冷；有了昼温、夜凉，温差就是寒温变化，这是第二个阴阳。

就是这个寒温变化，促使地球上的元素如氢、碳、氮、氧、硫、磷等的内部产生一种化学运动，这种化学运动持续加深，慢慢地，也可能在火山爆发、闪电、雷击等的强烈刺激下，形成分子如甲烷、二氧化碳、一氧化碳、水、氨等。这些分子进一步合成，变成有机化合物，如氨基酸、糖、核苷酸等。这些化合物进一步聚合，变成大分子物质，如蛋白质、多糖、核酸等。蛋白质生命现象的最初阶段，就是这个蛋白质的产生，宣告了地球上生命的诞生。从此以后，物种进化，才有了今天这些千姿百态的地球生命。

几十亿年的生命起源、进化，就是这么简单。唯一的、根本的动力源，就是太阳。

直到今天，地球上的各种自然状态下的生命依然在太阳的作用下讲述着各自生长壮老已的精彩故事。

如果太阳一味地直射，也不可能有生命，必须有春夏秋冬，必须有昼夜，有了这些就有温差，有了温差就有运动，有了运动就有了生命。

如此而已。

诗曰：

春夏秋冬昼夜分，阳光生成寒和温。

寒温相激化生命，千姿百态各缤纷。

2016 年 12 月 27 日 20:59

微中医 *486*

春夏秋冬悟中医 7. 冬至第八天，一九第八天

晴，北风 < 2 级，−5~4℃，好像又要趋暖

蛋白质的生成，宣告了地球上有了生命。这些低级生命在太阳的照耀下，在春夏秋冬、昼夜的寒热相激中，开始进化。这是一个漫长的过程，又是一个简单的过程。

说漫长，是因为时间的漫长，几十亿年的光阴；说简单，又是至为简单。如何简单呢？"物竞天择，适者生存"。地球上的生命来来往往，有多少来过了，又有多少远去了？到今天，物种的灭绝还在随时发生着。

适应环境的就生存，不适应的就灭绝。各种生物在地球上的生成过程中，形成了多种多样的生命特征，有着各种各样千奇百怪的特性。这些特征、特性，无一不是为了适应生存环境，一切都是为了生存而存在。

我们人类到今天，成为地球霸主，科技高度发达，既可上天，又可入地，但是，我们的身体却还是几万年前的那个血肉之躯，还遵从着生长壮老已的自然规律。

全地球上的人类有着共同的特征，每一个局部的人类又有着各自不同的特征，如黑人、白人、黄种人，如寒带人和温热带人。看看周围，即使只相去几十里，山前和山后，人们的生活习惯、体质、语言都有差别。

在几万年、几千年的一个环境中，阳光、山水、土地、气候和各种生命，包括我们人类，息息相关，水乳交融，形成了一种密不可分的共同体。

这就是"天人合一"。主宰这一切的，是太阳；造成各种不同特征的，是太阳下的地球环境。

诗曰：

一方水土一方人，各自冬夏各昏晨。

寿命各自有长短，天人合一是灵魂。

2016 年 12 月 28 日 21:05:27

微中医 *487*

春夏秋冬悟中医 8. 冬至第九天，一九第九天

晴到多云，微风，-6~4℃

三篇《微中医》，述尽几十亿年生命史。事情就这么简单。

人类从类人猿开始，至今五六万年，人类文明史五千年。在这五千年之前的几万年间，我们的祖先就是这么过来的。每天每天看日升月落，每年每年历春夏秋冬，一代代，一辈辈。自从有了文明，有了文字，一切都变得复杂起来，甚至是非常非常的复杂。

然而，本质应该还是非常非常的简单，我这些日子一直想找一个能说明这个简单道理的工具。开始想做一个日晷。虽不复杂，但有点麻烦。后来看到楼前的几棵树，脑袋灵光一现，多么好的日晷！

于是期盼太阳。这几天有了好的太阳，正午时刻，我拿了尺子出来测量。在自己弯腰、直腰的时候，发现了日光下自己的影子。哎呀，更好的日晷！随处可在，随处可用！我想，古人开始思考太阳和生命的关系，思考阴阳的关系的时候，大概也是这样的吧？

于是，我确定用自己的身影。

这个观察应该是在冬至日正午。可惜冬至后一直阴天，太阳不配合，我只有等。今天好好的太阳！正午时刻，我的身影长度是 326 厘米。我的身高 178 厘米，是个常数，而我的影子会随着阴阳的变化而变化。今天是冬至第九天，如果冬至当天测量，一定是比 326 厘米要多一些的。冬至是太阳离我们最远的一天，俗语说："冬至当日就回头"，说的就是这个，从冬至开始，阴影会慢慢缩短。

冬至是太阳离我们最远，是阳气最弱、阴气最重的时候。冬至后太阳离我们越来越近，阴气（阴影）也就会越来越少（短）。这就是那个"冬至一阳生"。

诗曰：

> 冬至寒极生一阳，阴气还重影还长。
>
> 阳长阴消理不易，冬夏交替是纲常。

2016 年 12 月 29 日 21:10

微中医 *488*

春夏秋冬悟中医 9. 冬至第十天，二九第一天

多云，微风，−5~5℃

二九了，天气会越来越冷。这几天门诊上慢支、肺气肿的病人比较多。

慢支、肺气肿病人最难过的就是这个冬天。这种病，主要的病邪是痰。痰为水湿凝聚而成，所以，痰是个阴邪。冬天阴寒重，体内的阴邪和外界的阴寒同气相求，狼狈为奸，所以咳喘加重。多数的病人都是在或轻或重的感冒后出现严重的气喘，咳吐大量的痰涎，这是外界寒邪引动内在痰邪所致。

在咳喘严重的时候，麻黄汤、麻杏石甘汤、大小青龙汤，都是不错的方剂。这种病，最好的治疗时机还是春夏，阳气升发隆盛之时，以健脾、补肺、益肾为主，增强体内阳气，去化解体内的痰浊。"冬病夏治"的穴位贴敷，是很好的法子，现在几乎所有的中医都在做，我们医院每年都做，入伏后的那些日子，理疗科大厅人满为患。

这几年我在门诊治疗了数十例慢支、肺气肿的病人，都是常服自制水丸，有一年以上的治疗经历，到冬天基本不再感冒了，不需要住院治疗了，病人体质也多数都有好的恢复。但是，必须有足够的恢复时间，一个字，"慢"。

这个"慢"，是病慢，而不是中医慢。说中医治病慢，都是这个原因，没有弄明白是谁慢。数年、十几年、几十年的病，体内脏腑都随着改变了，能有快法子吗？

诗曰：

> 病魔数年加人身，
> 邪气入里病位深。
> 虽是华扁再世手，
> 也需时日方回春。

2016 年 12 月 30 日 20:42:38

微中医 *489*

春夏秋冬悟中医 10. 冬至第十一天，二九第二天

昨天说了慢支、肺气肿，多数是数年的病程，治疗急不得，恢复需要时间。但是，慢支、肺气肿的早期，是不需要太多时间的，治疗关键是抓一个"早"，一个"彻底"。

慢支、肺气肿的初期多是感冒，人体受到外界寒气的伤害，由于治疗不及时，或自身抗病力不足，导致邪气入里。所以，这个时候的治疗一定要早，治疗得越早，邪气的伤害越轻。早治疗，不一定要吃药，用我介绍过的"厨中十全翡翠汤"就挺好。另外，休息非常重要。充足的饮水，充分的休息，才能让我们自身的抗病力有祛除邪气的机会。

治病要彻底，要完全把邪气驱出体外。但太多的人，不把感冒当回事，饮水不足，休息不好，以为吃了药，打了针，就好了，结果体内留下病根，平时感觉不到，一旦身体抗病力下降，它就会出来作乱。形成慢支、肺气肿的，就是这个病根。中医的解表祛邪，能祛除这个病根。

今天休息，依然到山中去，走得晚些，只是在山脚转了转，拍了几张冬日的山景。

冬日的山中，清冷、凛冽、枯槁。漫山的野草在寒风中抖动，远处的松柏在寒风中静默。但是，我们知道，阳气已经开始升发，地下的各种根，已经睁开睡眼，准备迎接春的到来了。

诗云：

冬日山中尽萧条，
草枯虫藏空寂寥。
莫畏寒重阳已生，
指日可见春妖娆。

2016 年 12 月 31 日 21:11:07

微中医 *490*

春夏秋冬悟中医 11. 冬至第十二天，二九第三天

多云，霾，0~10℃，昼夜温差 10℃

各位亲爱的朋友，元旦快乐！

又是一年元旦，又是一个新的开始。其实，说是新的开始，难道过去的日月一刀割去了吗？那是没有的，我们每一个人依然在过去的日子中迎来这新的一天。

新的开始，是种期盼，是种动力。陶令《归去来兮辞》中说得好："悟已往之不谏，知来者之可追。"过去的都过去了，但是，来者，是我们手中自己的日月，是自己手中的财富，不必追，不必赶，只求好好过好每一天，享受这一天的日月，享受这手中的一天财富。

一如我们的《微中医》，自 2015 年元旦至今，整整两年，490 篇，如果没有大家的支持，没有大家的鼓励，能走到今天吗？那是不可能的。只是也都过去了，在此恳请大家，一如既往地支持，一如既往地鼓励，让我写好每天的《微中医》。

这几天气温仍在上升，今天的气温是 0~10℃。二九第三天，这可是个不太正常的气温。阴气的虚弱导致阳气的亢盛，所以气温偏高。我们可不要上当哦，说不定哪天，会有一次激烈的交争，我们不可在小寒未到、大寒还早的时候掉以轻心，放松了阳气的闭藏啊。

诗曰：

> 新年伊始新日月，
> 太阳日日都是新。
> 往者已逝云散了，
> 且把当下过认真。

2017 年 1 月 1 日 21:34:43

微中医 *491*

春夏秋冬悟中医 12. 冬至第十三天，二九第四天

雾，雾，雾！ -2~8℃，昼夜温差 10℃

又是一天大雾。

从前天开始气温有些回升，前天是 -5~5℃，昨天是 0~10℃，上升了 5℃。这个升高的 5℃，就是产生今天大雾的主要原因。

今天早晨我大约六点半起床，看窗外还是晴朗的，几乎是一转身的工夫，雾就起了。六点左右，太阳刚刚升起，阴气还重，稍微升高些后，大地上的阳气有了阳光的支持，开始升发，蒸腾起水汽。但是，冬至刚过，阴气尚重，阳气还没有力量将蒸腾的水汽送上高空化为云，在阴气的压抑下，只好弥漫在地面，形成这漫天大雾。

如果是春夏，阳气隆盛，蒸腾的水汽会上升为云，云积厚重，化为雨。

如果是隆冬，气温在零下几摄氏度到零上十几摄氏度之间，阳气虚弱，则无力蒸腾水汽，水汽则结为冰。

这就是自然之理，阳热升发、蒸腾、活跃、向上；阴寒沉降、凝结、安静、向下。天地间的水汽就是这样，在阴阳的拨弄下，蒸腾、凝结，上升、下降。就是这样的拨弄，天地间有了春夏秋冬，有了云雨冰雪，众生在春夏秋冬里生长化收藏，生长壮老已，如环无端，生生不已。

反观我身，阳气健旺，蒸腾脾胃中的水汽，化为水津，上输于肺，布散全身，如云；云积厚重下降为雨，雨之浊者，化为便溺、汗液，排出体外。

天地间全赖这一轮丽日，脏腑中无非这一股阳气。

诗曰：

> 丽日东升阳气升，万物蒸腾氤氲中。
>
> 我身健旺阳气在，生化源源不息功。

2017 年 1 月 2 日 21:55:59

微中医 *492*

春夏秋冬悟中医 13. 冬至第十四天，二九第五天

晴，雾，北风 3 级，−2~10℃

早晨起来，是一个晴朗的天，太阳远远地在冬天慢慢升起，大地一片寒凉，地面上到处是霜。

这是昨天的雾。阳气没有能力将它们送上天，阴气的寒冷又将它们凝结为霜。只是，太阳升起到九点、十点的时候，这些霜，就被阳气化散了。

这时反观自身，我们身体也有结霜的时候。当身体阳气不足，但不是衰竭之时，阴气虽重，但也没有独霸身体。这些寒湿邪气，既不能入里，寄居脏腑间，又没有在阳气的温通发散中排出体外，于是，也结聚为霜，附着于筋骨、关节、肌肉等处。这些"霜"的附着，就会导致我们常见的各种关节、肌肉疼痛，也就是中医的痹证。

痹，就是留滞、闭阻的意思。身体的寒湿邪气在上面的情况下，不能入里，又不能发散，所以，结聚为"霜气""痹"阻在这些地方了。

霜，但见阳光则化；痹，阳气充足则散。所以，治疗痹阻，总以温通为主。

诗曰：

> 阳气虚馁阴气盛，
> 寒湿凝结成痹证。
> 但得红日高升起，
> 邪去正安无疼痛。

2017 年 1 月 3 日 22:16:20

微中医 *493*

春夏秋冬悟中医 14. 冬至第十五天，二九第六天

雾，微风，0~5℃，昼夜温差5℃

　　今天又是一天浓雾弥漫，气温是 0℃以上。是这个气温的事，还是温度高些的事，还是阳气浮越的事？算了，我们也管不了，那就不管它吧，来研究研究我们身体内的雾雪雨霜。

　　"霜气"在体内凝结于肌肉、关节、经络的时候是痹证，如果"霜气"凝结于脏腑呢？

　　那就比较复杂而且麻烦了。

　　从"头"开始讲。我们的头部，主要是大脑，还有五官。大脑为髓海，五官为脏腑之外窍。大脑宜清灵空明，最怕邪气堵塞，若有邪气堵塞大脑，轻则昏眩、沉重，重则突然昏仆，继而意识丧失，口眼㖞斜，肢体痿废。

　　堵塞大脑最常见的就是"雾""霜"，甚至是"冰雪"。人年轻的时候，阳气旺盛，能推动、运化体内的水谷，化生精微，营养全身。但在中年之后，阳气自衰，渐渐地便不能推动、运化这些水谷，这些东西在体内只好积存下来。饮入的水，就如今天的雾；食入的谷、蛋、肉类，就形成痰浊。"雾"在阳气更虚的时候，也可以凝结为"霜""雪"。这些"雾""霜""雪"一样的痰浊湿气，随体内风火上行于大脑，堵塞脑窍，就是"中风"。

　　惜用身体阳气，减少体内多余的水湿痰浊，是预防中风必不可少的两方面。阳气旺盛，可化一切邪浊，但总有尽时，邪浊积重，总有阳气不能负担时。

　　"亡羊补牢，犹未晚也"，但我们的大脑一旦牢破羊亡，那就悔之晚矣。其实，我们的身体有极强的承受能力，即使在负荷已重，勉强承受时也给我们留了足够的余地，给了我们多次提醒。

　　只是有些人太不在意了。

诗曰:

　　　　阳虚邪积渐渐重,
　　　　脑窍不灵要发病。
　　　　不知护惜不自珍,
　　　　神仙治病不治命。

　　　　　　　　　　2017 年 1 月 4 日 20:46:45

微中医 *494*

春夏秋冬悟中医 15. 小寒第一天，二九第七天

雾，多云，微风，−1~5℃

今天小寒。小寒者，寒之小者也。在我们北方，冬至后到小寒、大寒，是最冷的时节。

依然是阴天，我们的标尺无法测量，没法子，太阳不出来，我有什么办法？

寒为阴邪，最伤阳气，且寒性凝滞，收引。上面说了，身体的水气得寒气凝聚，为雾，为霜，为雪，为冰。在头脑，为眩晕，为中风。

如果在肺呢？为痰。肺主气，司呼吸，又通调水道。所以，身体阳气不足，由脾上输水液不能转化，只能蓄积，水气蓄积即是痰。

痰的生成归根到底还是一个阳气不足。在肺的痰，遇热则与热结，遇寒则与寒结。热痰导致胸闷、咳嗽、咳吐黄痰；寒痰也导致胸闷，但咳吐白痰。这是个人体质的不同。

"肺为贮痰之器，脾为生痰之源"。肺贮痰，也生痰，缘于外感；脾生痰，肺贮痰，来自内伤。

诗曰：

> 肺为华盖输津液，
> 但得阳气推动之。
> 譬如东天丽日升，
> 一天雾尘各东西。

2017 年 1 月 5 日 22:19:19

微中医 *495*

春夏秋冬悟中医 16. 小寒第二天，二九第八天

多云，2~6℃，昼夜温差 4℃

今天气温愈发的高了，竟然到了 2℃，要知道这是小寒第二天啊。阳气不该这样升发。不合时宜的升发，会招致阴寒的强烈报复的，会使阴寒更重。因此，虽然有点暖和，但还是要千万小心，饮食不可过于温燥，运动不可过于剧烈，这时候对阳气的扰动，会导致阳气虚耗，而没有能力防御阴寒的报复。

体内的"雾雪雨露"在肺是胸闷、咳嗽，在心则是胸痛，是心慌、心悸，是烦躁不安。

"雾雪雨露"是痰湿瘀浊。体质虚寒会加重这些邪气的凝聚，阻塞心脉，出现胸闷、胸痛，心慌、心悸。按理说，热可化散雾雪雨露，但那指的是体内真阳，如丽日当空，阴霾自散。而湿热体质或火盛体质之人，体内是湿热、火邪，这些热非但不能化散雾雪雨露，反而能与这些邪气沆瀣一气，扰乱心神，使人烦躁不安，甚至精神错乱，狂躁不宁。

心主神志，主血脉。不论寒痰、热痰，心脉被阻，心神被扰，都是身体上的大事。

诗云：

心主神志又主脉，
神脉最恶邪祟害。
护得真阳不虚馁，
邪去神安体康泰。

2017 年 1 月 6 日 21:38

微中医 *496*

春夏秋冬悟中医 17. 小寒第四天，三九第一天

阴转多云，-2~3℃

昨天一天阴雨绵绵。大地啊，你的阴气怎么了？苍天啊，你的阳气想干啥？

时至寒冬，今天三九，竟然是一天的阴雨。今天早晨地面上到处是水洼，亮晶晶的，没有结冰。是阳气的过分亢盛？是阴气的过分虚弱？这两个老家伙不知怎么了。

这两个老家伙有他们的想法，有他们的主意。阴阳的平衡是动态的，就是这样往来变化不已。但是这个变化须在一定的范围之内，过度了，就是灾害。

所谓"天人合一"，就是我们的身体随着自然界的变化而变化，而当自然界的变化过于猛烈的时候，身体会跟不上自然的节奏，不能做出及时的调整应变，就会出现疾病状态。这些日子的感冒人数依然很多，多数是吐痰多，白痰。这是因为身体的阳气还在闭藏中，虽然一阳生了，但还微弱，不能温化水湿而成了痰。

脾主运化，能运化水湿。痰湿的生成与脾气虚弱不能运化或运化不及有密切关系，因此，"脾为生痰之源"。人一身的痰湿，都与脾有关。

"三九四九冰上走"，阴气如此懦弱，何来寒冰？

诗曰：

> 一九二九不出手，
> 三九四九冰上走。
> 阴气懦弱难成冰，
> 只怕春来难抖擞。

2017 年 1 月 8 日 20:51:45

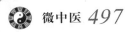 微中医 *497*

春夏秋冬悟中医 18. 小寒第五天，三九第二天

多云，−4~4℃，昼夜温差 8℃

我们从一开始的自然界的雾、雪，说到了我们身体里的痰、湿。身体里的痰湿如同自然界的雾、雪，也是阴气凝结而成。

阴气之所以凝结水湿成雾成雪，是缘于阳气的闭藏。阳气闭藏于内，阴气主宰于外，于是，大地寒冰一片，冰雪万里。天地间的温热邪毒以及各种瘴疠异气，有这种凛冽寒气的镇服，也深潜不露。

天地间一丸丽日，脏腑中一息真阳。丽日往复，有天地间的春夏秋冬；真阳沉浮，有身体内的生长收藏。我们身体的真阳，存乎于肾。肾精寓阴阳，肾阴主一身之阴，肾阳主一身之阳。肾阴亏则一身阴气虚，肾阳弱则一身阳气衰。因此，上面说到各种痰湿的形成，都与肾阳的虚弱有关，如果情况严重，水湿在体内大量蓄积，就是各种水肿，治疗也多从温阳补肾着手，如用金匮肾气丸、真武汤。

肾精，是我们来自父母，又得后天水谷精微滋养的肾中精微，主宰我们的一身，主宰我们的一生。

诗曰：

一九丽日斡乾坤，

一息真阳育凡身。

一念秉持顺自然，

一生无忧四季春。

2017 年 1 月 9 日 21:37:00

微中医 *498*

春夏秋冬悟中医 19. 小寒第六天，三九第三天

多云，-6~3℃

晚上在路上走着，抬头看到了月亮。今天腊月十三，离满月还有2天。

看着看着，突然想起在之前的《微中医》中讨论阴阳，说天论地，一直没说到月亮。这是很不公平的，也是一个大大的疏漏。

地球绕着太阳转，月亮绕着地球转。日、月、地，形成了一个绝妙的搭配。天为阳，地为阴；日为阳，月为阴。那么，月亮和地球呢？孰阴孰阳？

我不管别人怎么说吧，根据我对阴阳的理解，如果把月亮和地球做一对阴阳，应该是互为阴阳。若论月发光而且运动（相对于地球），月是阳，地球无光而且静止（相对于月亮），地是阴；而月亮绕着地球转，地为主，当属阳，月为从，当属阴。因此，地和月，是互为阴阳。

但是，月亮和地球，又同时在围绕太阳转，而且，月亮的光，地球的生命，又都是来自太阳，所以，月亮和地球又不可以离开太阳独立论阴阳。

月有阴晴圆缺，年有春夏秋冬。这就是月之成月，日之成年。

诗曰：

> 月有盈仄出晦明，
> 日有远近四季行。
> 日月大地往复还，
> 生长收藏妙无穷。

2017 年 1 月 10 日 21:27:20

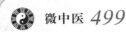 微中医 *499*

春夏秋冬悟中医 20. 小寒第七天，三九第四天

多云，−3~6℃，昼夜温差 9℃

在《周易》中，论及月亮的也不多。八卦乾、坤、震、巽、坎、离、艮、兑，对应的是天、地、雷、风、水、火、山、泽，没有月。

那么是不是月亮在我们的生命中没有作用呢？我想，这是不可能的，天地之心，孕育生命，呵护生命，不会把一个没有用处的东西放在地球身边转来转去的。

月亮的光来自太阳。月亮绕地球旋转，一月一盈亏。生命的根源在太阳，晚上，太阳落山，大地阴气凝重，如果让这凝重的阴气持续一个晚上，会不会阴气太重，伤了生命的阳气？于是，安排一个月亮，在晚上借来太阳的光芒，给大地生命一些光明，不至于阴气过重而衰微。坚持到明天，太阳升起，生命又活跃起来。而夜晚又不需要过多的温热，所以，月亮的光芒是清冷的。

地球绕太阳一周是一年，是四季，而月亮一次盈亏是一月，这一月，也是有四季的，望、下弦、朔、上弦，就是月的四季。

月亮是对大地生命的一个微调。因此，月于日，为阴；于地，亦阴亦阳。这是一个美妙至极的三角。大地生命在这个三角中灿烂。

诗曰：

> 日升辉煌大地明，
> 生命灿烂乐无穷。
> 至暮唯恐暗夜冷，
> 月上东山熠熠行。

2017 年 1 月 11 日 21:58:26

微中医 *500*

春夏秋冬悟中医 21. 小寒第八天，三九第五天

晴，北风 2~3 级，−3~6℃

《素问·八正神明论》云："凡刺之法，必候日月星辰，四时八正之气，气定乃刺之……月始生，则血气始精，卫气始行；月郭满，则血气实，肌肉坚；月郭空，则肌肉减，经络虚，卫气去，形独居。是以因天时而调血气也。是以天寒无刺，天温无疑；月生无泻，月满无补，月郭空无治，是谓得时而调之。"

这是《黄帝内经》中关于月亮和人体关系的一段十分明确的论述。大致的意思是月亮从朔到上弦，逐渐丰满，我们身体的气血也随之充盈；到望，即满月的时候，气血充足，肌肉坚劲；从望到下弦，气血开始衰减；到朔，气血虚，只有形体独居。随着这种变化，在治疗疾病的时候，不论是针刺还是药物，都要注意到这个变化：月生无泻，月满无补，月郭空无治。

临床上，注意月满、月空与气血的关系，因时而治，是有一定意义的，只是现在重视这个的少了。农村里还有这个习惯，每月的初一和十五这两天，来门诊看病的人数量明显减少，是与这个有关系的。农村的老大爷、老大娘，虽然不懂中医，但他们懂人与自然相顺应的理儿。

我在与喜欢辟谷的朋友们讨论辟谷时间的时候，是注意到这个事的，建议辟谷的时间以农历十五后的几天为宜，以其气血始空，顺势而为之也。

诗曰：

莫谓农人读书少，
观天察地肯用脑。
顺应自然求平和，
初一十五居家好。

2017 年 1 月 12 日 20:55:03

微中医 *501*

春夏秋冬悟中医 22. 小寒第九天，三九第六天

晴，北风 3~4 级，-4~6℃

今天的昼夜温差是 10℃，早晨起来，还是有些冬天的意思，可到了中午，暖煦煦的，像是个春天的样子了。

大寒还没到呢，还三九六呢，气温太高。在这种温度的诱惑下，小宝宝们、年轻人容易出汗，出汗了就减衣。

冬天是我们身体毛窍闭塞的时候，就如夜晚，家里的大门是关闭的，一家人在睡觉，大门紧闭，小偷进不来。如果谁迷迷糊糊地把路灯光看作是天亮了，打开大门，又迷迷糊糊地去睡，结果，小偷进来了。

哪家门没关，小偷是一定会进去光顾的。小偷进门，惊醒了梦中人，他想起了大门是开着的，于是，迷迷糊糊地跑去关门，结果，把小偷给关家里了。

冬天的寒气犹如夜行的小偷。寒气进入开放的毛窍，我们的毛窍受寒气的刺激，必然是紧张、收缩。一紧张一收缩，就把寒气给关在身体内了。

被关在家里的小偷是不肯束手就擒的，于是就发生了激烈的搏斗。

家里进了小偷，正确的做法是打开大门，让这家伙跑了算了，我们关起门来，还可以继续睡一觉。

同理，身体内有寒气的侵入，正确的做法也是打开我们身体的大门——毛窍（毛孔），让邪气散发出去，这就是发散。发散是治疗各种感冒的主要方法，千万不要让邪气轻易地留在体内！

诗曰：

> 门户不严夜遇贼，
>
> 打破静谧起惊雷。
>
> 洞开大门驱盗去，
>
> 紧锁家园祥和回。

2017 年 1 月 13 日 21:07

微中医 *502*

春夏秋冬悟中医 23. 小寒第十一天，三九第八天

阴，微风 < 2 级，−5~2℃

发散侵入我们身体的风寒邪气的方法有许多，如喝姜汤，这是最方便的。在外面受寒了，不论有没有感冒的症状，都可以取一块生姜，切细末，加红糖少许，趁热喝下。还可以加点大蒜、葱、白菜根、香菜，这就是"厨中十全翡翠汤"了，这些食材都是性温热的，味都是辛辣的。热可以祛寒，辛可以发散，所以喝了能够将风寒邪气从肌表发散出来——你从哪里来，就回哪里去。就如家里的小偷，从大门进来的还从大门出去，如果是翻墙而入的，最好也是打开大门，让他从门出去，如果让他再翻墙而出，情急之下，可能会出麻烦的，不小心摔伤残了，甚至是摔死了，你就摊上大事了，因为他罪不至死啊。

发散寒邪还可以用热水泡脚，稍热一点的热水，泡一会儿脚，直到鼻尖或身上微微汗出（也是把大门打开了），年轻人还可以跑步热身。但要注意，出汗后一定不能再受寒。

对于婴幼儿，特别强调首先选择推拿的方法，可以找专业的推拿医生。有些家中也有老人懂一些方法，常见的如用鲜黄蒿（中药里的青蒿）搓，也有的用白酒、生姜，道理是一样的。

推拿的同时也可以用上面的姜汤、十全翡翠汤等。至此，如果还有明显的流涕、咳嗽，甚至发热了，就应该服用一些中药了。

厨中十全翡翠汤歌诀：

> 厨中十全葱蒜姜，
> 白菜竹叶芫荽襄，
> 梨橘萝卜加冰糖，
> 四季感冒有良方。

2017 年 1 月 15 日 20:54

微中医 *503*

春夏秋冬悟中医 24. 小寒第十二天，三九第九天

阴，微风，-5~2℃

现在的年轻父母们，对孩子的关心是没得说，那叫一个细心。但是，任何事情过度就不好了。比如孩子感冒发热，在37℃多一点的时候，就给孩子吃上退热药了。

这是不合适的做法。无论大人、小孩，感冒后的发热，是身体的自我保护，是用这个热祛除身体的寒气。如果在这个时候过早用了退热药，侵入体内的寒气就发散不出去，留在体内就会给身体带来伤害。

所以，不要急于给孩子退热，但是要给孩子充足的饮水。发热是需要消耗水分的，有及时、充足的水，这个热就能顺利将入侵的寒气驱散出去。

过早给孩子吃了退热药，体温很快会降下来，但寒邪没有祛除，半天左右，体温就又上来了。我们的抗病力是很负责任的，又想发动一次攻势。如果再次吃退热药，又破坏了这个攻势，还是邪气未除。就这样反复发热，纠缠不已，倒是真可能会弄出大病了。

诗曰：

小儿三岁为纯阳，

散寒祛邪力特强。

倘得顺势持护之，

岂有病邪任猖狂？

注：小儿三岁为纯阳，是说小儿如春日幼苗，一派生机勃勃。

2017 年 1 月 16 日 21:09:31

微中医 *504*

春夏秋冬悟中医 25. 小寒第十三天，四九第一天

晴，微风，−2~6℃

今天四九了，气温在继续升高，感冒的病人也特别多，而且，多数高热伴有咽痛、头痛、胸闷，咳吐黄痰，这是邪气入里了。

邪气入里，是因为寒气在表（皮肤、毛窍）的时候，没有能及时、正确地发散。这里不说寒气入里，而说邪气入里，是因为寒邪入侵身体，在皮肤的时候，还是寒气、寒邪，一旦入里了，往往就转化为热邪，或者是寒热夹杂。为什么会转化为热邪呢？这与我们的体质有关。对于热盛体质之人，如果在寒邪入里之时没有及时将其祛除，那么这个寒邪将会随着体内本就旺盛的阳热之气化为热邪，如果只是阳气偏旺的体质则易出现寒热夹杂的情况。

如果是虚寒体质的人，这个寒邪也可以长驱直入，以本来面目入里，形成寒邪伤人。但临床化热的居多。

比如一个大家庭或一个大集体，有坏人潜入，他不可能说我是坏人啊，来破坏的，他总是装成好人，或者是某个人的朋友，让大家不防他，然后伺机破坏。

入侵的寒邪化热入里就是这样。

诗曰：

贼寇阴潜入家门，
伺机作乱伤家人。
若欲邪妄不得逞，
须是上下一条心。

2017 年 1 月 17 日 21:17:32

微中医 *505*

春夏秋冬悟中医 26. 小寒第十四天，四九第二天

多云，北风 3 级，-3~4℃

邪热流窜入里，就会到处作乱。就像一个国家，本来是和平安宁的日子，如果有外敌入侵，就搅乱了这个和平安定的国家，军队与敌人作战，老百姓颠沛流离。

这些入侵的敌人首先会选择薄弱的地方，扎下根来，建立根据地，然后慢慢向周围扩展。侵入我们身体的邪热也是这样。最先到达的是肺，使肺的呼吸功能紊乱，不能正常宣发肃降，于是有了咳嗽、胸闷、憋气，咳吐白的、黄的、稀的、黏的痰液。

如果邪热在肺没有被彻底清除掉，那么这些邪气就会向周围扩展。向上，会出现头痛，甚至神志昏乱；向左，伤及心，出现心慌心悸；向下，影响到脾胃，则有腹痛、腹胀、恶心、腹泻；影响到肝，则有胁痛胀满、口苦，甚至发生黄疸；再向下，可伤到肾、膀胱，出现腰痛、小便黄，甚至尿血等。这些邪热就是这样到处作乱，到处祸害百姓。

如果国家强大，会很快将这些敌人消灭的，如果国家懦弱，那么，这些敌人就会长期驻扎下来，甚至反客为主，这个国家就亡了。我们的身体如果不能及时消灭这些敌人，邪气大量消耗正气，最后生命就终结了。

诗曰：

> 御敌须在国门外，
> 纵邪入里受伤害。
> 正气存内邪不侵，
> 受邪总因正气败。

2017 年 1 月 18 日 21:04:45

微中医 *506*

春夏秋冬悟中医 27. 小寒第十五天，四九第三天

阴，微雪，北风 4~5 级，−8~3℃

"堡垒最容易从内部攻破"，为什么？因为有内奸。内奸的作用是巨大的，一个内奸可以顶十万雄师。

我们的身体也有内奸。邪热入里之后，有的人咳嗽、胸闷，有的人咽痛，有的人头痛，有的人牙痛，还有的人小便热痛，或者是痔疮下血。而且，这次感冒后是这样，下次还是这样。

这就是我们身体的内奸。在身体的某个地方，或是气管，或是咽喉，或是牙龈，或是膀胱、直肠等，第一次受到邪热的伤害后，余邪未尽，表面上感觉好了，其实有部分残敌没有肃清，潜伏了下来。平日里身体正气强大，它们不敢出来作乱，但是当有外邪入侵的时候，它们就趁机而动，出来接应外邪，把外邪接到"自己"的地盘上。这就是为什么总是在同一地方出问题的原因。

彻底清除内奸的最好时机是它们出来作乱的时候。因此，感冒发热、上火，一旦发生了，如果有前科，治疗务求彻底，不要拖，早治疗。即使症状消失了，也还要再治疗几天，注意休息。这样，使暴露了的内奸没有了藏身之处，连同入侵的外邪一起被驱出体外，我们就可以安享太平了。

诗曰：

> 自古内奸最可恶，
> 伪装不显真面目。
> 除邪务须内外清，
> 脏腑安泰江山固。

2017 年 1 月 19 日 20:38

微中医 *507*

春夏秋冬悟中医 28. 大寒第二天，四九第五天

晴，北风 3~4 级，-8~3℃

昨天大寒，是二十四节气的最后一个。大寒，寒之大者也，是天气冷到极点的意思。

冬至后几天，我用身影做了个比照，那天身影的长度是 326 厘米。今天身影的长度是 285 厘米，一个月缩短了 41 厘米。这就是阳长阴消。

随着地球绕太阳公转的位置变化，太阳在慢慢地向我们靠拢（正确的说法应该是地球在向太阳靠拢，因为太阳是颗恒星，相对恒定的，地球是行星，绕太阳旋转。可是我们习惯了以自我为中心，就说太阳在向地球靠拢。其实是参照方不同而已）。阳光照射到大地的距离在缩短，给地球带来的热量在增加，这就是阳在长。好比我们离一个热源（火炉子、暖气片、空调）越近，身体感到的热量越大一样的。阳气增长，阴气就必然减少。一块冰，放在冰冻的露天，会冻得越来越结实，如果放在有暖气的房间里，会慢慢融化，这也是阳长阴消。看看，阴阳就是这么简单，生活中随处都看得到的。

但是，毕竟还是寒冬，毕竟身影的长度比身高的长度还长许多，阴气还重，所以是大寒。

诗云：

> 二十四节大寒终，
> 冰天雪地值隆冬。
> 冬日既来春未远，
> 半月之后送和风。

注：今天去田野走了走，脚下的土地是封冻的，只是没有雪，说冰天雪地算是个想象吧。

2017 年 1 月 21 日 21:02:58

微中医 *508*

春夏秋冬悟中医 29. 大寒第三天，四九第六天

晴，微风，−9~0℃

寒气是六气之一。

六气，风寒暑湿燥火，是春夏秋冬四季的不同气候。这是正常状态下的气候变化，我们和众多生命在六气的轮回中生长、壮大、衰老，这是自然轮回，任谁也抗拒不了的。也只有这种轮回，才有生命的发生、发育、成长。设想一下，如果这个地球上长冬无夏，或长夏无冬，会有这么壮丽灿烂的生命现象吗？难。

正常状态下是六气，但这个六气经常有出格的时候，或者是太过于猛烈，热，热得超常；冷，冷得过分。或者是过于柔弱，该冷不冷，该热不热，这都是不正常的气候变化。这种不正常的气候变化，如果超出了生命的承受能力，给生命带来了伤害，甚至是危及生命，或者是达不到生命需要，也会伤害生命，这时候就不是六气，而是六淫了。

淫，是太过的意思，还有邪恶的意思。过多过少，都为不正，六气不正，即是邪恶。

诗曰：

六气自然轮回中，

无限生机氤氲生。

太过不及伤正气，

造化深藏玄机功。

注：造化深藏玄机，把六气化为六淫，也许有极深奥的道理。试想，如果年年风调雨顺，日日冷热宜人，对于人类，对于生命，也未必全是好事吧？

2017 年 1 月 22 日 22:17:15

微中医 *509*

春夏秋冬悟中医 30. 大寒第四天，四九第七天

晴，微风，-8~1℃

寒气为冬日之主气，寒邪为冬日伤人之主要邪气，但寒邪四季皆有，非独冬日。

夏天如果从高温突然到低温，比如从气温 30℃的室外到有空调的气温 20℃的室内，这种情况下也会发生感冒，也是寒邪伤人。

寒邪为阴邪，阴邪侵袭人体，机体自然要自我保护，对付阴邪，自然是使用阳气。这种使用，就是损耗，就是阴邪对阳气的伤害。当我们身体强壮，阳气旺盛的时候，即使发生了对抗寒气的情况，我们也不自知，是我们的阳气在做着幕后英雄，为我们随时祛除侵入的寒邪。

今天有位病人来说，今年冬天经常处在感冒状态，一旦有点感到受寒，马上就咽痛、胸闷。这是机体阳气不足，对入侵的寒邪没有抗御的能力了。我给她比喻说，家里没有院墙，更没有大门，不论是熟人还是生人，还是不怀好意的贼人，随时随地可以自由出入，而且是直入堂屋。

一般情况下，院墙坚固，大门严实，来了外人先敲门，我们开门看看，熟人朋友延入堂屋，让座沏茶；如果是不熟的人，则问清楚所为何来；如果是贼人，则关紧大门，拒贼门外。你这个院子连墙都没有，贼人自然是随意出入了。所以，这位病人就是稍有受冷，寒邪即长驱直入，径直入里，而没有寒战、发热、流清涕、咳嗽等阳气抗邪的表现。

诗曰：

> 丽日升空祛阴寒，
> 真阳护身脏腑安。
> 一旦藩篱不完固，
> 贼子往来无遮拦。

2017 年 1 月 23 日 22:15:33

微中医 *510*

春夏秋冬悟中医 31. 大寒第五天，四九第八天

晴，微风，−5~0℃

藩篱不固，邪气入里。因为我们的机体是有一定温度的，这是我们体内阳气的温煦所成，这个温度和入里的寒邪有温差，而且，只要我们的生命存在，就会是邪弱正强，也就是温大于寒。如果寒邪特重，将体内阳气全部消耗掉，人就会死亡。冻死人的事也有发生啊。

于是，这个寒邪随温而化，化为热邪。这个热邪是形成各种疾病的主要贼首。

在肺，邪热伤津，肺津受伤，呼吸不利，不能宣降，于是，胸闷胸痛，咳嗽吐痰；在心，邪热扰心，心神不宁，则心悸心慌，失眠多梦；在肝，邪热伤肝，疏泄不利，则烦躁易怒，面目红赤；在脾胃，则呕吐恶心，脘腹胀满；在膀胱则小便赤涩疼痛，等等。

邪热对各个脏腑的损伤，不会是全部的，而是有所侧重，这就是我们前面说的，有内奸。

寒邪也有不化热的时候：一是身体阳气虚弱，有虚寒，这也是一种内奸，但因为我们身体的自然温度，也就是阳气的温煦，还没到不能温化这些寒邪的程度，所以情况不严重，如果体内阳气不能温化寒邪了，那么，情况就严重了。二是寒邪在体表、肌肉、筋络关节形成痹证，虽也会化热或寒热错杂，但也有以寒邪为主的时候。

诗曰：

自古正邪不两立，
由来寒邪伤阳气。
若得阴冷不害人，
还须阴平阳固秘。

2017 年 1 月 24 日 22:03:48

微中医 *511*

春夏秋冬悟中医 32. 大寒第六天，四九第九天

晴，北风 3~4 级，-2~7℃

春夏之季，大地上的江河湖海或汹涌澎湃，一泻千里；或流水潺潺，蜿蜒而去，都是活跃的，都是流动的。万千生命，各自芬芳，觅食、求偶，繁衍后代。这都是拜太阳所赐，太阳给大地以温暖，给万千生命以温暖，万千生命以自己的方式，还太阳一个灿烂的笑脸。

而冬日，湖泊冰封，江河滞流。生命有的在秋日里淡然离去，终结一生；有的潜藏地下，深深冬眠；有的虽然还在活动，但也早卧晚起，追随着太阳。

这就是寒邪的另一个特点：凝滞。凝滞是凝结，是闭塞。大地寒气如此，人身寒邪亦如此。体内阳气不足，虚寒内盛，或寒邪凝重，人体的江河湖海——气血经络，也会冻结，也会滞涩不畅。若寒邪更重，也可以使气血结聚成块。气血经络凝滞不畅或结聚成块，就会阻塞经络，不通则痛。所以，寒邪致病多见疼痛，痛处固定不移，如针刺，如刀割，得温则舒。

诗曰：

> 寒气凝滞江河封，
> 大地生机潜藏中。
> 人体气血遭寒闭，
> 一身疼痛待温通。

2017 年 1 月 25 日 21:17:22

微中医 *512*

春夏秋冬悟中医 33. 大寒第七天，五九第一天

多云，南风 3~4 级，−4~12℃，昼夜温差 16℃

昨晚就转南风了，今天上午风势颇大，卷起漫天微尘，吹散一地落叶。整整一个上午，看到风尘呼啸，落叶飘零，感觉到了阴阳的激烈交争。

南风，是南方过来的，携带了温暖的气流，属阳性，而此时的北方，寒气笼罩大地，唯我独尊，岂容他人侵略疆土！于是，属阳的南风和属阴的气候有了激烈的交争。犹如两军对垒，战旗猎猎，战鼓隆隆，激起漫天尘埃。

到了下午，风势小了些，似乎是南风胜了，因为气温在上升，今晚看天气报告，最高 12℃。

终于是五九了。"五九六九，沿河看柳"。春天就要来了。但是，盘踞了一个冬天的阴寒是不会善罢甘休，自动退出历史舞台的。阴阳必然还有更多的交争，让我们拭目以待。

河解冰，柳发芽，是一派舒展之气象，这是阳气的特征；而阴寒凝滞，阴寒收引。收引，是收缩，是牵引，是拘挛。寒邪伤人，使筋脉、经络拘急挛缩，疼痛不舒，如各种关节炎。寒性收引，是寒邪的又一个特点。

诗曰：

> 南风南来温暖扬，
> 阴寒力敌呈刚强。
> 龙战于野天地暗，
> 茫茫太空血玄黄。

注：《周易·坤卦》上六：龙战于野，其血玄黄，阴将尽也。

2017 年 1 月 26 日 21:13:01

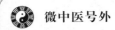 **微中医号外**

　　大年三十，今天我们不论阴，不说阳，一个心思，微中医给大家拜大年！

　　感谢！感谢大家的陪伴，感谢大家的支持，感谢大家的鼓励，感谢大家的赞！两年多的微中医，如果给您带来一些帮助，给您一些用处，那我就很知足很知足了。

　　期待！期待新的一年大家好运连连，心想事成！期待大家对微中医一如既往地支持，一如既往地关注！

　　恭祝大家新年快乐，身体康健，顺应四时，精神内守，阴平阳秘，正气存内，永享欢乐！

2017 年 1 月 27 日 21:56:29

微中医 *513*

春夏秋冬悟中医 34. 大寒第十天，五九第四天

阴，雪，北风 4~5 级，-7~2℃

今天下了一上午的雪，下午雪停了，气温降下来了。

这是阴气的反抗。冬后，初春，是阳升阴降，阳气进攻，阴气防守；夏后，初秋，是阴升阳降，阴气进攻，阳气防守。

现在就是这么个格局，阳气在攻城略地，阴气在守土保疆。然而，自然规律是不可抗拒的，最终，春天来了，夏天来了，天地间是阳气主宰，是阳气的地盘。

春天对于年轻人，是生机勃发，是新一轮的成长，是一场春雨一场暖；秋天对于老年人，是一次考验，一次历练，是一场秋雨一场寒。春雨后是遍地生机，是春意盎然；秋雨后是日渐肃杀，日渐寒冷。

所以，年轻人，在这个初春的时节，乍暖还寒的时候，不要过于听信春风的许诺，还要谨防春寒的偷袭，因为，春风许多时候自己也做不了主。中老年人，已然经历了许多的不确定，经历了许多的谎言，严严实实地护惜好自己，让不确定去不确定吧，让谎言去漫天飞舞吧，我们只相信自己的感觉，自己的经验。

诗曰：

初春阴阳相交争，

忽寒忽热南北风。

龙城飞将依旧在，

丽日如常跃太空。

2017 年 1 月 29 日 20:41:27

微中医 *514*

春夏秋冬悟中医 35. 大寒第十一天，五九第五天

晴，南风 3~4 级，−7~0℃

春节前我们讨论了寒邪，所说的寒邪，都是外来的，自然界的寒气，侵袭我们的身体，变做寒邪。在我们的体内，还有一种寒邪，叫内寒。

内寒，是由体内自生的，与外寒性质相同，也是阴邪，也能伤人阳气，也有凝滞、收引的特性，但是，它是内生的，这是和外寒不同的。

产生内寒的根本原因只有一个，就是阳气的不足。正常的生理状态下，我们的身体阴平阳秘，阴阳处在一种动态的平衡之中，虽然随着季节、早晚的不同而有些变化，但这种变化是在我们身体的维稳能力掌控之中的。所以，不论阴阳多少，冷点热点，都不算邪气。

当我们身体的阳气不论什么原因造成不足的时候，阳虚则阴盛，阴气有余，就是寒邪。比如夏天的冷气，冬天的暖气，都是用来调节室内的寒热，如果冬天里暖气供应不足，室内温度不高，这就产生寒邪了。

不论哪个脏腑的阳气不足，不能温煦这个脏腑，这个脏腑就会出现机能低下，温度降低，气、血、水津不能正常流通，发生瘀滞，进一步阻塞经络，又出现各种疼痛，这就是内寒。

这个内寒，根据所在脏腑的不同而有不同的证候。

诗曰：

> 寒邪内生缘阳虚，
> 茅屋严冬惨凄凄。
> 凝滞收引哆哆嗦，
> 若得舒展火温煦。

2017 年 1 月 30 日 21:03:11

微中医 *515*

春夏秋冬悟中医 36. 大寒第十二天，五九第六天

阴，南风，3~4 级，−4~4℃

阳气不足，阴寒内生，祸乱身体。若在大脑，轻则眩晕、耳鸣、健忘、脱发、视力下降；重则中风、脑萎缩。

脑为髓海，肾主骨生髓，所以，大脑阴寒内生，髓海不足，视、听、言、意等大脑功能自会低下，而逐渐痿废。

中风原因多般，而阳气不足，气血凝滞，阻塞脑窍，是常见的主要因素。

脑萎缩，是老年人的常见病。年高肾气衰微，精髓不足，不能充养大脑；阳气虚弱，阴寒凝滞，大脑气血运行迟滞，渐渐地，脑体如秋日草木，根枯而枝叶无水肥充养，而日渐憔悴、枯萎。草木枯萎则枝叶凋零，人脑枯萎则神识昏乱，如健忘、失眠，甚至完全失忆，语言错乱，行为乖戾，甚至视至亲为陌路人。

人体各脏腑功能，用进废退，大脑尤其如此。年轻时用脑得宜，不妄不过；老年时勤于用脑，阅读、书写、做手工、歌唱，等等，则能引发阳气使不迟滞，调和气血使不瘀涩，是养脑强神的最好方法。

诗曰：

> 老年脑神如秋草，
> 根枯叶焦形败槁。
> 却见寒冬一点绿，
> 向阳坡里阴气少。

2017 年 1 月 31 日 21:21:37

微中医 *516*

春夏秋冬悟中医 37. 大寒第十三天，五九第七天

晴，南风，傍晚北风 3~4 级，−7~2℃

心肺同居胸中，赖胸中大气推动，呼吸流畅，神志平和，血行有节。

胸中大气者何？肾中元气，合肺呼吸清气、脾胃水谷精微之气，充沛于胸，即为胸中大气，又名宗气。宗气，其性温润，善推动。心肺功能全凭宗气推动。

若心失宗气之温润推动，则阴寒内生，神志为之昏乱，血脉为之滞涩，甚则心脉痹阻，发生胸中疼痛，如针刺，如绞榨，如挤压；心血不畅，周身血行瘀滞，可见面色、口唇、四肢指端紫黯，甚则肢寒如冰，疼痛剧烈。

肺失宗气之温润推动，则呼吸无力，胸闷喘息，张口抬肩；肺中津液无宗气之温润推动，则水停不化，可见痰涎如沫，或吐痰量多。水湿郁滞于肢体，亦可见肢体水肿。

诗曰：

> 良言一句三冬暖，
> 恶语一声六月寒。
> 胸中大气失温润，
> 心慌胸闷呼吸难。

2017 年 2 月 1 日 21:40:44

微中医 *517*

春夏秋冬悟中医 38. 大寒第十四天，五九第八天

晴，南风 3~4 级，-3~7℃

肝为刚脏，主动，喜条达而恶抑郁，所以，肝阳常有余，肝病少见阳气不足之阴寒内生；肝经时有受寒，经脉所过之处因寒气痹阻而疼痛，如颠顶头痛、小腹冷痛、疝气、阴囊湿冷等。

脾主运化，无论是水谷还是水湿津液的运化流通，都需要阳气的推动，一旦阳气不足，推动无力，就会出现腹满腹胀，肢体水肿，大便溏泻，小便减少等。

肾主藏精，这个精是我们身体的根本。如果肾精失于封藏，偏阴虚者见腰膝酸软，形体消瘦，潮热盗汗，五心烦热；偏阳虚者也见腰膝酸软，但有形寒肢冷，喜温恶寒，滑精、阳痿、肢体浮肿等。

以上所说五脏虚寒，是为内寒，这个内寒与外寒又易互相勾结，狼狈为奸。如前所说内邪即为内奸，除内奸是不容易的。四十、五十岁前阳气旺盛，内奸无处藏身，不至深藏；五十、六十岁后阳气渐衰，内奸会趁机原形毕露，而且肆无忌惮。自然规律如此，无法抗拒，只有惜身节欲，顺乎自然，固阳强阴，延时而已。

诗曰：

> 阳气生命之根本，
> 惜身节欲用宜慎。
> 年轻气盛不知节，
> 老来凄凉殊可悯。

2017 年 2 月 2 日 21:21:02

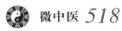 微中医 *518*

春夏秋冬悟中医 39. 立春第一天，五九第九天

多云，北风，< 2 级，-1~9℃

今天立春。

春天来了。春天以她自己固有的脚步，来了。

春天的脚步是从容的。一年一年，春天都在冬天将尽的时候款款而来。春天的风不疾不徐，从容和缓，她没有夏日熏风的燥热，没有秋日金风的肃杀，没有冬日朔风的凛冽，春天的风是和风。

春天的脚步是温暖的。因为，春天来自南方，南方是太阳的家乡，太阳是温暖的泉源。来自南方的风，携着太阳的体温向着北方蔓延过来，就如寒冬里母亲温暖的怀抱，大地上所有的生命都感受到了这份温暖。

春天的脚步是执着的。无论北方的寒风如何的狂躁暴戾，也无论它是如何地负隅顽抗，春天的脚步虽从容但坚定，虽温暖但有力，飘逸的长袖拂去北风射来的阵阵冷箭，将温暖洒向广袤的大地。

春天的到来，阳气渐盛，阴气渐衰，大地复苏，万象更新。任何生命必须有阳气的温煦、推动，才能生长壮大，才能开花结果，才能子嗣绵延。这就是春天之为春天，这就是立春之为立春吧？

诗曰：

> 南风徐来日渐暖，
> 万物踏入春门槛。
> 春心早盼遍山绿，
> 更喜百花绽笑脸。

2017 年 2 月 3 日 20:21:39

微中医 *519*

春夏秋冬悟中医 40. 立春第三天，六九第二天

晴，北风 3~4 级，-4~7℃

今年立春，是五九最后一天，这种情况比较少见，多数是六九的第一天。

立春在五九最后一天，称为"春打五九尾"，若是六九第一天，则是"春打六九头"。对于这两种情况，有农谚说："春打五九尾，家家迈不开腿；春打六九头，家家喂上牛。"

这句农谚的意思，大体上是说，如果立春在五九的最后一天，家家就会生活困难，饿得迈不开腿了，也就是说今年年景会不好；如果立春在六九第一天，那么家家就会喂上耕牛了，牛都有粮食吃了，人自然也不困难了，还有层意思，今年会风调雨顺，早些把牛喂好，准备春耕了。

一个立春，前后差一天，会有这么大差别，你信不信？我信。刚上网看了看，网上说是无稽之谈，我看这才是"无稽之谈"。农谚是我们的祖先一代代从对大自然的观察中总结出来的，都是很准确的。

去年冬天气温偏高，一直没有低过 -10℃，这样，阳气的潜藏不够，来春阳气的升发也就会乏力，可能早春忽冷忽热的气候会持续较长的时间，这对生命在早春的萌发是不利的，也就有可能到了夏季生长不茂盛，年景也就会差些了。

这样的气候，对我们身体的影响也是巨大的。体内阳气在春日升发，毛窍散开，如果天气忽冷忽热，体内阳气忽升忽降，毛窍忽开忽合，一切处于一种凌乱状态中，可以想见这时身体是最容易发生问题的了。

诗曰：

> 春打五九尾，气乖残蓓蕾。
> 不变应万变，善捂无后悔。

注：春捂秋冻。

2017 年 2 月 5 日 20:34:19

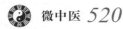 微中医 *520*

春夏秋冬悟中医 41. 立春第四天，六九第三天

多云，北风 2 级，-4~3℃

这几天一直北风，傍晚风大了些，有四五级的样子，时间不长，就感觉到了凛冽的寒气，比昨天、前天是冷得多了。

北风属阴，南风属阳；北风送寒冷，南风送温暖。在早春时候，就是这个南风和北风的较量，阳和阴的较量。

随着太阳的回归，大地必然是渐渐回暖，蛰伏的生命也开始苏醒，我们的身体中潜藏的阳气也开始向外升发。但这个时候又是乍暖还寒的时候，稚嫩的阳气是不耐寒流的，所以，要"捂"。

就如家里的梅花，花开过，在温暖的室内，慢慢地冒出嫩芽。如果这时候将它们搬出室外，明天是注定了的萎蔫。在室内，它们的阳气升发得太过了，因为太过，所以稚嫩；因为稚嫩，所以不耐寒冷。

看看一直活在室外的松柏吧，这个天里它们是不为所动的，必到真正温暖了，它们才舒展开自己的枝条。

我们也要学习室外的松柏，等雨水、惊蛰过后，阳气大盛之时，才是我们舒展肢体，活跃气血的时候，让潜藏了一个冬天的阳气推动我们去过一个烂漫的夏天吧。

诗曰：

> 乍暖还寒难将息，
> 易安早有凄凉诗。
> 且耐初春无定性，
> 惊蛰过后发新枝。

2017 年 2 月 6 日 21:01:55

微中医 *521*

春夏秋冬悟中医 42. 立春第六天，六九第五天

多云，北风 3~4 级，-6~3℃

春天里，草木萌发，蛰虫始鸣，到处是舒发外展、积极向上的气息。

我们身体内的阳气经过一个冬天的潜藏，也在春天里向外升发。阳气的升发，也带动了五脏六腑功能的变化。

最喜欢春天的脏腑是肝。肝主疏泄，性喜条达而恶抑郁。肝的功能特点如同春气，也是舒发外展的。所以，春天里要有好的心情，放下一切的不愉快，经常到大自然中去感受春天，让我们的身体同大自然众生一起舒展，一起歌唱。这样，肝气舒展，气血调和，冬日里凝结的一些痰湿瘀浊，也会随之流通起来，不会演变为恶疾。

《素问·四气调神大论》云："春三月，此谓发陈，天地俱生，万物以荣，夜卧早起，广步于庭，被发缓形，以使志生。生而勿杀，予而勿夺，赏而勿罚。此春气之应，养生之道也。逆之则伤肝，夏为寒变，奉长者少。"

逆了春气，气血不和，脏腑不调，至夏无长化之资，秋无收获之得，冬无闭藏之精。正所谓"一年之计在于春"啊！

诗曰：

> 一年之计在于春，
> 气血调和强身心。
> 肝气舒展无郁结，
> 夏长秋收福报深。

2017 年 2 月 8 日 21:11:49

微中医 *522*

春夏秋冬悟中医 43. 立春第七天，六九第六天

晴，北风 4~5 级，-6~1℃

今天北风大了些，气温下降，傍晚冷得很。刚看到一个段子说："冬天和春天在谈恋爱呢，冬天走了，又回来了；春天来了，又走了，互相恋恋不舍的，弄得天气这么忽冷忽热的，明天不知道穿什么衣服好了。"

这个不要犹豫，还是穿冬天的衣服吧。冬天要走，恋恋不舍；春天要来，犹犹豫豫。走的不利落，来的不坚定，大地的生命只有抱定一个主意，热恋期间的话是最不靠谱的。

最不喜欢这种天气的，是我们的肺。肺主气，司呼吸，呼吸之间，与大气相通，大气的寒热温凉，肺最先感知；肺又为娇脏，不耐寒热，所以这种忽冷忽热的天气，最容易伤肺。寒冷的空气从鼻腔入肺，又直接触及皮肤，寒气触及皮肤，那一身的"鸡皮疙瘩"，就是肌肤对寒气的防御，把毛孔闭锁起来，以防寒气的深入。

但常有身体虚弱之人，一点寒气即可令其受伤；也有减衣过早之人，没有了外层衣物的保护，身体为寒气所伤。这段时间，我们见到的感冒患者还少吗？

诗曰：

冬春缠绵去复来，

寒气透衣入胸怀。

热恋呓语休轻信，

春捂坐稳钓鱼台。

2017 年 2 月 9 日 21:15:26

微中医 *523*

春夏秋冬悟中医 44. 立春第八天，六九第七天

晴，北风 3~4 级，-5~1℃

我们的脾也不是很喜欢春天，最明显的一个现象就是"春困"。

脾主运化，为我们全身"气血生化之源""后天之本"。饮食水谷，进入胃中，由脾化生为气血，滋养全身，推动全身的各种生理功能。脾的作用，脾的性格，犹如一位和蔼的老母亲，亲切、温良、宽容，她在我们全身的生理功能和各种病理变化中无处不在。

春天里阳气升发，各种生理机能开始旺盛，所需气血营养自然增加。老母亲陡然增加了工作量，体力未免有些跟不上，有些捉襟见肘。于是，她老人家只能"好钢用在刀刃上"。哪是"刀刃"呢？自然是脏腑功能。于是，供给四肢的气血减少了些。所以，春天里，我们有些乏力，浑身软绵绵的。

我们要体谅老人家，操持一个家不容易。我们应该精神舒畅而平和，饮食富有营养而易消化，运动柔和而不过于激烈，睡眠充足而不熬夜。这样，老母亲才会调度有方，分配合理，让我们安然度过这个寒温交替的初春。

诗曰：

老母贤惠善持家，
开门油盐酱醋茶。
和合共济度春困，
夏来遍地是繁花。

2017 年 2 月 10 日 21:29:45

微中医 *524*

春夏秋冬悟中医 45. 立春第十天，六九第九天

晴，南风，2 级，−1~11℃

今天微微的南风吹来，送来温暖的阳气，气温明显升高了。寒冷的阴气在逐步退缩，已经朝不保夕了。明天七九了，"六九七九，沿河看柳"，随着阳气的增强，大地上植物体内的水气开始流动，远远望去还看不出变化，还是冬天枯冷的样子，走近了看，杨树、柳树的肤色已经开始发青了。

推动植物体内水汽流动的是阳气，是温暖，太阳是所有植物的心脏。我们身体内也有太阳，那就是心脏。我们的心脏随着天地间阳气的增强而功能增强，将沉潜一冬的阳气发布到全身。

心是喜欢春天的。心主神志，主血脉。人的神志是要舒展的，血脉是要流动的。无论舒展和流动，都需要阳气的推动。阳气旺盛的时候，看看大地上澎湃的江河吧，看看疯长的植物枝叶吧，看看所有怒放的花朵吧，这一切都是拜太阳所赐。

但是，冷静些，记住这还是初春。阴气并没有完全举手投降，它随时还可能反扑回来。对于初发的尚娇嫩的阳气，这是极有杀伤力的。

这几天，内耳眩晕的病人多见。这个内耳眩晕，在初春多发，是因为体内素有郁热，适逢阳气升发，邪热上犯所致。中药治这个病，有很好的效果，常用药物：葛根 30~90 克，半夏 10 克（呕吐严重者可重用），茯苓 30 克，泽泻 12 克，白菊花 12 克。若呕吐严重，甚至饮入即吐者，可令病人小口呷服。

诗曰：

六九七九沿河柳，

南风吹来各抖擞。

还须谨防早春寒，

弱阳更得慎护守。

2017 年 2 月 12 日 21:21:53

微中医 *525*

春夏秋冬悟中医 46. 立春第十一天，七九第一天

多云，南风，2~3 级，-4~12℃

我们在春天里说脏腑，最后一个是肾。

其实，肾是喜欢春天的。肾主藏精，主生殖发育，是我们一身的根本。这个根本，依然需要阳气的温煦，阳气的推动。

我们说阳气冬日闭藏，藏到哪里去了？是藏到肾中去了。冬日里，阳气闭藏到肾，肾主封藏。把我们的阳气在肾中收藏，就好像家里的钱收存到银行，家里的老太太或老太爷，把存折放在最严密的地方一样。

但是，存折里的钱不是用来长期存放的。开春了，各种事项，都要用钱。于是，存折里的钱，转化为化肥、农药、种子，等等。

春天了，阳气升发，我们的身体也需要各种开支。气血的流通，脏腑功能的活跃，都需要阳气的支持。肾是一身阳气的根本，所以，在春天里，肾是很辛苦的，需要大家的支持，大家的理解。如果有人不体谅肾的辛苦，只是一味地提出自己的需求，那么，这个家庭就有些麻烦了。

诗曰：

春来百废待兴，
家和万事成功。
倘使各顾自人，
颓败意料之中。

2017 年 2 月 13 日 22:07:27

微中医 *526*

春夏秋冬悟中医 47. 立春第十二天，七九第二天

多云，南风 3~4 级，2~10℃

有朋友说，这几天的《微中医》话题相同，差不多。是啊，我们今年的《微中医》就是个春夏秋冬，现在春天，也就只能说春天的话，不着急，慢慢地，说着话夏天就到了。

以后几天，我们将讨论在春天里容易复发或加重的几种常见病。我首先想到了高血压病。

2015 年的《微中医》第 24、25、26 三期，已经把高血压病说得很详细，不再做过多的重复，今天主要说高血压病与春天的关系。

除了遗传因素，高血压病的基本病机就是一个"堵"。什么"堵"？气、火、风、痰湿、瘀。

我们的血管系统是一个完整的、密闭的管道。血液在其中流动，依靠着气的推动、固摄，既能上下周流不滞，又不溢出脉外。就好比一个轮胎，既有适当的压力，支撑着车体，又没有爆胎的可能。

但是，在脏腑功能失常后，体内产生一些郁气、邪热（火）、邪风、痰浊水湿、瘀血，进入脉中，"堵"住了正常血液的流通，使这个密闭的管道内压力增加，这就是高血压病了。

一个轮胎，必须有一定的气压，但是，如果像有一年春晚的一个小品里演的，给轮胎充气的时候，光顾着聊天，手不停地打气，结果就"砰"地爆了。

诗曰：

> 万事张弛皆有度，
> 循环往来依定数。
> 不知节止贪不休，
> 患及祸至神难助。

2017 年 2 月 14 日 21:20:58

微中医 *527*

春夏秋冬悟中医 48. 立春第十三天，七九第三天

晴，南风 4~5 级，6~17℃

今天气温升得有点猛，从 10℃升到 17℃。17℃已经是个比较宜人的温度了，只是这种突然的升温，还是让人有点不适应，尤其是平素有慢性胆囊炎的人。

胆在我们的身体里内附于肝，所贮藏的胆汁为肝之余气所化，它在我们对饮食水谷的消化吸收中有着重要的作用。

胆又"主决断"，优柔寡断的人胆气弱，刚强直烈的人胆气强。我们常说某人胆大，某人胆小，就是这个意思。当年在长坂坡被张飞一声断喝，吓得从马上跌落下来的两个人，都是被"吓破了胆"。

平素抑郁不展，情志不畅的人往往胆囊也不好，往往时有口苦，胸胁胀满，背疼，生气着急时加重。春天阳气升发，肝气舒展，而胆气却被湿热等邪气压制，欲随肝气伸展而不得，于是正邪相激，本来还平稳的胆囊炎，在这个时候加重。

有这类情况的人，宜在不舒服发生前及早应用些疏肝利胆的药物，如道遥丸、柴胡疏肝散等，中药可用柴胡 12 克，黄芩 15 克，白术 12 克，郁金 10 克，茵陈 15 克，茯苓 15 克，桂枝 10 克，炒白芍 15 克，生姜 3 片，大枣 3 枚，水煎服，连服一周左右。

对了，再过几天，应春而生，极得春日升发之气的茵陈就出土了，不论有无胆囊炎，都可以采摘来，洗净，加大枣数枚，煮水代茶饮，在这个春天里，有很好的疏肝升阳，利胆除湿的作用。

诗曰：

> 茵陈早发应春生，
> 娇柔羞涩和风中。
> 最得初春升发气，
> 疏肝利胆有殊功。

2017 年 2 月 15 日 21:30:22

微中医 *528*

春夏秋冬悟中医 49. 立春第十四天，七九第四天

多云转阴，南风转北风，4~5级，-1~17℃

持续几天的南风，使气温上升不少。北风不甘心，今天下午鼓了鼓劲，反扑回来。于是，下午到傍晚，寒冷的北风卷起漫天的尘土，到处是飘零的枯叶和各种塑料袋，天也阴了下来，气温也降下来好几度。

早春的天气，就是这样，如精神不正常的人，一会儿号啕大哭，一会儿仰天大笑；或不避亲疏，胡言乱语；或不知羞耻，赤身露体。

精神不正常的病，中医称为癫狂。癫，又称文痴；狂，又称武痴。文痴多见独言独语，或默默不语，表情呆滞麻木；武痴多见打人毁物，逾墙上房，狂言骂詈，不知羞耻，不避亲疏。

癫狂，都与心肝有关。心主神志，肝主疏泄。痰浊或邪热扰乱心神，郁阻肝气，就会发生癫狂。

春日阳气升发，容易引发心火或肝火，素日心火盛、肝火盛的人，或过往有癫狂旧疾的，多在春日复发，正在患病的也会加重。因此，春天里舒畅肝气，既要让升发的阳气得到充分的升发，又不能引发旧疾，须警惕旧病复发。

茵陈、菊花、蒲公英、紫花地丁一类在早春生长的植物，既得春日升发之气，又性寒凉，故能舒展肝气，清退邪热，可入药，可饵食，堪称物美价廉。

春日里，多到大自然中去，在大自然的怀抱里跑跳、放歌、嬉笑，她老人家不会批评你，也不会给你唱赞歌，也不给你灌各种心灵鸡汤，她只是默默而关切地看着你，当你发泄出了一切郁结，舒展了肝气，强壮了心志，她会送你下山，送你回家。

诗曰：

自然母亲怀抱宽，任尔喜怒与狂癫。

除却全身烦和恼，再回人间走一番。

2017 年 2 月 16 日 21:33:47

微中医 *529*

春夏秋冬悟中医 50. 立春第十五天，七九第五天

晴，北风，3~4 级，-3~5℃

癫狂是精神情志异常中比较严重的疾病。现在临床最常见的，还是那些每天都在紧张、焦虑、不安中度过的一部分人，他们所患的就是抑郁症（关于抑郁症我在《微中医》的第 84~88 期做过详细的讨论）。

现在的抑郁症患者是明显增多了，各种各样的抑郁，有的为工作，有的为生活，有的为情感，有的为健康。前几天来过一位病人，血小板减少，比正常值低些，没有出血，即使是刷牙，也很少牙龈出血。但他自从查出这个结果，就没有轻松过，在网上查阅过大量资料，也去书店翻阅有关书籍，也去外地医院找过专家。他唯一担心的就是，自己血小板低，会不会有一天突然脑出血。这在正常人看来是太小心了，但他自己是认真的。

抑郁的根本原因是心志不强，肝气郁结。某种思虑，某种不满，某种担心，总是一些痛苦，一些不愉快，一些不满足，萦绕于心，挥之不去，不招也来，致令气机郁滞，肝气不舒。进一步导致血行不畅，水行不利，血瘀、水湿、痰浊生焉。春天里，这些病邪是会严重阻碍阳气的升发的。

强心志、舒肝气的最好方法是到大自然中去，昨天说过了。必要的时候，辅以中药治疗是有效的，逍遥丸、舒肝和胃丸、四消丸等中成药，都有良效，轻证可愈；若证重，请让中医望闻问切，明辨阴阳，处方用药。

诗曰：

才下眉头上心头，

多少忧虑多少愁！

鲍鱼之肆不知臭，

芝兰室中香悠悠。

2017 年 2 月 17 日 21:09:11

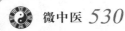 微中医 *530*

春夏秋冬悟中医 51. 雨水第一天，七九第六天

晴，北风 4~5 级，3~13℃

话说北风和南风，各代表着阴阳二气，自去年冬至开始，展开了拉锯战。南风，是攻方，总以攻为主，瞅着对方薄弱的地方，出其不意，攻其不备，把南风的旗帜插在城头；北风，是守方，不会将自己的地盘拱手相让，东堵西挡，但毕竟是末路英雄，狼狈不堪，顾此失彼。

于是，南风凭借太阳这个强大的后盾，步步紧逼，将北风压到了城角一隅。

节气来到了雨水。

水在天地之间蒸腾变化，或雨，或雾，或霜，或雪，全在阴阳。阳胜则雨，阴胜则雪。自去冬以来，寒露、霜降、立冬、小雪、大雪、冬至、小寒、大寒，是阴盛而阳衰，阴气日盛而阳气日衰；至冬至一阳生，虽有小寒大寒，至立春，阴气日衰而阳气日盛。到今日，阴气衰势已定，阳气主宰成为定局，于是，雨水至焉。

切莫大意！大地的生命在经历了千万年的春夏秋冬之后，懂得在雨水节气还不是大意的时候。只有到了惊蛰，在阳气确实占了上风的时候，蟋蟀才开始唱歌，蚯蚓才会伸个懒腰，睁开蒙眬的双眼。

诗曰：

> 经秋历冬蟋蟀藏，
> 不知原野雪茫茫。
> 春来雨水惊蛰后，
> 遍地虫豸歌声扬。

2017 年 2 月 18 日 20:56:18

微中医 *531*

春夏秋冬悟中医 52. 雨水第二天，七九第七天

多云，北风，4~5级，3~17℃

今天早起，北风强势。至傍晚，风势略减。

风之为物，大气流动也。天地间的大气，为什么会流动？是因为有一个压力差。这个压力差是如何产生的？根本的一点，或者说是唯一的一点，就是温度差。

比如，高温属阳，低温属阴。阳性升发，向上向外；阴性内敛，向下向内。就是这个温度的差别，形成阴阳的交争，于是就产生了风。

在大自然中，风的作用是极为巨大的。不论南风、北风、东风、西风，风是流通，风是交流。正因为这个流通，这个交流，使得大地处于一种整体的平衡之中，彼南方之热，借风北向；北方之寒，借风南行。南北交流，热者不至热无止境而燥热不已；寒者不至寒不竭止而冰寒无度。

就是这样，南北交融，东西流通，我们的大地上才生机盎然，百花盛开。即使是极端的南极和北极，虽然有长昼和长夜，但在春秋，也是有灿烂的生命之花开放的。

风，六气之一，六淫之首。性属阳，流动不居，其性开泄。

"风为百病之长"。

诗曰：

> 阴阳交争生成风，
> 寒温高下变流通。
> 携来大地百花开，
> 万紫千红夏秋冬。

2017 年 2 月 19 日 21:33:58

微中医 *532*

春夏秋冬悟中医 53. 雨水第三天，七九第八天

多云，北风 3~4 级，-4~2℃

降温！降温！任何对立双方，没有哪一方是自动退出的。在南风（阳气）的进攻面前，北风（阴气）又一次反扑，明天会更冷。

今天北风，风力 3~4 级，早起的时候，风力大些。阴阳交错，高下相争，于是有风。

风为春季主气，因为春季是阴阳（寒温）变化最剧烈的时候，所以，春季多风。四季皆有风。大自然南北东西，春夏秋冬，气候的变化，依靠风的流动而发生。如果没有风，热的地方越来越热，冷的地方越来越冷，最后，寒温格拒，水火不容，这个世界就是没有生命的死亡之地了。

风为百病之首，性属阳邪。风无处不到，无时不有，所以，六淫邪气伤人，多是风寒、风湿、风热、风温、风燥、暑风。

风邪伤人，易袭阳位。头面、肌表是人身阳位。这些日子，随着阳气的升发，上焦火盛的病人偏多，头痛、耳鸣、目干目赤、咽喉肿痛、咳嗽、皮肤瘙痒、风疹，等等，多是风邪与邪热相合，风性善动，火邪上炎。因此，春季多发头面、肌表疾病。

春日多风，多热，唯有有风有热，生命才会生发，才会有繁茂的夏季。然而，必须有水才有生发，没有水一切都会在风、热中枯萎。而风能胜湿，热能耗津。所以，春季里水是最重要的。因此，治风，清热，不离养阴，多用麦冬、生地黄、葛根、石膏等。

诗曰：

才觉温和小阳春，
寒气北来雪深深。
南风无奈暂退却，
锋芒过后总翻身。

注：今天东北大雪。

2017 年 2 月 20 日 21:36:38

微中医 *533*

春夏秋冬悟中医 54. 雨水第四天，七九第九天

阴，北风，3~4 级，-2~2℃

据天气预报说，今天有大雪，可到现在也没下下来。不知晚些时候怎么样？

回故乡 20 余年，深切地感到，临朐真是个好地方。山清水秀，四季分明，极少见到极端天气。

还是回来说风吧。风为阳邪，其性开泄。开泄，是开放、宣泄。春风，吹开寒冰，吹绿大地；夏风，吹开百花，吹出硕果；秋风，吹出收获，吹去喧嚣；冬天的风，没有开泄，没有发散，只是吹出漫天大雪，吹出遍野冰封，于蛰封中孕育着生发。

风邪伤人，也具开泄之性。邪伤肌表，使毛孔开放，见发热汗出；邪伤经络，见肢体疼痛、麻木，游走而不定；邪伤脑窍，见神志昏迷，手撒遗尿；邪伤脾胃，见肠鸣腹泻。

风性又善动而数变。风善动而不居，变化迅捷。风邪伤人，行无定处。如风寒、风湿痹阻经络，往往是游走不定；风伤肌肤，皮肤瘙痒，起皮疹，可以是随起随消。又以其善行，所以数变。数变，变化快也。风热、风温，伤人最易传变，上午发热，至中午就可能出现神志昏迷，肢体抽搐了。

自然界四季有风，无风不成四季；我们身体内外表里亦有风，无风不成生命。

诗曰：

风性开泄动不居，
调和寒温挥雪雨。
若无流通遍天下，
何来百花满光宇？

2017 年 2 月 21 日 21:00:10

微中医 *534*

春夏秋冬悟中医 55. 雨水第五天，八九第一天

阴转多云，北风，3~4 级，-4~2℃

昨晚写《微中医》的时候，还没有雪，写完发出去，有朋友说下雪啦，往窗外一看，果然，春雪飘飘，路灯下纷纷扬扬，地上积雪已有寸许。

好雪啊！震慑了浮躁的春阳，清洁了多尘的空气，杀灭了前几天趁春阳回升而嚣张的各种病原菌，也杀灭了许多的植物病虫。最重要的，是为春回而生发的生命准备了必需的水。

只是小了点。

这是南风和北风的事，它们既对立又依存，拨弄着寒温，拨弄着生命。

昨天最后说，自然界四季有风，无风不成四季；我们身体表里内外亦有风，无风不成生命。

这个自然界的风，我想，就是《道德经》里说的那个"恍兮惚兮，寂兮寥兮，窈兮冥兮"的道吧？是这个道，无处不在，无时不在，无事不在，生成万物，又忽而巨大充斥天地，也忽而渺微不见踪迹。

也许还是《黄帝内经》"太虚寥廓，肇基化元，万物资始，五运终天，布气真灵，揔（总）统坤元，九星悬朗，七曜周旋，曰阴曰阳，曰柔曰刚，幽显既位，寒暑弛张，生生化化，品物咸章"中的"气"吧？这个"气"，如同"道"一样，存乎天地间，总统大地，生成寒暑，生成万物，使"品物咸章"。

不论古人把这个"气"或"道"说得多么深奥不可捉摸，多么神秘不可猜测，其实，就是地球每年绕太阳旋转的远近形成的寒温变化，并由此形成的一个"风"而已！

是风，交通南北，调和寒温，统摄四季；是风，翻卷上下，播云布雨，流通水气。有了阳光的照射，有了寒温的往复，有了水的滋润，就有了地球上的万千生命，就有了地球上的百花盛开，就有了各种生命的生长壮老已，就有了人类繁衍生息的一代又一代。

　　诸位想想，是不是这样？事情本来没有那么复杂，中医本来更没那么复杂，是后人把简单的事情复杂化了。

　　如果能这样从根源上去认识自然，再由对自然的认识去认识我们自身，一切将会非常简单，中医也非常简单。

　　诗曰：

太阳远近成寒温，

寒温往来定冬春。

冬春交替育万物，

万物风中化乾坤。

2017 年 2 月 22 日 21:43:43

微中医 *535*

春夏秋冬悟中医 56. 雨水第六天，八九第二天

晴，南风，3~4级，−4~6℃

真的，一切都很简单。就是我们的身体，说来五脏六腑，表里内外，好像很复杂，其实也很简单。

大地有一丸红日，人身有一息真阳。大地依靠这一丸红日，生寒暑往来，生春夏秋冬；人身依靠这一息真阳，生升降出入，生生长老已。这一息真阳，便是肾中精气。

肾中精气，来自父母，又有后天水谷的滋养。大地有寒温，寒温生风；人身有精气，精气生肉身。我们这个肉身，也是有寒温的。其温，是肾中精气为本，后天水谷为养，维持着我们身体的恒温。其寒，是我们这具肉身，如果没有精气的推动，如果没有后天水谷的滋养，这具肉身是不会维持这持久的恒温的。有了这个寒温，就有了我们身体的风。

在正常情况下，我们身体里的风，是推动、温煦、控摄各种生命活动的"气"。如同大自然里的"气"，无处不在，无时不在，而又无形迹可察。

俗语说"人活一口气"，大约就是这个气吧。有这口气在，就有一切生命活动，喜怒哀乐，忧思悲恐；这口气消，则一切归于无。

诗曰：

> 丹田三寸元气在，
> 喜怒哀乐随心生。
> 一点真阳消散了，
> 此身还归天地中。

2017 年 2 月 23 日 21:46:48

微中医 *536*

春夏秋冬悟中医 57. 雨水第七天，八九第三天

晴，南风，3~4 级，-2~12℃

肾中精气，是我们生命的根本，既生之后，五脏六腑，又各自有各自的功能，这些功能，也是"气"，如肾气、脾气、肝气、胃气、肺气、心气等。这是各个脏腑在肾中精气的统领之下各自的生理功能。

这些各种的"气"，是正常的生理状态，我们称之为"气"，而不称之为"风"。"风"，是各种脏腑功能异常，发生非正常流动的时候，便是"风"。这些"风"我们统称之"内风"。这是有别于自然界的六淫邪气的"内风"，是脏腑功能失调所致，是"气"的流动异常，给身体带来伤害的时候，便是邪气，便是"内风"了。

"内风"，多与肝有关，所以多称为肝风内动。凡在疾病的发生发展过程中，因为阳盛或阴虚不能制阳，而阳性主动，见到动摇、眩晕、抽搐、震颤等动摇不定、流动不居的，就是风气内动的表现。

就好比家里的某一个成员，正常情况下，和大家一起过日子，没有什么异常表现。但如果他受外人诱惑，渐渐发生和这个家庭不和谐的举动，使这个家庭发生危机，内部不和，甚至吵闹不休的时候，这就是家庭的"内风"。

诗曰：

家和万事兴，
失和生内风。
内风处处审，
忧怒悲恐惊。

2017 年 2 月 24 日 21:03:25

微中医 *537*

春夏秋冬悟中医 58. 雨水第九天，八九第五天

晴，南风 3~4 级，2~13℃

内风，常见到的，有肝阳化风，阴虚风动，血虚生风，热极生风这么几种。

肝阳化风，从字面上解，是肝的阳气化生的风。这个肝阳如何会化风呢？这还要从阴阳二者的关系说起。阴阳互相依赖又互相对立，没有阴就没有阳，没有阳也就没有阴。阴阳在一种动态的平衡之中，维持着我们身体各种正常的生理活动。

长期情志不舒，或压抑，或暴躁，操劳过度，思虑过度，等等，这些都会耗伤肝血，进一步耗伤肝肾阴精。肝肾阴虚了，阳气就会相对有余，这个有余的阳气没有了阴精的涵养和约束，于是就妄行妄动，这就是风，就是肝阳所化的内风。这种内风的妄行妄动，轻者见筋脉拘挛，肢体动摇，严重的出现眩晕昏仆，口眼㖞斜，半身不遂。

阴虚风动，多见于热病后期，因为高热，大量消耗了身体的阴津，阴津不足，同样也是阳气有余，但不同于上面的情况，大病之后，整体虚弱，所以，这个阳气有余是无力的，只见筋脉、肌肉不自主的抽动，手足也是这样。

血虚生风，多见于大失血之后，或脾胃虚弱，气血生成不足，血虚不能濡养筋脉，而出现肌肤麻木，筋肉跳动，手足拘挛不能屈伸。

以上三种内风，其基本原因相同，但形成的过程、表现的部位程度不同，有急有缓，都是身体正常的"气"的不正常流动。

诗曰：

> 阴阳相守相平衡，
> 脏腑各自逞英雄。
> 阴虚血弱无所恋，
> 虚阳妄行乱神明。

2017 年 2 月 26 日 21:12:39

微中医 *538*

春夏秋冬悟中医 59. 雨水第十天，八九第六天

晴，南风，3~4级，6~15℃

昨天有位朋友看过了《微中医》，说是不是今天讨论热极生风？不错，今天我们就说说这个"热极生风"。

前面我们反复说过，自然界的风是寒热相激所生，我们身体内的风亦是如此。昨天说过的那些，肝阳化风，阴虚风动，血虚生风，是阴的不足，阳相对有余，阳有余就是热，虚热，虚热生虚风。

今天的热极生风，是实热。这个实热，多是感受外界风热、温热邪气，或是风寒邪气入里化热。也有体内郁热过重，热极生风。这种风，是大热盛极，阳热亢盛化而为风，风热相合，伤津耗液，筋脉失去津液濡养滋润，从而出现惊厥、抽搐、角弓反张、鼻翼扇动、目睛上视，甚至神志昏乱，妄言妄语。

不论虚实，内风皆由热生。阴虚阳亢则生虚风，阳热亢盛则生实风。虚风风势柔弱，实风风势刚强。

夏天里，阳热炽盛，太平洋生成热带气旋，那是台风、飓风，风势之狂烈，骇人听闻；祖坟前，燃烧的纸钱，形成向上的气流，引动周围的冷空气，出现一个细小的、旋生旋灭的小旋风，这是自然之风。内外不同，强弱不一，而理则一也。

诗曰：

> 祭祖纸钱焰腾腾，
> 一片真心敬亡灵。
> 旋风不是亲人至，
> 寒热相激风生成。

2017 年 2 月 27 日 21:42:15

微中医 *539*

春夏秋冬悟中医 60. 雨水第十一天，八九第七天

晴，南风，4~5级，2~17℃

春天多风，自然界是，我们的体内也是。自然界是外风，体内是内风。

内风，不论虚实，最多见的症状是各种动摇、震颤、抽搐。为什么会这样呢？因为筋脉失去了津液的滋润。津液哪里去了？被风气吹跑了。

洗一件衣服，放在不通风的阳台上，和放在通风的户外，干燥的速度是大不相同的。为什么？因为风能胜湿。大自然中，沙漠中风大、水少。田野里，雨后的水洼，即使是阴天，只要有风，也会很快干燥的。

体内的内风，也能"胜湿"，它会大量消耗津液，出现各种干燥症状。口干、鼻干、眼干，筋脉没有了津液的滋润，不能屈伸，出现了上面说的动摇等症状。

这是自然的本性。春天治疗各种病证时，只要不是明显的湿气壅盛，诸如感冒、咳嗽、胆囊炎、胃炎等，都要注意滋阴药如葛根、石斛、麦冬、生地黄、沙参、百合等的应用。

还有一个更重要的问题，春季用药的养阴，对于阳气的升发，是非常重要的。试看田野里，随着气温的上升，各种植物开始发芽。植物的发芽，除了气温，水是最重要的，如果只有温度而没有或缺乏水分，植物只有望"阳"兴叹，发不了芽，或者发一个猥琐细小的弱芽。

吃药的人用养阴药，不吃药的人怎么办？简单至极，多喝水啊，让阳气在水津的滋润中勇敢地升发起来。

诗曰：

春来百草生新芽，一九丽日阳气加。

还得大地水气足，才有遍野开鲜花。

2017 年 2 月 28 日 21:20:24

微中医 *540*

春夏秋冬悟中医 61. 雨水第十三天，八九第九天

晴，南风，3~4级，2~12℃

前几天一直南风，昨天转北风，于是，气温下来了。今天又是南风，气温又开始回升了。这些日子，北风虽不甘心失败，但仍在节节败退，在败退中积蓄些力量，反击一下子，也只不过是强弩之末，刷刷存在罢了。南风正以不可阻挡的气势奔涌而来。

立春之后，是雨水，今天是雨水第十三天。这个节气里雨水不多，只有前几天的那场雪。如果这时候下一场透地雨，是再好不过了。

所谓"春雨贵如油"啊，为什么？上面说过，春天里百草萌生，只有温度，没有水是不行的。你把几粒种子放在太阳底下晒几天，看能发芽不？所以，春天必须有雨水。

我们的身体，在春天里阳气升发，也必须有足够的水，水火既济，火不亢热，水不寒凉，这样才有勃勃生机。知道为什么春天的人容易上火吗？很简单，就是缺了水。尤其是在感冒后，寒邪入里化热，与旧有的邪热相合，耗伤人体津液，就会出现各种上火表现。这时候，解救的最好办法就是喝足够的水。

我在门诊经常跟大家讨论这个问题。事实上，一般的感冒，单凭充足的饮水和充分的休息，三天左右就可以自愈了，不需要吃那么多药，更不需要去挂吊瓶。充足的饮水，是以水制火，使火不亢烈；充分的休息是给机体自愈的机会。太多的人一旦感冒，先去挂上吊瓶，然后拔下针来就去忙，身体得不到充足的水分补充和充分的休息，没有自愈的机会，所以，一场感冒十几天不愈就很正常了。

诗曰：

火能温煦水不寒，
水可制火火不炎。
阴阳乖违两相害，
水火既济得丰年。

2017 年 3 月 2 日 20:58:08

微中医 *541*

春夏秋冬悟中医 62. 雨水第十四天，九九第一天

晴，南风 3~4 级，1~15℃

今天，九九的第一天了。"七九河开，八九雁来；九九加一九，耕牛遍地走"。虽然北风和南风还在不停地较量，但太阳送给大地的热量，已经足以化开冰冻的土地，是春耕开始的时候了，耕牛下田，农民又开始了一年的劳作。

但是，还有一句农谚："清明断雪，谷雨断霜。"这个意思很明白啊，清明后才没有雪下，谷雨后才没有霜落。大约是十年前左右吧，记不清了，清明后下了一场雪，几乎所有的花蕾、各种嫩芽，全都冻了，桃、杏、李等早春开花的几乎绝产。

后天惊蛰，到清明还有一个月，中间隔了个春分。春分是阴阳各半，白天黑夜一样长的时候。但是，阴阳各半不等于不冷不热，而是还有南风和北风的较量，如果北风实力还大，那么，清明前后还是可以有雪的。

所以，还是不可大意，不可贸然脱去冬装。因为阳气的升发，我们身体的毛孔已经打开，但身体抗寒的能力还是有些弱，这个时候突然受到寒风的侵袭，如同家里大门洞开，坏人还是能长驱直入，直进厅堂的。

诗曰：

> 九九土地润如酥，
> 送饭地头俏村姑。
> 时代变化大矣哉，
> 大棚四季有鲜蔬。

2017 年 3 月 3 日 21:34:28

微中医 *542*

春夏秋冬悟中医 63. 惊蛰第一天，九九第三天

晴间多云，北风 3~4 级，-3~6℃

今天惊蛰，二十四节气的第三个。天气日暖，春雷发动，惊醒了土地中冬眠蛰伏的生命。

真的是惊蛰了耶！昨天上午自己洗车，翩翩然飞来一只蝴蝶，绕着我的车转了又转，最后竟然落在车上不走了；然后又是一只蜜蜂，直接飞到我的裤腿上，缠绵了许久才离开。

也许这只蝴蝶，这只蜜蜂知道我在写《微中医》，特地跑来给我送信的？也许是它们期盼我把它们写进我的《微中医》里？于是，我不仅把它们写进了《微中医》，还把它们的玉照发在了《微中医》里，也长久保存在了手机里。

那只蝴蝶，那只蜜蜂，飞舞的远不是春天那样的飘逸，还带着一些对冬天的胆怯。我不知道它们在哪里度过的这个冬天。真棒！要知道一个冬天要冻死多少弱小的生命。

大自然造物，无法诉说，只能景仰。前几天在中央电视台《探索发现》节目看到一种北极毛毛虫，和我们这里夏秋天的毛毛虫完全一样，只是它每年的活动期只有几十天，其他的时间都在冬眠中，而且它的冬眠是真正的冬眠，是在冰雪中彻底冻透了，冻成冰块的冬眠。然而，在短暂的夏天，它还是苏醒过来，吃几口草叶，然后再次冬眠，这样反复十四年！是十四年！在第十四年的夏天里结茧成蛹，然后化蝶。多么的神奇啊！它哪来的那么强大的抗寒能力？当然，是大自然赋予它的。

大自然没有赋予我们人类这种能力，但赋予了我们其他的各种能力。在仲春里，虽然乍暖还寒，但北风已经力衰神疲，不会有大的作为了，让我们也如这只蝴蝶，这只蜜蜂和毛毛虫，舒畅情志，调和气血，迎接夏天的到来吧！

诗曰：

蛰虫应时舞春风，
浑然忘却那寒冬。
人生眠醒几多回？
但愿秋来有获丰。

2017 年 3 月 5 日 21:08:08

微中医 *543*

春夏秋冬悟中医 64. 惊蛰第二天，九九第四天

晴，北风，3~4级，-3~11℃

惊蛰，大地回春，万千生命体内的气血开始流通，草木萌发，虫兽出蛰。

长江，地处南方，冬天不结冰，这个时候是平和的；而黄河，因为地处北方，冬天结冰，到春天冰层破裂，致河道淤塞，水流不畅，水激冰塞，一路下行而艰难，于是，黄河愤怒，黄河咆哮，出现那惊心动魄的凌汛。

有脂肪肝的人在这个时候多见右胁部胀闷不舒，甚至疼痛，这就是肝之气血的"凌汛"。

肝藏血，也藏精。这些精是水谷所化的精微物质，脾胃运化而来。如果摄入过多，身体不需要那么多，就化为精微储存于肝。可是，如果肝内储存精微过多，又长期不用，就好比仓库里的粮食，久储不用，又缺乏晾晒，于是就霉变、结块、生虫。脂肪肝就是这些精微霉变结块了。

春天气血流通，肝内有大量的霉变结块的精微，流通不动了，所以就胀闷疼痛。

趁着春日大好时光，把仓库里的粮食搬出来晾晒一下吧，能用的用了，暂时用不着的去卖掉，或者送人，不要再在仓库里储存这些不新鲜的粮食了，等到秋后下来新鲜粮食再储存一些吧。

运动是晾晒，是卖粮，是送人；少吃点，减少脂肪摄入，是消耗这些陈粮，给新鲜粮食腾出位置。

脂肪肝日久，是会转化为肝硬化的。所以不可掉以轻心。除了运动，控制饮食，严重的脂肪肝，是需要用中药调理的，常用药物如柴胡、黄芩、丹参、山楂、玉竹、泽泻、三棱、莪术等。

诗曰：

春来黄河易狂躁，为是冰凌阻河道。

待到丽日化淤塞，一路欢歌向海笑。

2017 年 3 月 6 日 21:41:03

微中医 *544*

春夏秋冬悟中医 65. 惊蛰第三天，九九第五天

晴，北风，3~4 级，-3~1℃

春日养肝。昨日我们说了脂肪肝，今天我们开始讨论病毒性肝炎。

病毒性肝炎有许多种，有甲、乙、丙、丁、戊数种，临床最常见的是甲肝和乙肝。

甲肝和乙肝，都是病毒感染所致，甲肝病程短，乙肝病程长。所谓病毒，在我们中医认为，都是一种病邪。这种邪气，性质属温，专侵袭肝脏。凡是邪气一类，总是由外入侵，但所侵部位，也必有内应。

为什么这些病毒专伤肝脏？这是一种特定的程式。就好比过年过节走亲戚，都是有专门的指向，外甥去看姥姥、姥爷，看舅舅，不会随便跑到别人家去的。去别人家，人家也不伺候。肝炎病毒对其他脏器无害，也是这个理儿。

甲肝多见，也容易痊愈，有许多的甲肝患者，感觉就像得了一次感冒，几天的时间，不知不觉，好了，但乙肝就比较麻烦。

诗曰：

春日肝气最宜舒，
但怕邪祟来痹阻。
倘得心底天地宽，
宵小能把肝何如？

2017 年 3 月 7 日 21:50:40

微中医 *545*

春夏秋冬悟中医 66. 惊蛰第四天，九九第六天

晴，北风，3~4 级，1~10℃

甲肝虽是小病，但因其首发多见黄疸，因此，大家还是很紧张的。

其实，甲肝就是湿热邪气侵袭人体，因为是湿热合邪，所以，致病的特点是又湿又热。湿，可见病人身体困重，疲乏无力，食欲减退或不思饮食；热，可见病人有低热、口干、口苦。黄疸是胆汁为湿热熏蒸，发于巩膜、肌肤所致。

这个黄疸，中医有阴黄和阳黄的区别。阴黄是黄色晦暗如烟熏色，病程长，多见于慢性肝病；阳黄是黄色鲜明如橘子皮色，病程较短。甲肝多见阳黄。

甲肝这个外甥很调皮，破坏力不是很大。外甥上门，打不得骂不得，只有好好哄。哄他回了自己家，姥姥、姥爷、舅舅就安稳了。

茵陈蒿汤是利湿退黄的最佳良方。方中茵陈蒿为退黄专药，无论阴黄、阳黄都可应用，尤其适宜于阳黄。栀子清热利湿，退黄；大黄清热解毒，攻下湿热邪气。在这个方中，茵陈蒿和栀子是"哄外甥"的，好说好道，给这个调皮外甥一个出路，让他赶紧回家；大黄则是一个板着脸的大人，起一个威慑作用，不听话？从大门里赶出去！于是，茵陈蒿汤就是这么一个恩威并施的方，对于阳黄、急性甲肝的治疗效果是非常好的。

诗曰：

> 茵陈蒿汤善退黄，
> 栀子大黄配伍良。
> 恩威并施训皮孩，
> 外婆一家得安详。

2017 年 3 月 8 日 20:56:25

微中医 *546*

春夏秋冬悟中医 67. 惊蛰第五天，九九第七天

晴，北风南风相间，3~4 级，0~15℃

今天的风有点乱，早晨是北风，中午下班回家，感觉是西北风，下午上班是南风，下午下了班，又成北风。阴阳的剧烈交争，可谓是你死我活了。

这样的天气，于我们的身体，于肝气舒发是不利的，所以，需要注意避防，尤其是肝不好的人。

乙肝，是个比较复杂的病。如果是单纯的乙肝病毒携带者，肝功能正常，大可不必紧张，但是有人很紧张。往往是越紧张，肝气不舒，反而会引发肝病。只要注意精神轻松愉快，经常进行适当的户外活动，合理的饮食，一般是不会发病的。

如果肝功异常，又有乙肝五项的小三阳或大三阳，那就是乙肝了。早期是急性的，半年后没有痊愈，就是慢性迁延性乙肝。

乙肝病毒是个"坏外甥"，不仅调皮，而且具有很大的破坏性，它会把姥姥家的家具、房屋都毁坏掉。这个"外甥"的性质有些阴，属湿毒邪气，瘀堵肝气，令肝气不舒，出现腹胀，厌食，呕恶，乏力。久之肝气郁结，气滞而血瘀，出现腹大胀满、胁下包块、肌肤甲错、蜘蛛痣、面色黧黑、青筋暴露等。

诗曰：

> 肝气宜疏不宜堵，
> 坏蛋外甥造痛苦。
> 若得不令邪气伤，
> 正气强盛谁敢侮？

2017 年 3 月 9 日 21:14:11

微中医 *547*

春夏秋冬悟中医 68. 惊蛰第六天，九九第八天

晴，南风 3~4 级，5~18℃

乙肝病毒这个"坏小子"，一旦在姥姥家住下了，还真不容易赶走它，多数的乙肝病毒携带者往往是终生的。肝为刚脏，其性暴烈，可是，不知为什么，虽然知道这个"外甥"劣迹斑斑，却依然纵容它的存在。上面说过，这家伙性阴，是种湿毒邪气。湿性缠绵黏滞，以阴柔克刚烈。所以，乙肝病毒能长期存在，肝却无力或不去自行驱除它。

那就只能继续怀柔下去。自身精神的舒展轻松，肝气顺畅，肝血调和，乙肝病毒也只在家待着不搞破坏；如果肝气不舒，肝血不和，或身体正气衰弱，那么，这个家伙就出来搞破坏了。

早期的乙肝治法，多从疏肝健脾，清热利湿着手，药用柴胡、香附、枳壳、苍术、白术、白茯苓、薏苡仁，陈皮、茵陈、郁金、姜黄、牡丹皮、丹参，等等，能使肝功能迅速恢复正常，但乙肝病毒的转阴是不容易的。而且，一些能有抗病毒作用的中药多数性味苦寒，会败坏脾胃，反而会给将来带来许多不利，因此宜少用。

中晚期的乙肝，由气滞而血瘀，水湿壅聚，则扶正祛邪兼顾，视病人体质，或重在扶正，药用黄芪、党参、女贞子、白术、枸杞子、五味子、当归、白茯苓、薏苡仁等；或重在祛邪，活血化瘀，祛湿利水，药用当归、丹参、红花、三棱、莪术、郁金、姜黄、水蛭、土鳖虫、穿山甲之属。

许多年前我曾学习到南京吴志成教授以蚂蚁治疗乙肝的经验，十几年间，我经常应用，证明蚂蚁确有温阳益气，祛风除湿，护肝健脾的功效，在上述方药中配伍应用，能提高疗效。

诗曰：

人生难免邪加身，最忌焦躁神志昏。

不畏不惹和平处，与敌共舞也长春。

2017 年 3 月 10 日 21:12:18

微中医 *548*

春夏秋冬悟中医 69. 惊蛰第八天

多云，北风 4~5 级，0~9℃

　　昨天数过了九九，今天就出九了。出了九，才算是真正的春天，但是，昨天气温到了十八九摄氏度，今天又降到八九摄氏度，明天能到 −2℃，未来几天都是北风。

　　恐怕大家还要继续"捂"一些时候，毕竟还是二月天。年轻人火力大些，也还是要小心，许多时候，年轻时受到的风寒伤害，当时不一定能感觉出来，到老些，身体正气虚弱，震慑不住邪气的时候，毛病就来了。过几天日渐回暖，也不可骤减太多，而且要先从上半身减，待天气确实暖了，再慢慢脱去冬装。

　　年轻时受到的风寒湿邪气，确实能到老来发病，这在门诊是经常见到的。上了年纪，这儿疼那儿疼，看表现是风寒湿，但病人记不清是什么时候受凉受潮了，仔细回忆，想起来年轻的时候，或夏日睡过冰冷的水泥地，或早春下过河，等等。

　　年轻时受了风寒湿邪气，而不发病，这种邪气叫"伏邪"。年轻人气血旺，一点邪气痹阻不住经络，所以这个邪气只好"潜伏"下来，等你身体气血虚的时候，它就能痹阻住气血的流通，也就会出现各种的疼痛。其实更多的时候，是我们当时感受了风寒湿邪气，我们自身的正气会把邪气化解或祛除出去，只是你不知道罢了。我们身体正气是天天在做这样的"好事"，像雷锋一样，做了好事隐姓埋名，不欲人知，"善欲人知，不是真善"。

　　诗曰：

一身正气活雷锋，

维护机体建大功。

待到火力耗尽了，

风雨飘摇白头翁。

2017 年 3 月 12 日 20:53:35

微中医 *549*

春夏秋冬悟中医 70. 惊蛰第九天

多云转晴，北风 3~4 级，-2~10℃

一身关节、肌肉疼痛、麻木，在中医均可称为"痹证"。"痹"者，痹塞不通也。是因为邪气痹阻，气血不得流通，筋脉、肌肉、关节失于血脉濡养，而出现疼痛、麻木，甚而肿胀，皮肤僵硬。

"风、寒、湿三气杂至，合而为痹。"这是《素问》中对痹证的认识，这个认识，直到今天也还是正确的。

风寒湿三气杂至，是相互夹杂而至。在临床上，这三种邪气往往是狼狈为奸，互相勾结伤害人体的，但总有一个因素为主。一般来说，风邪为主的，称为"风痹"，疼痛游走不定，今天这里，明天那里，所以也叫"行痹"；寒邪为主的，称为"寒痹"，疼处固定，疼痛剧烈，喜温恶寒，所以也叫"痛痹"；湿邪为主的，称为"湿痹"，肢体重着，肌肤麻木，痛处固定，阴雨天加重，又称为"着痹"。

除以上三种，还有"热痹"，是风热相合，伤人肌肤关节，多见痛处红肿，肌肤灼热。再有一种"尪痹"，痛处在手指诸节，病久多见关节肿大，疼痛剧烈，甚至腕、肘、膝关节肿大，肢体尪羸，所以称为"尪痹"。

诗曰：

> 风寒湿热阻经络，
> 气血不通邪气客。
> 譬犹江河流不畅，
> 或堵或冻水道塞。

2017 年 3 月 13 日 21:08:10

微中医 *550*

春夏秋冬悟中医 71. 惊蛰第十天

晴，北风，3~4 级，-3~14℃

春天从冬天走来，气温回升，大地复苏，江河解冻。北方的河流湖泊在冬天大都冻结起来，可以行人，甚至可以跑车。冬天里，在冰封的河面上溜冰、打陀螺，是童年最美好的回忆。

大地上江河湖泊冬封春解，人身上经络气血虽不封冻，但也是潜藏、运行缓慢的。至春，阳气升发，周身气血活跃，犹如春日的江河。所以，凡为风寒湿邪气所痹阻的经络、筋脉、关节，也会在春天里加强流通，气血试图冲开痹阻。这时候，我们助它们一臂之力，会使得这些痹阻容易化解得多，所以，春天是治疗各种关节疼痛的良好时机。

虽然，邪气有风寒湿的不同，但寒湿为阴邪，风邪虽是阳邪，也多与寒湿相合，所以，治疗总以温通为主。常用方剂如麻黄附子细辛汤、独活寄生汤、防风汤、茯苓汤、五积散、茯苓川芎汤等。此类方剂甚多，总不离祛风除湿散寒，而风痹重用防风、荆芥、羌活、独活等；湿痹重用薏苡仁、苍术、茯苓、萆薢等；寒痹重用附子、乌头、桂枝等。

若久病气虚加黄芪、白术、党参等；肾虚加杜仲、续断、桑寄生、淫羊藿等；血虚加当归、鸡血藤、炒白芍等；有瘀血者重用川芎、红花、桃仁、乳香、没药等；瘀久邪气可以化热，证见寒热错杂，可加黄芩、生地黄、牡丹皮、忍冬藤等。

诗曰：

> 江河溶融待春风，
> 春风吹开满床冰。
> 我身寒湿痹经络，
> 欲化病邪须温通。

2017 年 3 月 14 日 20:43:23

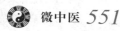 微中医 *551*

春夏秋冬悟中医 72. 惊蛰第十一天

晴，南风 3~4 级，3~15℃

这几天朋友圈里总是有人在晒各种打通经络的方法。春天里我们经络中气血的流通如同江河，肯定是比冬天汹涌许多，可是，经络在冬天里却没有像江河一样真的冻结了，只是气血的运行会缓慢些。

到了春天，阳气升发，气血运行更加流畅，如果是正常的身体，是不必特意去"打通"经络的。这是我们人类进化几万年来的自然本能，它会随着季节的不同、外界环境条件的不同而变化的，揠苗助长和杞人忧天都是不可取的。

如果是体内筋脉、关节、经络中确有风寒湿邪气，有气滞血瘀，有痰浊湿气，自是另当别论，需要疏导，需要祛除邪气。在春天里气血开始活跃的时候是比平日里容易疏通些，但必须因人而异，根据个人体质、年龄、病邪的性质不同而选择不同的方法，或针，或灸，或推拿，或导引，或药物。

走路、跳广场舞、打太极、练气功、做瑜伽等，都是积极的，能益气活血、疏通经络的好方法，可以根据个人情况选择。另外，早春里，上午的九点左右，下午四点左右，选一僻静无风处，晒一二十分钟的太阳也是十分不错的哦。

诗曰：

春日阳光是仙丹，
温肾健脾保平安。
源源不竭无税赋，
不研不磨不用煎。

2017 年 3 月 15 日 21:14:23

微中医 *552*

春夏秋冬悟中医 73. 惊蛰第十二天

多云转晴，南风 3~4 级，4~16℃

对痹证的治疗还有热痹和尪痹需要注意。

热痹，多发在大关节，如肩肘、髋膝以及腕踝等，疼痛明显，病变处红肿，皮肤灼热，俗称"红肿热痛"，是急性风湿性关节炎的主要临床表现。痛风往往也见有"红肿热痛"，治疗与风湿性关节炎有相同之处。

热痹是内有郁热（内奸），又感受外界风热、风湿等邪气，流注关节，阻遏气血，瘀滞不通，于是局部出现"红肿热痛"。

中医治疗热痹，祛风除湿，清热解毒，疏利关节，宣痹止痛。常用的方剂有桂枝芍药知母汤、大秦艽汤、宣痹汤、犀角（水牛角代）地黄汤、白虎汤等都可以化裁应用。常用药物如秦艽、金银花、黄芩、生地黄、知母、忍冬藤、土茯苓、栀子、荆芥、防风、防己、薏苡仁等。

薏苡仁是一味治疗热痹的良药，既可入药，又可食用，有极好的清热利湿除痹的功效。相传东汉伏波将军马援在南方作战，全亏了薏苡仁，军队才克服了南方的湿热疠气。得胜回朝时他带了几车，预备在北方种植，有小人给皇帝进谗言说他带回了几车珍珠，皇帝派人一查，才知道是薏苡仁，差点冤枉了一位大功臣。

诗曰：

薏苡仁堪珍珠比，

清热宣痹痛可止。

助力伏波建奇勋，

利人更胜大小米。

2017 年 3 月 16 日 21:44:43

微中医 *553*

春夏秋冬悟中医 74. 惊蛰第十三天

晴，南风 3~4 级，5~17℃

今天谈谈尩痹的治疗。

尩痹，这个"尩"字，查字典称：一是胫、脊或胸部弯曲的病；二是瘦弱。我看，尩痹用这个"尩"字，是两个意思都有，凡是尩痹病人，多瘦弱，而且手指、肘膝、甚至胸腰都弯曲变形。

尩痹大致与现代医学类风湿关节炎相似，包含强直性脊柱炎。这些年，我看过许多这个病，极少有发展到"尩"的状态，多数还是手指诸节肿大变形，有少数的，累及全身。

在接触过的类风湿关节炎患者中，几乎是全部，都有程度不同的贫血。所以，考虑尩痹的发生，是先有气血虚弱，然后风寒湿邪气痹阻，因正气（气血）的虚弱，不能及时祛邪外出，致使邪气留恋，痹阻经络、筋脉、关节，使局部气血不通，郁（瘀）而为病。

所以，治疗还是一个"通"。但不同于前面风痹等的通，因为有气血虚弱的存在，益气养血是最基本的通法。常用药物：黄芪、当归、茯苓、薏苡仁、桂枝、炒白芍、鸡血藤、杜仲、续断、桑寄生、威灵仙、老鹳草、生地黄、黄芩、川芎、红花、蚂蚁、土鳖虫、蜈蚣、炮山甲等。

初期，以汤为主，补正祛邪，可以在月余内收功；中期，则须服汤剂 1~2 月，然后以丸剂缓图；有些病程长，绵延十几年甚至几十年的，则以缓解疼痛为主，已然变形之肢体，欲其复原，实为难也。

诗曰：

尩字字形惹人嫌，
撇曲拐折意纠缠。
气血不足兼风湿，
欲得康复须经年。

2017 年 3 月 17 日 21:44:52

微中医 *554*

春夏秋冬悟中医 75. 惊蛰第十五天

晴转多云，东南风 3~4 级，5~18℃

春天是花的季节，是花的海洋。昨天在山上见到的是野花，这几天，桃花、杏花在陆续开放，许多桃园里人满为患，赏花的人在漫山的桃花丛中流连忘返。

不要嫌做医生的败人兴致啊，今天来了一位，上午去桃园赏花，到中午满脸通红，瘙痒不已。所以，赏花要注意自己合不合适。

有部分人体质偏热，血中有邪热潜伏。在秋冬，天气寒冷，外界的寒冷足以抑制这种邪热。但到春季，阳气升发，遇到各种花粉，就会引发血中邪热，发生皮肤红赤、瘙痒，甚至皮肤出现大片红色斑疹，随起随消，伴有心烦，甚至胸闷、心慌。

各种花粉、花的气息，应春而生，因此有春日的辛温之性，有的气味芳香浓烈，辛温之性更是强烈。这种辛温浓烈之气，与部分人血中邪热相合，发于皮肤，就是上面说的这种情况——急性荨麻疹。

急性荨麻疹是一种令人痛苦不堪的皮肤病。皮肤斑疹到处可发，瘙痒不已，越抓越痒，越痒越抓，有的能自己搔抓得皮肤渗血。

防风通圣丸是治疗急性荨麻疹的良药，对于轻证，可以应用；如果皮疹重，那就需要吃汤剂了，常用药有荆芥、防风、牡丹皮、蝉蜕、僵蚕、生地黄、茵陈、苍术、薏苡仁、甘草等。

最主要的，记住：赏花，并非人人皆宜。

诗曰：

> 春来花开满山野，
> 游人如织寻芳踪。
> 疏肝畅意快心扉，
> 谨防过敏瘙痒生。

2017 年 3 月 19 日 21:10:44

微中医 *555*

春夏秋冬悟中医 76. 春分第一天

阴转多云，北风 3~4 级，1~13℃

今天春分。这天，太阳直射赤道，地球南北半球白天和黑夜平均，过了今天，太阳继续北移，我们这里白天越来越长，黑夜越来越短，直到夏至。

春分是阴阳平均的一天。看出来没有？其实，这个阴阳就是太阳与地球间的距离产生的。太阳与地球的距离，是由地球绕太阳旋转的轨道决定的，地球为什么会这样？没人知道。地球知道，但是它不告诉你。所以，我们只有好好享受，享受这太阳的远近变化，享受这远近变化带来的地球的春夏秋冬。

南风和北风的较量，到今天，是个势均力敌，过了今天，南风日强，北风日衰。南风日强，带来温暖，带来太平洋上的水汽；北风日衰，带走寒冷，带走北方的干燥。有了温暖，有了水汽，才有夏天的繁花遍野，才有秋天的硕果累累。万物生长靠太阳，万物生长也离不开水。

北风衰退，不是消失。如果北风消失了，南风独大，阴阳没有了对立制约，阳热的亢烈也会烤焦所有生命的。因此，北风是一种退缩，也可以看作是潜藏，如同冬天阳气的潜藏。

我们的身体，与天地同气，也是阳气发越在外，阴气沉潜在内。饮食宜温润，可以适当食用葱、蒜、姜类辛温助阳之品，不宜食生冷，加重内寒。"冬吃萝卜夏吃姜，不用医生开药方"，此之谓也。

诗曰：

> 春分阴阳均，昼夜各半分。
>
> 勃勃发众生，朗朗好乾坤。

注：这首小诗是 2014 年春分日写的，收在《张洪海绝句选》中，今天找出来看看，还行呵，再用一次。

2017 年 3 月 20 日 21:01:24

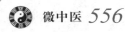 微中医 *556*

春夏秋冬悟中医 77. 春分第二天

晴，北风 3~4 级，4~13℃

　　我在冬至后第九天，测得我身影的长度是 326 厘米，大寒后第二天是 285 厘米，今天身影的长度是 165 厘米。一天天的阳长，一天天的阴消。按理，昨天春分，阴阳平均，应该身影的长度与身长是等长的，但事实上，阴影短了 13 厘米。我想，这是阳气攻势，阴气守势的缘故罢，按这个思路，秋分时则身影比身长要多出 10 厘米左右才行。且待秋分，看结果如何。

　　今天是世界睡眠日。全世界都在讨论睡眠。睡眠也确实是我们生活中的一件大事，因为我们每个人生命的三分之一是在睡眠中度过的。不只是人类，多数的动物都有睡眠，我们见到的马、牛、羊、鸡、鸭、鹅，都睡觉的。

　　为什么大自然造物要安排睡眠给生命？也还是太阳的缘故啊。早晨太阳升起，我们醒来；傍晚太阳落山，我们回家，休息，睡觉，是太阳给了生命以活力。一个人，精力旺盛的，可以数日不睡，但不可以长期不睡。曾听说过，审问犯人的时候，采取车轮战，让犯人数日不得睡眠，不用几天，犯人神思恍惚，精神错乱，问什么答什么。

　　睡眠是休息，是阴气对阳气的涵养，是为了明天阳气更加健旺。

　　诗曰：

自然造物总不偏，
昼出夜伏黑白天。
窸窣有时气血顺，
精神健旺乐颠颠。

2017 年 3 月 21 日 21:07:57

微中医 *557*

春夏秋冬悟中医 78. 春分第三天

晴，南风微风，3~14℃

小时候，母亲总是在院子里散养一群鸡。鸡蛋是家里的"银行"，油盐酱醋，针头线脑，全靠它。到我六七岁的时候，给这群鸡拌饲料，捡鸡粪（鸡粪捡起来晒干，是不错的农家肥，院子里也干净），就是我的活了。每天早晨我起床后的第一件事就是打开鸡窝的门，让鸡们起床。一打开挡着鸡窝的木板，鸡们纷纷出来，公鸡引吭高歌几声，然后去追母鸡。忙活完一通，我给它们拌好了饲料，它们就围着饲料盆吃早餐了。

傍晚，太阳落山了，这些鸡们不用管，都回窝里趴下了。我则把那块木板挡在鸡窝门口，用一块石头顶住，以防夜晚黄鼠狼的光顾。曾经有一次晚上忘了挡鸡窝门，到半夜，鸡群突然发出凄厉的尖叫声，是黄鼠狼进窝偷鸡了。父亲一边起床，一边大声喊叫，开开门，黄鼠狼见有人来，呲溜一下子跑了。

那时候，只知道鸡们在太阳落山后就要"上宿"，不需要人管的。现在明白了，这是大自然的规律，本来就不需要人管，人自己也这样。

不仅仅是人或鸡，其他的动植物也是这样，如合欢花的叶，花生的叶，还有许多花也是这样，早晨张开，傍晚闭合。

是大自然赋予了生命这种本能。这种本能是为了自身的强壮，为了生命的延续。

诗曰：

> 母鸡下蛋牡司晨，
> 为育后代各殷勤。
> 阴阳开合自然性，
> 不论禽兽不论人。

2017 年 3 月 22 日 21:12:26

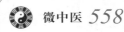 微中医 *558*

春夏秋冬悟中医 79. 春分第四天

晴间多云，北风 3 级，8~14℃

不论是花草，还是鸡鸭，还是我们人，都遵从着日出而作，日落而息的生活规律。当然，也有些昼伏夜出的动物，这是千万年来不同物种根据自身条件、生活环境进化的结果，大多数的，还是看着太阳过日子。

这就是"阳出于阴则寤（wù，睡醒），阳入于阴则寐（mèi，睡着）"。阳气从阴气中出来，就睡醒了；阳气进入到阴气中，就睡着了。

这个阳，一是我们自身的阳气，二是太阳的阳气。阴气，是我们的身体。早晨，太阳升起，唤醒我们的阳气；傍晚，太阳落山，身体阳气随太阳一起还回到体内。这就好比是一年的春夏秋冬，早晨为春，日中为夏，傍晚为秋，子夜为冬，阳气都有个升发和收藏。

正常的睡眠，就是阳气当出则出，当入则入。出则醒，阳气振奋、升发，植物吸收阳光，进行光合作用；动物外出觅食；人则工作。入则睡，阳气内敛，收藏，万物休养生息，为明天的活动积蓄能量。

不正常的睡眠，最基本的，也就是阳气的当出不出，当入不入。当出不出，太阳老高了，还睡不醒，或者白天精神不振，总想睡觉，这是嗜睡；当入不入，半夜了，躺在床上翻来覆去睡不着，这是不寐，就是失眠。

诗曰：

> 朝阳升起霞满天，
> 万千生命展笑颜。
> 待到明月现太空，
> 阳气内收香梦酣。

2017 年 3 月 23 日 21:47:08

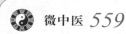 微中医 *559*

春夏秋冬悟中医 80. 春分第五天

阴，小雨，南风 3~4 级，5~14℃

今天谈嗜睡。

既然阳出于阴则寤，那么，嗜睡就是阳不出阴了。

这个阳不出阴有两种可能，一是阳弱，自己无力出；二是阴强，把阳气陷住，出不来了。这其实是一件事情的两个方面，看谁是为主的。

阳弱，以脾肾阳虚为主。脾肾阳气虚弱，一个后天，一个先天，先后天阳气虚弱，推动、温煦无力，全身处于一种寒冷怯弱的状态之中，在早晨太阳升起之后，外界的阳气不足以将体内阳气从内敛收藏的状态中振奋起来，就好比一位年龄很大的老人摔倒，自己腿上没劲，别人怎么拉也拉不起来。

阴强，就是阴气太重，陷住阳气，阳气出不来。这个阴气，多是寒湿、水饮、痰浊等一类邪气。孙悟空在平顶山被银角大王迁来的三座大山压住，就是这个情况。孙悟空够厉害吧？一座山嫌轻，妖怪又迁来一座。还轻，肩着两座山行走如飞。妖怪又迁来泰山，终于把他给压住了。

阳弱者当扶阳，增加他的阳气，使他有足够的阳气振奋起来。右归丸、右归饮、金匮肾气丸等，中药如黄芪、桂枝、附子、杜仲、续断、巴戟天、淫羊藿、柴胡、葛根、升麻等。

阴强者当祛阴邪。苍术、茯苓、薏苡仁、泽泻、滑石、羌活、独活、细辛等。

阳弱和阴强往往是密切联系在一起的。因为阳弱所以阴强，因为阴强所以阳弱。因此治疗多是扶阳和祛邪并举，看哪方是主要的。摔倒的老者，空手尚且摔倒，再加片羽也是重担；大圣两座山不惧，三座山就压倒了。

诗曰：

悟空力大能担山，
三山在身举步艰。
从来阴阳须相配，
多少病痛是出偏！

2017 年 3 月 24 日 21:21:50

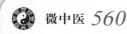 微中医 **560**

春夏秋冬悟中医 81. 春分第七天

多云转晴，北风 3~4 级，3~14℃

今天谈失眠。

失眠是阳不入阴。入阴，实际上就是人体阳气随着太阳的落山，开始内敛，由白天的振奋状态沉静下来，机体由以阳气为主的兴奋转变为以阴气为主的抑制。

失眠是常见病，尤其春天，阳气的升发，使得人体阳气过于亢奋，难于沉静，所以失眠，睡不着。阳气不能入阴，安静不下来，也是两方面的原因，一个是阳强，一个是阴弱。

阳强，有虚实两种。虚的是阴虚，身体阴精不足，阳气相对强盛。阴精不足，多见于高热之后，邪热损伤阴精；或是肝气久郁，化火伤阴；还有思虑过度，耗伤阴精。这种阳强，本质是阴虚，阴气虚弱，无力敛纳阳气，使阳气不能入阴，躁扰于外而不得安眠。治疗以滋阴潜阳为主，常用天王补心丹、六味地黄丸、知柏地黄丸、左归丸、归脾丸等中成药。常用药物如生地黄、熟地黄、枸杞子、山药、天冬、麦冬、黄精、知母等。因为这个阳是虚阳，它的性质是轻浮的，因此还要用一些质地重坠的药如龙骨、牡蛎、石决明、磁石等，这些药能把虚浮的阳气镇敛下来。

刚刚一位老师给我发了一个帖子，说半夏乃一味调和阴阳之要药，能使人正气自阳入阴。的确，半夏是治疗失眠的良药。半夏，在麦黄时（五月）生于草丛中或麦田里，茎叶低矮，至初秋时叶枯，根茎熟。麦黄时正是"半夏"，夏天之半也，天地间阳气最盛的时候。所以，半夏处阴中，得天地阳气，一身具阴阳之性，既可入阴，又可出阳，能使阴阳调和，出于当出，入于当入，所以治失眠有良效，但生半夏有毒，须在医生指导下应用。

诗曰：

阳不入阴成失眠，
辗转反侧心躁烦。
天下熙攘皆小事，
且将放下种心田。

2017 年 3 月 26 日 21:23:26

微中医 *561*

春夏秋冬悟中医 82. 春分第八天

晴转多云，北风 3~4 级，3~16℃

失眠因为阳强，阳不入阴中的实证是体内邪热亢盛。这种亢盛的邪热多是五志过极引发的，如暴怒，肝火上亢；思虑过度，心火郁结；或过食辛辣，脾胃积热壅盛等。

这些邪热在体内横行无忌。火性主动啊，没有固定不移的火。向上犯于目则目赤涩痛；犯于耳则耳鸣或突发性聋；犯于齿则牙痛；犯于鼻则鼻干鼻衄；犯于脑则眩晕、头痛，甚则脑出血。向下流注于膀胱则小便涩痛、尿血；流注于大肠则便血。

因为邪热的亢盛，无视阴气的收敛，所以虽然太阳已经落山，阳气应该入阴敛藏，但它继续在横行肆虐，扰乱心神，所以就一夜无眠。有些痰热郁结重者，可以数日无眠，白天依然精神亢奋。

治疗自然是泻火。龙胆泻肝丸专利肝胆湿热；清胃黄连丸善清脾胃郁热；牛黄清心丸主清心火；栀子清火丸、黄连上清丸善清上焦火；导赤散主清小便邪热，尿痛尿赤；槐角丸善清大肠火，治各种痔疮。这类中成药很多，可以选择应用。汤剂也多是将这些中成药易丸为汤，汤者荡也，有比丸剂见效快、作用强的特点，而且可以根据病人具体情况加减变化。

火邪被清热泻火的药清除了，体内没有了邪热的骚扰，自然就心安神清，容易入睡。只是，要想彻底不使邪热常生，还是要清心寡欲。

贪欲是邪热之源。

诗曰：

贪欲无边邪热生，

火盛缭乱礼乐崩。

焚炙脏腑神志乱，

纵有万贯一场空。

2017 年 3 月 27 日 20:52:44

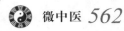 微中医 *562*

春夏秋冬悟中医 83. 春分第九天

小到中雨转阴，东北风 4~5 级，0~6℃

又一波北风的强劲反击。前些日子一直南风，但北风并没有完全投降，而是在积蓄力量，终于，从昨天到今天，气温骤降十余摄氏度。诗人说是冬天爱上了春天；气象专家说是倒春寒；农民说是"清明断雪"，还没到清明，正常；我说是阴阳的交争，是南风和北风的拉锯战。

让北风和南风去爱恋吧，让气象专家去测量算计吧，让南风和北风去拉锯吧，让阴和阳去交争吧，没有这种拉锯，没有这种交争，就没有这绚丽的四季，就没有这多姿的生活。

我们还是回来说失眠。失眠多与个人性格有关，也与强烈的精神刺激有关。总归还是个人性格，有的人曾经有过很严重的生活挫折，但很快能恢复过来，也有的人很小的事就引发长久的失眠。

药物治疗失眠仅仅是一种辅助，重要的还是心境的松静。一个是松，放松、轻松；一个是静，安静、清静。没有那么多的思虑，没有那么多的忧患，没有那么多的贪欲，没有那么多的不足，自然就会心气平和，能安然入睡。

近日睡前在读梭罗的《瓦尔登湖》。我想，梭罗在瓦尔登湖边那间自己的小木屋里，远离了一切世间喧嚣，吃着自己做的简单的一日三餐，每晚想必是倒头就睡，而且一觉天亮的吧？

又想到陆放翁的《示儿》，稍事"篡改"，谬成今晚的"诗曰"：

> 死去元知万事空，
> 环球从来一大同。
> 王师贼寇俱往矣，
> 何必萦萦微芥声？

2017 年 3 月 28 日 21:19:34

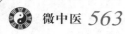 微中医 **563**

春夏秋冬悟中医 84. 春分第十天

晴，南风 3~4 级，4~17℃

更年期的人失眠的不少，男士也有，女士居多。

女性性格较男性要细腻、柔和，因此，心中许多的郁结、不满甚至痛苦往往都会压抑在心里，而男士则会选择各种宣泄方式，不会让郁结留在心里，所以，女性失眠患者居多。

尤其是到了更年期，人从中年向老年过渡的这么一个阶段，女士突出的表现为绝经，身体状态有很大的变化，有许多人就会不适应，而出现多汗、乏力、烦躁、焦虑、失眠等。

大多数的人，从青年时期建立家庭，开始独立的人生活动，到五十岁左右，三十年的各种操劳、生活压力、紧张、焦虑，应付家庭社会的各种琐事，风吹雨淋日晒以及暴饮暴食、熬夜等损耗，从青年时期的朝气勃勃，到中年的困倦疲乏，犹如一辆车，几十年的新车到接近报废的旧车，各个零件都磨损、老化了。

尤其女士们，多了一个生儿育女，多了家庭的琐碎家务。到绝经期，首先是脾气的虚弱，不能运化水谷精微；肾气也自然虚弱，精气虚亏，无法支持全身的生命活动，而女子的月经是依赖肾精的充足而行的，肾精不足，月经不能应时而至，中医叫"天癸"竭，身体发生明显变化。还有肝血的不足，肝气的郁滞，以及肺气的虚弱，心气的耗伤，五脏六腑都在这个时候出现疲惫、虚弱的状态。于是，更年期综合征发生了，失眠、多汗、烦躁是最常见的症状表现。

合理的辨证治疗是十分有效的，应该及时就诊。而最主要的，是尊重自己，尊重自己目前的状态。长生不老，永葆青春只是个美丽的传说。

刚磨合好了的新车，稍加油门可以跑到一百多迈，而且全身紧凑利索，发动机发出欢快悦耳的声音；而跑了十几万公里的旧车，如果还这么跑法，那是跑不了太远的，甚至把油门踩到底也只是屁股冒黑烟，车速是上不去的。可是，好好维修，慢起步，轻加油，平坦路上跑个六七十迈还是可以的，也许还能多跑许多日子……

人的身体，许多时候，还真像一部车。

诗曰：

青春血气最阳刚，

激情四射走四方。

及老坦然勤维护，

破车也是安乐乡。

2017 年 3 月 29 日 21:51:54

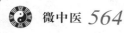微中医 *564*

春夏秋冬悟中医 85. 春分第十一天

多云转小雨，南风微风，6~17℃

中医有一句关于失眠常说的话，叫作"胃不和则卧不安"。基本的意思很清楚，就是胃里不舒服，不和顺，睡觉就睡不安稳，睡不踏实，甚至睡不着。

胃，是我们的"后天之本""气血生化之源"，胃不和，不仅仅是卧不安，而且会影响到全身。

胃虚，气血不足，心神失养，人的神志就不安宁，阳气不能很好地入阴，就失眠。

胃实，不论是什么邪气导致的瘀堵，气、痰、水湿、瘀血，等等，都会使胃气不能很好地和降，胃气不能和降，心肺之气被堵在上面，肝肾之气被堵在下面，上下不能交通，体内如同堵车的十字路口，大家拼命往里挤，拼命按喇叭，结果是拥成一堆，谁也走不了。胃气被邪气瘀堵，也是这样。

所以，失眠的人，首先注意三餐，不要过饱，不要多食不易消化的食物，尤其晚餐，更需注意，六七成、四五成、甚至是二三成就行，现在许多人提倡"过午不食"，对于多数人还是不错的。

其次，在治疗失眠的时候，时刻注意调胃、养胃，胃气和顺，功能正常，气血充足，是身体健康的重要保障。

诗曰：

> 胃不和兮卧不安，
> 卧不安兮多熬煎。
> 多熬煎兮人憔悴，
> 不知舍得都为贪。

注：舍得舍得，有舍才有得。欲壑难满，贪求无厌，终是人憔悴，神惨淡，夜难寐。

2017 年 3 月 30 日 21:10:35

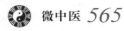 微中医 *565*

春夏秋冬悟中医 86. 春分第十二天

多云转晴，北风 3~4 级，4~13℃

　　都知道酸枣仁能治失眠，而且是炒的酸枣仁治失眠，曾听说过生酸枣仁反而有醒神作用，<u>查过一些资料</u>，结论是查无实据。

　　酸枣仁有养心安神，镇静安眠的作用，是因为它独特的秉性。酸枣生山中贫瘠之地，生长缓慢。山中辽阔，光照充足；酸枣生长缓慢而质地坚硬。而且，酸枣如同半夏，也是在三月底四月初，满山中都一片翠绿了，酸枣还是不急不躁，不肯露芽，直到过了清明，它才露出自己的嫩芽。而且，酸枣落叶也早，先于其他的树木许多天。凡植物，发芽是出阳，落叶是入阴。酸枣出阳时短，入阴时长，所以，有镇静安眠作用。

　　植物中还有一类，花叶昼开夜合，如花生、何首乌、合欢等。这种植物顺应自然之性，白昼花叶开放，吸收阳气，夜晚闭合，休憩养身，因此这类植物也有安眠作用。何首乌雌雄异株；白日雌雄分开，夜晚二株交合，如同人间夫妻。

　　不是严重的失眠，可以单用花生的茎叶（药店没有，秋天收了花生，地里到处都是），何首乌的茎叶（夜交藤，药店有），合欢叶（药店有花，没叶，也需自己采摘），还有，酸枣的嫩芽也行，适量煮水浓煎，睡前喝，有不错的催眠作用，而且，这几种都是无毒无副作用的。

　　诗曰：

万物秉性各不同，

顺应阴阳是本能。

信手采来路边叶，

扶正祛邪妙无穷。

2017 年 3 月 31 日 21:06:19

微中医 *566*

春夏秋冬悟中医 87. 春分第十四天

晴，南风 3~4 级，8~23℃

"胃不和则卧不安"，前面我们重点讨论了"卧不安"，其实，重要的，还是"胃不和"。

"胃不和"，原因多多。最基本的，是肝气的不舒畅。肝主疏泄，这个疏泄，是疏泄全身的气血，而尤与脾胃的运化有关。肝气舒畅，则脾胃和顺，脾胃和顺，则运化如常。就好比一个家里的家长，脸上不舒坦，一家人胆战心惊，小心翼翼；家长回家，有说有笑，一家人喜笑颜开。

胃镜下的"胃不和"，主要的有这么几种情况：浅表性胃炎、糜烂性胃炎、萎缩性胃炎、疣状胃炎、胃癌。

需要注意的是，胃镜下的诊断和病人的自我感觉并不是完全一致。这是常见的，有些浅表性胃炎，胃镜下是最轻的，而病人的感觉非常严重；而有些胃镜下严重的，如胃癌，可能病人还没什么反应。所以，对于现代医学的各种辅助检查，必须辩证地看，不可不重视，不可惟检查论。

浅表性胃炎，是最多见的。我们医院置备胃镜 20 年，就我给病人开这个胃镜检查，也有几千了吧。记忆明确的是，去年，有位病人的胃镜报告写的是"无异常发现"。其他的，起码就是一个"浅表性胃炎"。所以，这个"浅表性胃炎"几乎等同于正常，没病。可是，有些人就因为这个"浅表性胃炎"而紧张，多方治疗。但往往是吃了许多药，症状没有大的改变。

如果是单纯的"浅表性胃炎"，真的不需要过度治疗。重在疏肝理气，气顺了，胃气自然和畅，胃气和畅，也就没有嗳气、反酸、腹胀等了。

诗曰：

> 胃气和畅全在肝，肝气舒展身自安。
>
> 万般纠结总是郁，郁结诱人入深渊。

2017 年 4 月 2 日 21:26:13

微中医 *567*

春夏秋冬悟中医 88. 春分第十五天

晴转多云，南风 3~4 级，11~25℃

也有许多的浅表性胃炎患者有许多明显的症状，如嗳气、腹胀、腹痛、泛酸等。这是必须治疗的，但这个治疗不复杂，只需和胃降逆而已。

我常用一个治慢性胃炎的基本方，药有白术、葛根、柴胡、半夏、桂枝、炒白芍、黄芩、黄连。气虚明显加黄芪，腹胀加枳壳、厚朴，胃热重加生石膏，阴虚加麦冬、百合、石斛，疼痛明显加丹参饮（丹参、砂仁、檀香）。伴失眠者加夜交藤、炒枣仁。

各药用量，因人而异，也有医生自己的用药习惯不同。一般情况下，白术健脾益气，宜重用，多在 30~60 克，大便不干用炒白术，大便干用生白术。葛根清上泻下，生津止渴，用量宜重，也在 30~60 克，多的可用至 90 克。还有一个生石膏，胃热重者，可用至 120 克甚至更多，生石膏清热泻火，一般量（60 克左右的时候）基本没有通泻大便的作用，但用至 60 克以上时，也有通泻作用，但它的通泻大便，不同于生大黄，腹痛重坠的感觉不明显，因此，对于胃热郁积，大便不通，多用生石膏而少用生大黄。其他各药，多是一般剂量，可随证加减。

糜烂性胃炎，病人症状较重，但也不是严重的胃病。病人胃脘灼热不舒，疼痛明显，可在上方加三七（冲服）。

疣状胃炎，是在胃黏膜上生出一些疣状物，这是属瘀血一类，可在上方基础上酌加三棱、莪术、当归、红花等活血化瘀药。

萎缩性胃炎，留待后天讨论。

诗曰：

> 人身气血最宝贵，
> 气血生成在脾胃。
> 后天之本非谬妄，
> 胃和神足力充沛。

2017 年 4 月 3 日 21:03:32

微中医 *568*

春夏秋冬悟中医 89. 清明第一天

小雨, 南风 3~4 级, 10~21℃

今日清明。清明者, 清爽明亮也, 是阳春三月, 踏青郊游的日子。

然而, 仔细搜寻记忆, 印象最深的是读初中的时候, 清明节去烈士陵园扫墓, 穿了一条单裤, 寒雨中瑟瑟发抖的样子。

又从古诗句中寻找清明, 找到了这些:

杜牧: 清明时节雨纷纷, 路上行人欲断魂。

韦庄: 早是伤春梦雨天, 可堪芳草更芊芊。

黄庭坚: 雷惊天地龙蛇蛰, 雨足郊原草木柔……

抛去一些与当时政治、经济以及个人境遇而伤春感怀的清明诗, 好像清明总与雨有关。

又, 俗语云: 清明无晴, 谷雨无雨。

再回来想想二十四节气: 春分, 冬春分了吗? 秋分, 夏秋分了吗? 夏至, 夏天到了吗? 冬至, 冬天到了吗? 好像在这几个重要的节气里, 古人故意设下了一些机关。

从冬至开始说起, 这天阴盛至极, 阳衰至极, 而从这一天开始, 阳气日盛, 阴气日衰; 至春分, 阴阳平均, 实际上, 春分前后阴阳并没有平均, 而是各有胜场, 冷的时候多, 暖的时候少; 再到清明, 该是清爽明亮的大好春光, 但这几天总是阴雨绵绵; 又到谷雨, 应该是雨水丰沛、滋养万物的时候, 却是"谷雨无雨"。

天地之心, 是自然舒展无欺诈的, 是不会迎合任何生命的祈祷、祈求、期望而有所改变, 只是一年一年地, 款款到来, 当冷则冷, 该热即热。只是, 我们的先人做事、立节, 留了个余地, 有了些前瞻: 总是比实际的气候提前些, 这样, 无论农耕, 无论养身, 给自己留个余地, 留了些盼望。

有个余地, 也就有了回旋, 有了从容; 有个前瞻, 也就有了盼望, 日子总会越来越好, 春天来了, 夏天不远, 冬天来了, 春天不远……

诗曰：

　　　　清明时节雨纷纷，
　　　　春雨滋润处处新。
　　　　天地之心何须问，
　　　　牧童横笛向山村。

2017 年 4 月 4 日 21:39:05

微中医 *569*

春夏秋冬悟中医 90. 清明第二天

阴，北风 3~4 级，6~16℃

萎缩性胃炎是胃炎中稍微严重些的病。说它稍微严重，是说它的病程要长一些，治疗的时间要久一些。

许多人对萎缩性胃炎是恐惧的，恐惧它的另一个名称——"癌前病变"。是的，萎缩性胃炎的恶变可能性是要相对高些，但绝不是说萎缩性胃炎就等于胃癌。这个恶变只是极少一部分病人会转化成胃癌，相对其他胃炎患者要高一些。而且，许多胃癌患者得病前并不是萎缩性胃炎。

萎缩性胃炎本身就是胃中长期为痰浊、瘀血、邪热、寒湿等瘀滞，进一步可能化为癌变。所以，发现有萎缩性胃炎了，就紧张、恐惧，这种不良精神状态是各种癌变的确定催化剂。而萎缩性胃炎加上这种不良情绪，那癌变的概率就确实增加了，胃中邪气的郁滞，加上气机的郁滞，两邪相合，其力倍增。

萎缩性胃炎的中医治疗是肯定有效的，也不乏治疗后胃镜下转化为浅表性胃炎的。具体的方药是前面的基础方，加土鳖虫、刺猬皮、三棱、莪术、桃仁、红花、三七、石斛、麦冬、天花粉等活血化瘀药和滋养胃阴药。

因为萎缩性胃炎的病程长，所以，治疗过程也长。一般的，多是煎服汤剂治疗一段时间（因人而异，有的十几天，也有的几十天，百十天）后，各种症状明显好转，然后将上面的药加工为水丸或散剂冲服，这个过程要长些，多数在一年到两年左右。

最后是否结束治疗，胃镜诊断固然重要，病人的自我感觉也是非常重要的，不能单纯片面地依赖辅助检查。有些病人治疗后感觉良好，除了平日饮食、精神的调理之外，每到初春和初秋，再吃一个月左右的丸剂或散剂，做一种巩固或调理性质的治疗，也是有必要的。

诗曰：

> 雪上加霜寒愈重，
> 火里添油热更盛。
> 莫使狼狈合为奸，
> 无欲无畏有吉庆。

2017 年 4 月 5 日 21:04:54

微中医 *570*

春夏秋冬悟中医 91. 清明第三天

晴，南风 3~4 级，8~21℃

常见胃病还有一个胃下垂。

我们的胃的肌肉组织是非常强劲有力的，共三层肌肉，一纵一横一斜，这是为了应对一日三餐。我们身体的器官，肺和心是最辛苦的，睡着了也要工作。但是，这两位的工作性质平和稳定，一呼一吸，一收一放。

胃就不同了。人类吃饭，首先是为了活着，为机体的各种生理功能提供能量。但是，在饮食满足了活着的基本需求后，人们发明了各种美食。吃，不再是仅仅为了活着，而是一种享受。美食家吃遍天下，普通人在饱食后的那种满足感，我想，是人人都有体会的。

这就苦了我们的胃了。大家在电视上见过一些喝啤酒比赛和吃食物比赛，那些惊人的饮食量能把胃撑得有多么大？虽然胃有三层强有力的肌肉，偶然的一次饱食不会有问题，但是经常的呢？当经常的饱食使胃的肌肉失去了收缩、蠕动的功能后，就是胃下垂。

胃下垂，就是经常饱食，损伤脾胃正气，气虚无力收缩，这个胃在进食后不能蠕动，或蠕动缓慢无力，食物长时间停留在胃中，所以，出现腹胀、嗳气、不思饮食等症状。

补中益气丸是治疗胃下垂常用的中成药，汤剂也不离健脾益气之法，常用黄芪、柴胡、葛根、升麻、党参、白术等。苍术也有很好的治疗胃下垂作用，如果不严重，可以用苍术一味，15 克至 30 克，开水冲泡代茶饮，久服（一月以上）有效。

从年轻开始，胃还有强劲功能的时候，就养成良好的饮食习惯，不暴饮暴食，每餐六七成饱，不仅不容易患胃下垂，而且是确切无疑的延年益寿良法。

诗曰：

> 人生天地间，首先吃和穿。
>
> 吃穿简而约，日日活神仙。

2017 年 4 月 6 日 21:23:05

微中医 *571*

春夏秋冬悟中医 92. 清明第四天

多云，南风 3~4 级，12~24℃

胃溃疡也是胃的多发病，但是，近二十年来，随着大家生活水平的提高，饮食质量的提高，胃溃疡少见了。

看来胃溃疡与粗糙的饮食、不良的饮食习惯有密切的关系。事实上，胃溃疡的主要表现就是胃脘部的疼痛，而且疼痛与饮食有密切关系，空腹痛，食后疼痛缓解。这是胃虚的表现。

胃溃疡多见于饮食粗糙，经常食用不易消化的食物，暴饮暴食，长期的对胃功能的过度使用，消耗胃气，损伤胃黏膜，发生溃疡。食后水谷之气对胃气有所补益而疼痛缓解。如果溃疡迁延日久，邪毒壅聚，溃疡可以转化为胃癌。临床上溃疡型胃癌不少见。

胃溃疡多是虚证，由气虚而转化为气阴两虚，又因为溃疡日久，黏膜破溃，进一步发生出血，甚至瘀血。因此，胃溃疡的治疗，以益气养阴为主，兼以活血化瘀，常用补中益气汤合失笑散、丹参饮，药如黄芪、太子参、白术、柴胡、茯苓、陈皮、石斛、麦冬、延胡索、五灵脂、三七、丹参、檀香、砂仁等。

有个偏方，用猪肚一个，洗净，砂仁 5 克，黄芪 15 克，鸡内金 10 克，三药以纱布包裹，置猪肚内，放瓷碗中，在锅中炖熟，去药渣，空腹食用猪肚，有一定效果。

诗曰：

卅年生活生巨变，
谁知当时糠菜咽？
粗细失宜都胃伤，
浓淡相间身康健。

2017 年 4 月 7 日 21:31:16

微中医 *572*

春夏秋冬悟中医 93. 清明第六天

多云，北风 4~5 级，3~15℃

反流性食管炎也是一种常见的胃病。食管连于胃的上端，因此从某种程度上来说，食管炎也是胃病，而且，凡有食管炎，胃总是有问题的。

反流，是胃液反流。胃液是用来消化食物的，为什么会反流呢？而且，反流的不仅仅是胃炎，还有胆汁。胆汁从胆囊出来，正常情况下，直接进入小肠，不会反流，而患反流性食管炎的人，往往反流的是混合了胆汁的胃液，因此，病人有胃部向上冲撞的感觉，冲撞上来的滋味，是酸、苦、涩。

胃气以降为顺。整个的消化系统，从口腔到肛门，一路下行，是一个"降"的过程。"降"则顺，不降则逆，逆则反流。

为什么会逆，或者叫反流？是因为下面不通或不顺。就如高速公路上，大家都顺行，跑得好好的，突然前面有车逆向而行，必定是前面堵了，无法继续顺行下去，于是，有的车只好掉头逆行。

反流性食管炎也是因为前方堵了，或者胃，或者肠。胃液、胆汁不能顺利下行，又已经生了出来，已经上路了，往下走不通，只能逆行，只能反流。所以，要害在一个"堵"字。

疏通是最好的方法。硬性的压制，只能导致堵塞的加重。因此，治疗反流性食管炎，最重要的就是疏导，疏导肝气，疏导胃气，疏导腹气。柴胡疏肝散、保和丸、四消丸、木香顺气丸等，都是疏导下行的，可根据情况酌情选用。

莱菔子最善下行，疏导瘀滞，在方中随证选用，有良好效果，量宜大，30~90 克，有极好的疏通瘀滞、引胃气下行之良效。

诗曰：

> 江河奔涌向下游，不舍昼夜乐悠悠。
>
> 倘得途中有滞碍，无可奈何去反流。

2017 年 4 月 9 日 22:05:45

微中医 *573*

春夏秋冬悟中医 94. 清明第七天

多云，晚小雨，北风 3~4 级，6~18℃

胃癌不是多发病，但是常见病。随着医疗技术的提高，人们医学知识的提高，以及我们见到的身边许多治愈的胃癌病人的身影，大家对胃癌已经不是那么畏惧了。但是，总有许多人是"谈癌色变"的。

癌症，也确实是一种不容易治愈的病，不论是胃癌、肝癌、肺癌，还是其他的什么癌。看这一个"癌"字吧，去了病字头，是个"嵒"字。这个"嵒"，是岩的古字。嵒，是山上许多大石头；岩，是石头上有山。都是坚硬的石头的层层叠叠。

正如癌症的形成，也是这种坚硬的邪气的日久积累。胃主受纳腐熟，一日三餐，各种饮食都要装在胃里，胃将其容纳，然后化为食糜。饮食中各种不易消化的食物，各种不为人知的有毒有害物质，会伤害到胃；各种不良饮食习惯，如暴饮暴食，嗜食辛辣肥腻、酗酒等，对胃的伤害是不言而喻的。最重要的，还有一个情志郁结，肝气不舒，影响脾胃的受纳腐熟运化，进一步气滞血瘀，痰湿郁滞，等等。这各种各样的伤害，日久就如山上积石，越积越多，终成这个"癌"。

诗曰：

> 山上有石层层叠，
> 胃中瘀滞化癌邪。
> 昔年愚公曾挖山，
> 而今抗癌多英杰。

2017 年 4 月 10 日 21:40:18

微中医 *574*

春夏秋冬悟中医 95. 清明第八天

晴，北风 3~4 级，6~17℃

有慢性胃病的朋友们，如果没有做过胃镜检查，或者一年以上没有做过，请一定不要拒绝医生做胃镜的建议！

胃镜检查是针对慢性胃病的最好的检查，必要时还可以取样本做病理检查。病理诊断是最终诊断。

胃镜诊断或病理诊断是决定是否需要手术的重要依据。而手术治疗是能够彻底治愈胃癌的最有效的治疗手段。手术治疗能治愈胃癌的前提是早诊断。我身边已经有许多胃癌术后存活几年、十几年，甚至几十年的人了。

最重要的就是这个早诊断。要早诊断，只有通过胃镜检查。有人惧怕胃镜检查，耐受不了。我经常打比方说，做胃镜的难受只是一个小芝麻。万一是严重的病变，因为拒绝了胃镜而延误，那将来受的罪可能会是一个比筐箩（我们老家过去用的筐箩，直径一米多）还大的大西瓜，而且，受了罪，最后的结局也不美妙。

不要总是以为医生让你做胃镜只是为了医院的经济利益。如果检出的结果是良性的普通病，花冤枉钱了吗？没有。这样一个结果带给你的愉悦几百元钱能买来吗？如果检查出了严重的病变，比如胃癌，为及时的手术治疗提供了良好机会，术后痊愈，还有十几年几十年的幸福生活在等着你，这是不是不幸中的万幸？

诗曰：

取了芝麻丢了瓜，
省下小钱巨资花。
治病常宜放眼量，
无病无钱乐哈哈！

2017 年 4 月 11 日 21:29:08

微中医 *575*

春夏秋冬悟中医 96. 清明第九天

晴转多云，南风 3~4 级，12~23℃

中医药在胃癌的治疗中是有着确切的疗效的，我们分这么几种情况。

一是手术后的中医治疗。如果确实是早发现、早治疗，完全切除了病灶，中医治疗的意义在于提高身体正气，促进术后恢复。常用四君子汤、补中益气汤等，药物如黄芪、党参、人参、灵芝、茯苓、薏苡仁、白术、苍术、麦冬、石斛、黄精、陈皮、枳壳等。

如果是手术的时候发现已经到了晚期，只做了姑息手术或直接关腹了（前天就看了这么一位病人），依然是补益正气为主，根据病人的具体情况，辨证施治，解决目前的主要问题，如术后的腹胀、大便不通、食欲不振等。

二是确定晚期，失去手术机会的病人。这是中医大展身手的时候。在这个时候，病人往往体质已经比较差，阴虚阳弱，邪气壅盛。祛邪往往伤正，补益又容易助邪。所以，辨清虚实，明辨正气与邪气的强弱，合理施药，是能让病人提高生活质量，延长寿命的。

关于这一点，前些年有个大家都知晓的典故，说西医能把病灶切掉，但人没了；中医没有切掉病灶，但人还在。这个还是要具体情况具体对待。对于失去手术机会的人，中医能够做到"留人治病"，能够做到"与癌瘤共舞"，但也只是延长寿命，多数的最后还是正气渐亏，抵御不了邪气的强势进攻。

所以，对于失去手术机会的病人，重在扶正。正气在，即可"留人治病"，正气在，即可"与癌瘤共舞"。

扶正，因人而异。

诗曰：

中医西医各短长，莫据己见做夜郎。

病患至贵重器来，履薄临深细思量。

2017 年 4 月 12 日 21:57:04

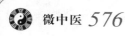 微中医 *576*

春夏秋冬悟中医 97. 清明第十天

多云转阴，小雨，南风 3~4 级，13~25℃

中医扶正，地阔天广。

所谓"正"，是指人体正气。具体说来，是气、血、阴、阳。胃癌晚期病人，有气虚，有血虚，也有阳虚、阴虚。而且往往是相互影响，很少有单纯的气虚或血虚。因此，扶正补益，需要气血、阴阳兼顾而有主有次。

补气药有黄芪、人参、党参、太子参、灵芝、白术、苍术、茯苓等；补血药有当归、熟地黄、枸杞子、女贞子、阿胶、桑椹等；温阳药有熟附子、桂枝、肉桂、干姜、杜仲、续断、巴戟天、淫羊藿、鹿茸等；滋阴药有生地黄、熟地黄、石斛、麦冬、天冬、黄精、玉竹、沙参、天花粉、墨旱莲等。

补虚药众多，而虚证复杂。对于晚期胃癌，也包括其他晚期癌症病人，脾胃正气是最重要的，所谓"有一分胃气，便有一分生机"，人有脾胃之气在，便能受纳运化水谷，气血津液便有滋养补充，有气血津液的补充，就有维持生命的能力，然后就有抗御邪气的能力。三年解放战争，靠的是什么？就是全国老百姓的支持，从口里省下来，从种子里抠出来，小车推，双肩挑，送上前线，保证了子弟兵有饭吃，能打仗。

我们的身体也是如此。有脾胃之气，能运化，气血得到及时补充，自然会有生命活力，自然会有祛邪能力。这也是前面所说的"留人治病""与癌瘤共舞"。

还有一个"虚不受补"的问题。有许多病人，吃了很多补药，人参、枸杞子、海参、冬虫夏草，但是不见起色。这就是脾胃虚弱，不能运化。即使是补益脾胃，也还得需要脾胃先把这些补益之品转化为气血才能强壮脾胃。一下子加进去太多的补药，脾胃承受不了，也是无益。你养的一盆花，因为缺肥而瘦弱不堪，如果一下子加许多肥料，不但不会好起来，反而会"烧"死了。花对肥料也有个吸收转化的过程。所以，对于体质差的人，补益也需轻剂缓进，让他有吸收转化的时间，急不得。急，反而坏事。

诗曰：

亚圣善养浩然气，
浩然气存天地间。
天地五谷强脾胃，
脾壮何惧邪如山？

注：亚圣，孟子，有名言曰"吾善养吾浩然之气"；文天祥《正气歌》亦云"天地有正气"；这些都是天地间的生命活力，有这浩然正气，自能抗御一切邪气，如文天祥狱中之"七气"，一气可敌七气。在我身，即是气血阴阳之正气，人身之生命活力。

2017 年 4 月 13 日 21:35:14

微中医 *577*

春夏秋冬悟中医 98. 清明第十一天

多云，南风 3~4 级，12~26℃

扶正贯穿于胃癌中医治疗的始终，是为了"留人治病"，为了"与癌瘤共舞"。但是，邪气不去，正气难安。好比一个地方出了一个盗窃团伙，虽然大家都提高了警惕，都有了很好的防盗窃措施，但是，这个团伙的潜藏，总是让大家惴惴不安。只有把这个团伙彻底打掉，大家才能过安逸踏实的日子。

虽然，胃癌这个团伙实在不易被彻底打掉，但在病人积极的努力，轻松的精神状态下，加以合理的药物，也是可以做到的。

打掉犯罪团伙，需要警察。祛除癌瘤，就要用祛邪的药物。

中医祛邪，有这么几种：

温通散结法：许多癌瘤，是脏腑阳气虚弱，阴寒内盛，寒性凝滞，邪气结聚成瘤，这种癌瘤需要温通散结法。冬日冰结的河流在春天气温回升后会融化，体内因寒凝结的邪气也会随阳气的强盛而消散。常用药如熟附子、川草乌、桂枝、细辛、白芥子、乌药、干姜等。

清热解毒法：癌瘤也有因邪热结聚而成者。如长期嗜食辛辣食物，长期大量饮酒，或情志不畅、气机郁结化热等，这就需要用清热解毒法。常用药物如黄芩、黄连、黄柏、半枝莲、白花蛇舌草、栀子、蒲公英、半边莲、蛇莓、黄药子等。这类药物性味苦寒，会伤害脾胃，因此应用时应注意配伍健脾益胃中药，而且不可过于大量、长期应用。现代药理研究证明这类药有"抗癌"作用，能抑制癌细胞生长，或者能杀灭癌细胞，所以，有些人喜欢长期、大量应用，结果反而会伤害人体正气，最后正气不支，邪气反会更加猖獗。

诗曰：

正邪虽曰不两立，邪去正衰亦无益。

留得青山有柴烧，与癌共舞别样趣。

2017 年 4 月 14 日 21:20:23

微中医 *578*

春夏秋冬悟中医 99. 清明第十三天

多云转小到中雨，北风 3~4 级，12~25℃

傍晚下起了小雨，竟是越来越大，看天气预报说，是小到中雨。真真太好了，这场雨。俗话说"春雨贵如油"，春天的雨，是大地上万千生命的期望啊！温度的上升，阳气的回归，催开生命的萌芽，而萌芽要长大，没有雨水是不行的。有了充足的雨水滋润，有了温暖的太阳照耀，百草不长也难。

我又想到了小儿感冒的发热。小儿感冒，是"一场春雨一场暖"啊，所以不要急于给发热的孩子退热，今天我在门诊重复了数次这个话题。发热不可怕，可怕的是缺了水。给发热的孩子充足的饮水，犹如今晚的春雨，等天晴日出，是怎样一番生机蓬勃的景象！

有许多父母在孩子体温 38℃左右的时候就给用上了退热药。这好比春天出土的幼苗，在太阳下苗壮成长的时候，有人看到太阳晒着了，心疼啊，于是给她弄个遮阳伞。想象一下吧，遮阳伞底下的幼苗会是个什么样子？黄弱、羸瘦，能否过了夏天都难说，还指望她开花结果？

诗曰：

观音倾倒玉净瓶，
遍地甘霖雨蒙蒙。
聆听百草舒心笑，
母怀赤子吸吮声。

2017 年 4 月 16 日 21:04:12

微中医 *579*

春夏秋冬悟中医100. 清明第十四天

晴转多云，西风 3~4 级，12~26℃

继续介绍治疗晚期胃癌的中医祛邪之法——疏肝理气法。

这也是在治疗晚期胃癌中经常用到，甚至是必须用到的方法。因为，无论是邪热凝聚还是寒邪凝结，必然伴随发生的是气机的郁滞。我们都知道，癌瘤是有形的实邪结聚，这个结聚的物体一定会影响气机畅通，而且，大多数癌症的发生与气机郁滞有密切关系。

气机的郁滞，又反过来会加重结聚。比如河流的淤滞不通，上游不断有水下来，却走不通了，只能淤滞在河道里；下游没有水流的下行冲击，自然也是淤滞不行。因此，这个淤滞越积越重，最后的结局是冲垮堤坝，河水泛滥。在我们的身体，就是癌瘤的广泛转移，瘤体破溃。

但是，如果在淤滞之处仍有部分的流通，哪怕是细小的流通，在这里就是反其意而用之的"千里长堤，溃于蚁穴"了，随着水流的不断增强，也是会冲开淤滞，重新疏通的。当然，我们是希望能冲开河道中的淤滞，而不是冲垮堤坝。

这就需要疏肝理气法。常用药物：陈皮、青皮、厚朴、枳实、枳壳、香附、佛手、香橼、柴胡、白芍、郁金、姜黄、三棱、莪术等。

在晚期胃癌的治疗中，疏肝理气往往是与其他治疗方法配合应用的，但也不可或缺。疏肝理气，使气机疏通，随着正气的不断强大，瘀滞是会疏导开来的，当然，需要假以时日。

诗曰：

蚁穴可溃千里堤，

星火燎原不稀奇。

气畅绝症何足畏？

宣郁破结青陈皮。

2017 年 4 月 17 日 21:32:57

微中医 *580*

春夏秋冬悟中医 101. 清明第十五天

多云，北风 4~5 级，8~20℃

继续介绍治疗晚期胃癌的中医祛邪之法。

化痰散结法：不论癌瘤的形成是寒或是热，总是一个有形的结聚，也就是一种痰湿的瘀结，因此，在晚期胃癌的治疗中，化痰散结法也是常用的。常用药如半夏、陈皮、贝母、瓜蒌、天南星、紫苏子、莱菔子、白芥子等。

尤其是半夏，有燥湿祛痰、和胃降逆的作用，在各种胃病中的应用是非常广泛的。而在晚期胃癌中，半夏几乎也是不可或缺的。值得注意的是，半夏多以炮制后入药，或清半夏，或姜半夏，或法半夏。不过，半夏炮制后毒性确实小了许多，但药性也随之降低不少，以之和胃降逆、燥湿祛痰则可，但如果以之攻逐癌瘤，其作用就减弱许多了。因此，在临床用半夏治晚期胃癌，多用生半夏。我曾经让病人家属自采生半夏入药，但必须清水浸泡一日，而且与生姜久煎一小时。此时的生半夏，有明显的攻逐癌瘤作用，而未见有毒副作用。

软坚散结法：这种方法同化痰散结有许多相同之处，常用药物如黄药子、山慈菇、海藻、夏枯草、王不留行、穿山甲、牡蛎、鳖甲、龟甲、土鳖虫、壁虎、蜈蚣、蟾酥等。这是治疗晚期胃癌祛邪法中最常用的一类药，应用得宜且持之以恒，是会有一定效果的，但不要期望这类药能在短期取得明显效果。

诗曰：

> 山甲壁虎大蜈蚣，
> 蟾蜍龟鳖诸多虫。
> 性善攻逐去顽积，
> 献身救命不争功。

2017 年 4 月 18 日 22:12:32

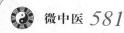 微中医 *581*

春夏秋冬悟中医 102. 清明第十六天

多云转小雨，南风 3~4 级，9~22℃

常用的治疗晚期胃癌的还有一个活血化瘀法。

如同化痰散结法、软坚散结法一样，活血化瘀法也是在其他的治疗方法中经常用到，而且是不论什么治疗中都可以应用的一种治疗方法。

痰湿瘀结，癥瘕积聚，都与血瘀有不可分割的关系。一个癌瘤中，哪是痰湿？哪是瘀血？有时候真的不容易区别。痰湿、痰浊、瘀血，多是互相夹杂的，是狼狈为奸的。虽然化痰散结、软坚散结类药物和活血化瘀类药物有明显的不同，但在应用中往往是相互配合，互相协助的。

活血化瘀类药物可分为活血化瘀和破血逐瘀两类。活血化瘀类如当归、川芎、红花、牡丹皮、赤芍、丹参、桃仁、刘寄奴、益母草等。破血逐瘀药，顾名思义，这类药活血的作用要猛烈，取效快，但是容易伤正。如三棱、莪术、水蛭、虻虫、穿山甲、土鳖虫、蜈蚣等。

关于治疗晚期胃癌，说了这么多，都是些泛泛之论，没有那种独特的、专病专药的效方，真的没有。这许多年来，对各类晚期癌症的治疗，有许多的探索、实践。近些年来，倾向是大方、复合，扶正祛邪兼顾，宜寒则寒，宜热则热，化痰、软坚、活血、化瘀，综合治理，不图速效，但求稳定，于稳定中徐图缓进。

今天看新闻，朝鲜半岛的形势好像又趋于缓和，大战一触即发的势头有所遏制。这也是数国纠结多年的一个癌瘤啊，可是，有谁能做到快刀斩乱麻呢？刀虽快，切下去，乱麻可断，但是，几百万上千万平民百姓的生命呢？还是坐下来慢慢谈吧。就如治癌，猛药可以速效，但是五脏六腑的功能呢？

诗曰：

快刀虽可断乱麻，乱麻断后成废渣。

满目疮痍谁收拾？饿殍遍野哪是家？

2017 年 4 月 19 日 21:32:50

微中医 *582*

春夏秋冬悟中医 103. 谷雨第一天

多云，北风 3~4 级，9~22℃

今天谷雨，而且是清明后第十七天，好像这个节气有点姗姗来迟的意思。也许是吧，毕竟是春季的最后一个节气了，总有些恋恋不舍，总有些心有不甘。

理解，理解。理解北风的不甘，理解南风的急切。但是，从立春后，我发现总是南风和北风的来往，也就是阴和阳的来往。不是南风压倒北风，就是北风压倒南风，中间有过一天的西风。我想，这大约是双方势均力敌，无可奈何之际，拉一个垫背的吧。

"清明无晴，谷雨无雨"，这是清明时候我们说的。今天的天气不是支持我，是支持千百年来的东方文化。谷雨后，下一个节气是立夏，夏天来了。

让我们迎接夏天吧，这个热烈奔放的季节，没有夏天，要个春天做什么？

诗曰：

春雨惊春清谷天，
夏满芒夏暑相连。
却迎盛夏结硕果，
不使秋时蚂蚱烦。

2017 年 4 月 20 日 22:16:59

微中医 *583*

春夏秋冬悟中医 104. 谷雨第二天

多云转晴，北风 4~5 级，6~15℃

还回来说晚期胃癌的中医治疗，最后一个，也是最好的一个良方："不怕它"。

到目前为止，各种癌症确实还是不容易治疗的疾病。除了前面我们说到的，早期发现的手术治疗之外，大多的晚期癌症，还是没有确定有效的治疗方法。癌症是不容易治疗的病，但绝不是"不治之症"，患了癌症也绝非被"宣判了死刑"。

癌症不是"不治之症"。有许多晚期癌症病人在各种治疗方法的帮助下，可以长期带瘤生存，也有许多病人在长期带瘤生存后逐渐发现瘤体缩小，最后消失了。

所谓患癌后就如被宣判了"死刑"，其实不用怕，试想，我们哪个人没有被"宣判死刑"？每一个人从出生开始都是在走向死亡，并非是确诊癌症后才宣判的。

怕，是因为"贪"。"贪"什么？生。因为贪生，所以怕死。既然从出生即宣判了死亡，那何怕之有呢？如果不贪生，知道这世界所有的生命都是有生有死，也就不贪了，不贪了，也就不怕了。

我见过不少老年人，确诊癌症后，失去了手术机会，明智的家人选择了不治疗，也没告诉病人。结果，有肝癌存活 5 年的，有肺癌存活 4 年的。我见过最棒的是一位四十多岁的肝癌病人，这个他自己完全明白，但是他真的不怕，都是自己来门诊，研究一些中药的应用，坚持了 5 年，后来发现自己咯血，去拍片一看，肺癌（不是转移瘤，是原发）。他索性都不管了，坚持了将近一年，最后故去。

反面的例子太多了，就是一个"怕"。怕，会使精神垮台，全身失去精神支撑，衰竭是很容易的。

所以，我把"不怕它"作为治疗晚期癌症最好的药物奉献给大家。长期服用，必有良效。

诗曰：

万千生命各短长，
龟寿蚊期自歆享。
不贪不怕尽自然，
笑谈生死喜洋洋。

2017 年 4 月 21 日 21:40:01

微中医 *584*

春夏秋冬悟中医 105. 谷雨第四天

晴转多云，南风 3~4 级，15~26℃

这些日子，经常有人来讨论自己身体湿气重的问题。来说这些问题的，好像又不是有什么大事，但是，总感觉自己乏力、困倦、嗜睡等。

其实，这都是有些脾虚。脾主运化，运化水湿。脾气虚弱，摄入体内的水谷，超过了自身的运化能力，所以，承受不了了，在体内淤积下来，就是湿气了。

关键的，是摄入过多，超出了脾胃的运化能力。比如一部车子，核定载重 5 吨，你给它加了 6 吨。没问题啊，可以超载，可以继续跑。但是，如果长期下去，总是会有承受不了的时候，这个时候，就是脾虚。

因为脾虚，饮食摄入的水谷无法运化，就只有瘀滞。这个瘀滞，就是水气在体内的淤积，出现眼睑浮肿、乏力、嗜睡、腰膝酸软等。

所以，控制摄入，减轻脾胃负担，是最重要的。

对这种情况，可以尝试适当辟谷。

诗曰：

> 辟谷辟出体中瘀，
> 辟谷辟出体内邪。
> 体内本来多瘀滞，
> 减少瘀滞唯减荷。

2017 年 4 月 23 日 22:15:03

微中医 *585*

春夏秋冬悟中医 106. 谷雨第五天

阴转多云，南风 3~4 级，9~25℃

关于辟谷，在《微中医》第 152、153、154 期做过详细的介绍，请大家参阅。今天主要说说吃。

辟谷不吃，也只是几天，大多数的时候，我们是必须要吃东西的，不吃东西是不行的。关键是如何吃。

吃是维持生命活动的根本，吃进去的各种食物，为我们提供生命活动必需的热量。动物对吃是不讲究的，只要是能吃的就吃。人类在原始社会，也是这样的。但是，当食物有了富余，人们便开始研究怎么吃得好一些。这一下不得了，看看如今林立的酒楼，看看各家在厨房花费的心思吧。

需要复杂烹调的食物，往往是难以消化的，而且过度烹调，会加重脾胃负担。精致烹调的食物迎合了人们对美食的欲望，也往往会吃得过多，加重脾胃负担。

其实，这个吃，大可不必这样。干净、熟，是基本的两个要素。近些年来，一直提倡尽量减少各种烹调，各种谷物、鱼、肉，以清水煮熟为主要烹调方法。这样做，有许多好处，一是减少了脂肪摄入；二是厨房干净，抽油烟机可以不必经常清洗；三是减少了多种致癌物质的摄入；四是做饭省事多啦……

清水煮熟的食物，保持了各种食材原有的色、香、气、味，是一种至高境界的美食。要知道，所谓美食，满足的是舌、齿、唇颊的快感，而真正体味食物的馨香，须用心……

诗曰：

> 凡是食材皆有生，
> 彼生舍生益我生。
> 我生得生当感恩，
> 莫贪口福多伤生。

2017 年 4 月 24 日 21:34:26

微中医 *586*

春夏秋冬悟中医 107. 谷雨第七天

晴，北风 3~4 级，9~20℃

入春以来，百花盛开，大家相约到山野，到花圃，踏青赏花，眼观鲜花之灿烂，鼻嗅鲜花之馨香，流连忘返。但是，也有许多人享受不了这种美景，享受不了这种馨香，花粉入鼻，轻则咳嗽、流涕，重则哮喘，或遍身风疹、风团，瘙痒不已，痛苦不堪。近些日子来，因为花粉过敏，发生哮喘、荨麻疹、风疹、鼻炎的人很多。

花粉，应春暖而生，其性温燥，其质轻，其味香烈。随风飘散，从口鼻入肺。肺为娇脏，不耐寒热，花粉入肺，循经走窜，入里，与邪热相合，阻遏气道，发为哮喘；肺主皮毛，散于皮毛则生发皮疹、斑疹瘙痒；郁于鼻窍则鼻流清涕，或鼻塞不通。

不是所有的人都对花粉过敏。能对花粉过敏的，多是体内有伏邪之人。这个伏邪，是深伏于肺经的邪热。也就是在肺中平素就有这种邪热存在，身体正气强的时候，能够抑制着它，但当外界这种温燥的细微物质随呼吸入肺，引动肺内伏邪，就会发生各种症状了。这也就是为什么过敏的人每到一定的时候就会发作的原因。

诗曰：

春来鲜花遍山开，
游人如织悠悠哉。
忽然鼻塞呼吸难，
乐极生悲殊可哀。

2017 年 4 月 26 日 21:43:00

微中医 *587*

春夏秋冬悟中医 108. 谷雨第八天

晴，北风 3~4 级，14~24℃

当然，引发过敏性疾病的不仅仅是花粉，还有如油烟、香烟、各种油漆、农药等。只是这个花粉，犹如一个披着美丽外衣的毒蛇，引诱人亲近它，却又反过来伤害人，殊为可恨。

治疗荨麻疹、风疹的常用方剂，非消风散莫属。药有荆芥、防风、川芎、羌活、蝉蜕、僵蚕、茯苓、藿香、人参、厚朴、陈皮、甘草，这是《太平惠民和剂局方》中的；另外《外科正宗》里也有个消风散，药有生地黄、当归、防风、蝉蜕、知母、苦参、胡麻仁、荆芥、苍术、牛蒡子、石膏、甘草、木通。二方所治大致相同，从用药看，前方偏于疏散风热，后方偏于清热凉血，临床应用可以据证互参。

祝谌予祝老的过敏煎也为临床所习用，药物由防风、银柴胡、乌梅、五味子四味组成，根据不同病情有不同加味：荨麻疹属风寒者加桂枝、麻黄、升麻、荆芥；风热加菊花、蝉蜕、金银花、薄荷；血热加牡丹皮、紫草、白茅根；热毒内盛加连翘、金银花等；哮喘加葶苈子、杏仁、苏子、白芥子、莱菔子；紫癜加藕节炭、血余炭、荆芥炭、墨旱莲、仙鹤草等；鼻炎加白芷、辛夷、苍耳子、石菖蒲等；对冷空气过敏，加桂枝汤。

诗曰：

言辞华丽水太深，

衣着艳美少情真。

识人识物理一贯，

不看外表看内心。

2017 年 4 月 27 日 21:22:14

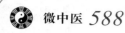 微中医 *588*

春夏秋冬悟中医 109. 谷雨第九天

晴，北风 3~4 级，15~28℃

　　对过敏性哮喘的治疗除了前面说的过敏煎加三子养亲汤之外，麻黄附子细辛汤、麻黄汤、麻杏石甘汤等也可据情选用，但必须是在辨证的基础上酌情应用。

　　过敏性鼻炎也是临床常见病证，除了闻异味或冷空气刺激即流清涕且喷嚏不止的单纯过敏性鼻炎外，该病往往会和慢性鼻炎、副鼻窦炎等混合发作，治疗就需区别情况，风寒者宜发散风寒，风热者宜疏散风热，痰热者清热化痰，同时注意宣发肺气，因为鼻为肺之门户，鼻肺之间会互相影响。治疗鼻炎的专药如苍耳子、辛夷、白芷、蜂房等都可酌情加用，可以提高疗效。

　　蜂房是治各种鼻炎的专药，尤其对于过敏性鼻炎有很好的祛风解毒作用，除入煎剂应用外，还可以蜂房 6~10 克，切碎，鸡蛋一个，搅拌入锅煎至蛋熟，分两次食用，服用方便，而且入口有香味，尤其适合小儿。

　　还有一个偏方，黄柏 10 克，苍耳子 10 克，加香油 30 克共入锅，极慢火加热至苍耳子呈焦黄色，去渣，置冷后点鼻，日数次，亦有良效。

　　诗曰：

<blockquote>
百花丛中百蜂忙，
酿得香蜜供人尝。
秋来空巢枝头立，
祛风解毒功效良。
</blockquote>

2017 年 4 月 28 日 21:49:34

微中医 *589*

春夏秋冬悟中医 110. 谷雨第十一天

晴转多云，南风 3~4 级，15~30℃

春夏之交，气温上升快，下降也快，今天竟然最高到 30℃ 了，直接就是夏天的节奏了，然而，看天气预报，过几天会有个大的降雨过程。

依然是南风和北风的较量，阴和阳的较量。在这种拉锯战中，最易受伤的还是我们的身体。

想起来一些抗战小说中的敌占区和我方根据地交界的地方，白天鬼子来，晚上八路军来，中间最苦的是老百姓。白天鬼子来，害怕，还不得不应付；晚上盼望八路军，可是到了明天还要走。这中间老百姓的苦楚可想而知。

就是在这样一个春夏交替的时候，我们的身体在南风和北风的揉搓中过着提心吊胆的日子。盼望温暖的夏日，畏惧不时反扑来的寒气。而在这个时候，阳气的升发已经有了些时候，自然气温上升，也是风温邪气猖獗的时候。

风温邪气，是自然界中潜伏的一种邪气，在气温上升时得其时宜而发的邪气，与风相合，风善行数变，温热又易生风动血，因此风温伤人，来势急骤，变化快，伤人重。

最常见的如流行性感冒、流行性脑炎等。

诗曰：

春夏之交气温高，
北风不甘把枪交。
寒热相错难将息，
慎避风温百病消。

2017 年 4 月 30 日 21:48:03

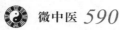

微中医 *590*

春夏秋冬悟中医 111. 谷雨第十二天

多云，东南风 3~4 级，13~29℃

中医外感病，基本分两大类，一类是伤寒，一类就是温病。

冬日寒气重，人多伤寒。入春之后，阳气渐升，至春末夏初，阳气日隆，大地一片生机勃勃，这是正面的，没有这个阳气日隆，便没有这个生机勃勃。然而，隆盛的阳气也会成为伤人的邪气。受到这个温热邪气伤害发生的疾病，就是温病。

在《微中医》第 3 期，说感冒多因受寒。在身体猝然受寒，毛窍骤闭的时候，邪气留着于肌肤之内，机体抗邪，正邪交争，出现寒战、发热。这是指伤于寒邪的一类疾病，也就是我们常说的普通感冒。而温病，是不同于普通感冒即伤寒的。这是自宋至明清时期的医家们都已经明确认识到了的。

温病的致病邪气是温邪。温邪是阳邪，其性善动善变，起病急骤，变化快。春末夏初的阳气隆盛，也使温邪随之炽盛。所以，在这个时期至夏秋，多见温病。

温邪伤人，多起病急骤，变化迅速。而且具有传染性、流行性、季节性、地域性。这就必须和现代医学的传染病相联系了。

诗曰：

> 阳气日盛生机隆，
> 遍地葳蕤绿葱葱。
> 蕃茂暗处藏杀气，
> 天地之心谁能明？

2017 年 5 月 1 日 21:38:33

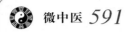

微中医 *591*

春夏秋冬悟中医 112. 谷雨第十三天

晴，东南风 3~4 级，13~30℃

中医对温病的认识有个漫长的过程，在长期的和疾病做斗争的实践中，古代医家们积累了丰富的经验，同时也随着时代的变化而不断丰富着自己的理论。

在汉、唐以前，温病包含在伤寒中，治温病多用伤寒方；至宋，温病始从伤寒中分离出来，因为大家感觉得到，温病的致病邪气是不同于单纯的寒邪的，治温病用伤寒方有效、有不效，不能完全依赖伤寒方。到元、明、清时期，温病理论日臻完善，形成了独立的理论体系。这是实践的结果，是不断接受新事物，研究新问题的结果。

在这个时期，医家们发现温病致病因素不同于伤寒，是"天地间别有一种疠气""无问老少强弱，触之者即病"。这种描述，就近似于现代的传染病了。

到近代，随着科学技术的进步，人们发现了微生物，发现了各种细菌，各种病毒。传染病，是由感染了特定的致病微生物所发生的。温病和传染病，理论体系不同，但都是对同一事物的不同解释，彼此间没有矛盾，没有对立，只有互相的借鉴，互相的补充，然后是共同的提高。

诗曰：

中医绵绵西医新，

相同一颗济世心。

彼此尊重取长短，

造福百姓功不分。

2017 年 5 月 2 日 21:12:15

微中医 *592*

春夏秋冬悟中医 113. 谷雨第十四天

多云转小雨，南风 3~4 级，14~26℃

对温病的治疗，中医、西医各有专长。西医，是针对不同的病原微生物而有不同的抗生素或抗病毒的药物，在对某种细菌、病毒等病原微生物有准确的杀灭性的时候，这是非常有效的。如对结核病、疟疾的治疗。但是，对于大多数的感染性疾病的治疗，还是缺乏这种针对性的方法。而现代医学最有效的，是针对各种传染性疾病的预防。各种疫苗的使用，让现代的人们避免了多少传染病的伤害啊，如霍乱、天花、麻疹、传染性肝炎，等等。

中医对这类疾病的治疗，则是着眼于病人目前的表现，而不是去关注是什么病原菌的感染。不论是三焦辨证，还是卫气营血辨证，还是伤寒的六经辨证，"有是证用是药"，在表解表，在里清里，在血理血，在气理气。2003 年的非典，是一次典型的温病流行。在我们这里，没有见到非典病人，根据后来疫情结束后参与非典治疗的专家们的综合结论，中医参与非典治疗的疗效是肯定的，而且没有太多的后遗症。

无论如何，时代在发展，科技在进步。衷心地希望，中医西医，携手并进，摒弃门户之见，只是为了人类的健康……

诗曰：

> 昔日天花曾猖獗，
> 牛痘种下除病魔。
> 中西携手为大众，
> 华佗能奈小虫何！

2017 年 5 月 3 日 22:09:56

微中医 *593*

春夏秋冬悟中医 114. 谷雨第十五天

雨，阴转多云，南风 3~4 级，13~23℃

　　昨天"诗曰"的最后一句是"华佗能奈小虫何！"是借用了毛主席的"华佗无奈小虫何"，是说当年血吸虫病流行，虽华佗再世，也无可奈何。然而，时过境迁，当代华佗已经远远胜过昔日华佗。

　　作为我们普通大众，对于各种传染病，除了及时就诊，及时治疗外，需要我们好好做的，就是一个预防了。

　　预防各种传染病，上面说过，当代华佗已经远远胜过昔日华佗，现在我们的预防免疫系统链，已经做了大量的细致工作。天花已经在30年前被宣告全球灭绝；霍乱、艾滋病、流脑、乙脑、出血热、伤寒、麻疹、麻风等各种传染病也都得到了非常有效的控制，已经完全不是中华人民共和国成立前那种瘟疫流行、传染病肆虐的局面了。

　　所以，我们普通大众除了及时、完整地做好防疫免疫工作外，最重要的就是强壮我们的身体了。中医的"正气存内，邪不可干"并不是一句空话。事实上，每次传染病的流行，也不是所有的人都会感染，都会发病。体质强壮的人，对于感染的病原菌，有很强的防御能力，即使不能完全防御，发病后的表现也会轻许多，恢复也会快许多。

　　民间许多传统的防疫方法，在做好充分的预防免疫的基础上，也还是非常有用的。如硫黄、苍术、艾叶的熏蒸；春天的蒲公英、茵陈，夏秋的葱、蒜、姜等都是有效的预防各种传染病的良方。尤其是大蒜，虽然吃大蒜后口气欠佳，但对于预防多种肠道以及呼吸道传染病，是十分有效的。

　　诗曰：

兄弟七八个，

围着柱子坐。

入口香且美，

防病人人乐。

2017 年 5 月 4 日 22:06:49

微中医 *594*

春夏秋冬悟中医 115. 立夏第一天

多云，南风 3~4 级，9~25℃

今天立夏，弄几句诗，换换口味哈。

夏天之歌

春天，太阳伸出手

拉动一个巨大的风箱

来回鼓荡着，鼓荡着

吹出南风和北风

把冬天炉膛里的火种

从一颗微弱的赤红火粒

吹成了熊熊的燃烧

吹成了夏天

天地之间

这个巨大的火炉

在夏天里燃烧起来

太阳以十二分的热情

向炉膛里不断地添加着

优质的金色煤炭

南风和北风

更加有力地鼓荡起来

大地奉献出她丰腴的身体

在南风和北风的鼓荡里

在金色煤炭的燃烧里

她的肚腹渐渐隆起

阳光水风氤氲交融

阴阳和合气血汹涌

田野间青涩的果

屋檐下麻雀夫妻兴奋的笑容

我徜徉在夏天里
徜徉在夏天的熏风里
徜徉在夏天的温度里
感受着夏天的炽热
理解着夏天的热情
没有夏天，要春天做什么
没有夏天，秋天收什么
没有夏天，冬天藏什么？

以上是新体诗，按照惯例，还应有个古体诗：

春来和风气温升，
入夏蒸腾天地中。
不经溽暑无成熟，
无秋更难度寒冬。

2017 年 5 月 5 日 21:39:26

微中医 *595*

春夏秋冬悟中医 116. 立夏第四天

阴，小雨，南风 3~4 级，13~23℃

"夏三月，此谓蕃秀，天地气交，万物华实，夜卧早起，无厌于日，使志无怒，使华英成秀，使气得泄，若所爱在外。此夏气之应，养长之道也。逆之则伤心，秋为痎疟，奉收者少，冬至重病。"

这是《素问·四气调神大论》中关于夏天养生的那段著名条文。每年四季，立春到立夏，立夏到立秋，立秋到立冬，立冬到立春，各是三个月，四季也是依据这个确定的。

"夏三月，此谓蕃秀"，蕃是茂盛，秀是华美。天地阳气自春开始生发，至夏洪盛，万物以阳气洪盛而生长茂盛、华美。所以说万物生长靠太阳。

"天地气交，万物华实"，天地之气，含阳光、水、风。只有阳光的照射，没有水的滋润，万物只有焦燥不会有蕃秀；只有水的滋润而没有阳光的照射，万物只有寒湿不会有生机；阳光的照射，水的滋润，又须有风的流动，有流动才是"交"，上下交，南北交。这就是天地气交，也就是前天诗里的"阳光水风，氤氲交融／阴阳和合气血汹涌"。有了这个天地气交，有了这个氤氲交融，才有"万物华实"。华是华美，实是充实，是强壮。

下一句说到我们人类，明天再说。

诗曰：

天地气交万物生，
阳光下照水上行。
风气周流生机旺，
阴阳和合化无穷。

2017 年 5 月 8 日 21:32:17

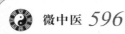 微中医 *596*

春夏秋冬悟中医 117. 立夏第五天

阴转晴，3~4级，11~22℃

"夜卧早起，无厌于日"，在《素问》关于四季养生的条文中，都有提到睡眠。春天和夏天是"夜卧早起"，秋天是"早卧早起"，冬天则是"早卧晚起"。春夏天只说夜卧，没说早晚。想想黄帝时期，没有网络，没有电视，也没有城镇，人们居山洞或简陋的茅草小屋，天黑下来的时候，四周狼嚎虎啸，大概人们是不会晚饭后再出来散步或遛弯或广场舞什么的，把山洞或茅屋的门挡严实，就只有睡觉了，因此，古人是"日出而作，日入而息"的，所以，秋天和冬天强调"早卧"，是因为天冷；而春夏，虽然天气暖和了，可以稍晚些睡，但谁也不会太晚。

然后，春夏秋都是早起，只有冬天，不但早睡，还要晚起。这是为什么呢？再看经文：春三月，"夜卧早起，广步于庭"；夏三月，"夜卧早起，无厌于日"；秋三月，"早卧早起，与鸡俱兴"；冬三月，"早卧晚起，必待日光"。春天，广步于庭，应该是出太阳或将要出太阳，不然，黑咕隆咚地"广步于庭"，应该小心虎狼之类吧？秋天早些，"与鸡俱兴"。记得小时候家里的公鸡早晨打鸣，春夏秋天多是天亮了或蒙蒙亮；冬天公鸡打鸣的时候，则天还很黑，大约是四五点钟的时候。秋天地里活多，必须早起，"与鸡俱兴"。而春夏冬天，都有一个重要的标志，就是太阳。夏天，"无厌于日"，冬天则"必待日光"。

太阳，一切的生命都是因于太阳。太阳的光芒照射了大地，几十亿年的阴阳氤氲，气化蒸腾，大地滋生了万千生命。有阳光则有生命，无阳光则无生命。"逆之则灾害生，顺之则苛疾不起"，即使是夏天，太阳离大地近了许多，天气炎热，有时候人"热得喘不过气来"，但在早晨，也还是"夜卧早起，无厌于日"。日，能"厌"吗？敢"厌"吗？中午时分，稍避避也就可以了。

诗曰:

太阳照耀四季生,
阴阳和合赞育功。
顺之蓄秀代代传,
相逆难寻华实踪。

2017 年 5 月 9 日 21:25:36

微中医 *597*

春夏秋冬悟中医 118. 立夏第六天

多云转晴，南风 3~4 级，17~32℃

再一句，是"使志无怒"。上面说到，是"蕃秀"，是"华实"，蕃秀和华实的基础是舒展，是到了夏天的尽情舒发，是尽情生长。

如果是怒，怒是郁滞，是压抑。因此，入夏之后，没有舒展，没有生长，而是一种压抑，是一种郁滞，可以想见，那种憋闷，那种不舒展，是多么的郁屈。

"使志无怒"，是从反面说，整个一个夏日，是生长，是蕃秀。因此，不要怒，不要郁。只有这个舒展，只有没有怒，没有郁，才有蕃秀，才有华实。

因为舒展，因为顺畅，所以"无怒"，所以"华秀成实"。

诗曰：

> 夏来阳气隆盛时，
> 万物蕃秀无犹疑。
> 若得华实秋有获，
> 须得无怒才适宜。

2017 年 5 月 10 日 21:54:51

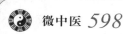微中医 *598*

春夏秋冬悟中医 119. 立夏第七天

多云，南风 3~4 级，13~32℃

无怒则舒，舒则展，舒展了，气顺了，自然生机勃勃，"华英成秀"。

事实上，怒是任何时候都不该有的，岂止夏天？春天不用说，春天是最忌怒的，万物生发，怒则郁滞，生发受阻，夏无长，秋无收，冬无藏；秋天可以怒吗？也不可以，秋天万物成熟，都满怀喜悦地去收获，怒则没有了收获的喜悦；冬天更不可以怒，冬天要收藏，要内敛，怒是外向的，与收藏内敛反其道，收藏不利，这个冬天是过不好的。

怒是七情之一，是最伤人的情志。虽然，古人"冲冠一怒"，只为红颜，留下一段佳话；岳武穆"怒发冲冠"留下千古绝唱，但风波亭上，强权之下，怎么怒也无济于事了，只留下千古凄凉。

夏天无怒，生机勃勃，"使气得泄"，泄，是舒展，是抒发，只有舒展、抒发，万物才能在阳光的温暖中，吸收大地精华，然后才能"使华英成秀"。

夏天阳气在外，怒是种阳性的情志，怒生火，这个因怒生成的火，是邪火，是贼火。这个贼火，易与在外的阳气相合，让阳气化为邪火，这种情况下，本来是为了生长成熟的阳气变成了邪气，不但不会有助于生长，反而会使机体邪热充斥，如同醉酒的司机驾车狂奔一样，结局是不难预料的。在我们的身体，这种状态下也是这样，邪热伤津耗液，败坏脏腑，是难以"蓄秀"的。

诗曰：

> 怒发冲冠唱雄风，
>
> 马革裹尸尽精忠。
>
> 风波亭上英雄泪，
>
> 奸佞作祟枉建功。

2017 年 5 月 11 日 21:54:20

微中医 *599*

春夏秋冬悟中医 120. 立夏第八天

晴，北风 3~4 级，21~30℃

"若所爱在外"，这是句很耐人寻味的经文。人之所爱，无论是名，是利，还是情，无不是私意。没有谁将自己的内心所爱公诸天下，与人分享的。但是这里要求是"在外"，外，也就是公诸天下，与人分享。

为什么要这样呢？夏天，阳气在外。一日之夏是中午，一年之夏是现在，人生之夏是盛年。这都是一个热情洋溢、汹涌奔腾、蓬勃旺盛的时间。这种状态只有在天地间这个广阔无边的空间中才能实现，如果是拘泥于私人内心，一个人的胸怀与天地相比是太狭窄了，无法实现这种汹涌奔腾，只有放诸天地间，才能"使气得泄"，才能"使华英成秀"。

这就是夏日养生的要义：精神舒展，气血流畅，与天地同气，与气交合节。这样，夏日就能够养成充足的精气，在青少年，经历一次夏天，体格又一次地成熟强壮，如春蚕之蜕皮；在中老年，经历一次夏天，是又一次的淬炼，更柔韧了；夏日养精，秋有所收，冬有所藏，是缓步人生，阅天地景致的必需，也就使得晚年更丰富多彩。

因此，这些就是"养长之道""逆之则伤心，秋为痎疟，奉收者少，冬至重病"。夏天就是一个"长"，长好了，顺应自然，是一个风调雨顺欢乐年；长不好，"逆之"，至秋无所收获，想想冬天怎么过？人不是寒号鸟，只图眼前，秋无所收，心气萎靡，岂能不伤不愁？于是，秋有痎疟（一种使人瘦弱的病，泛指消瘦的各种病），冬至重病。如此，岂不哀哉？

诗曰：

> 夏天逍遥寒号鸟，快乐无比眼前饱。
>
> 无长无收冬将至，寒风瑟瑟命没了。

2017 年 5 月 12 日 21:43:45

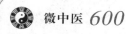 微中医 *600*

春夏秋冬悟中医 121. 立夏第十天

晴转多云，北风 3~4 级，14~26℃

《素问》中还有一段重要的经文，顺着前面讨论的话题，再继续讨论这一段经文："夫四时阴阳者，万物之根本也，所以圣人春夏养阳，秋冬养阴，以从其根，故与万物浮沉于生长之门。逆其根，则伐其本，坏其真矣。故阴阳四时者，万物之终始也，死生之本也，逆之则灾害生，从之则苛疾不起，是谓得道。"

四时阴阳，万物根本，春夏秋冬的交替，阴阳的变化，是大自然众生万物生成、繁衍，代代不息的根本，我们的《微中医》近 600 篇，也一直围绕着这个根本，不离这个根本。

"所以圣人春夏养阳，秋冬养阴"，这是个重点。所谓养，就是培养、护惜的意思。阳，是人体的阳气。为什么要春夏养阳呢？其间有二层意思，一是春夏是阳气旺盛的季节，我们的身体阳气在外，易于耗散；二是阳气是生成阴精的动力，没有阳气就无法生成阴精，夏天生不好阴精，至秋就无好的收获，冬无好的贮藏。因此，为了秋冬的收获贮藏，就要培养护惜阳气，使之能强劲有力地生成阴精。所以春夏要"养阳"。

春夏秋冬，各个季节有各个季节的特点，每个季节又是下一个季节的基础，环环相扣，密切关联，这就是大自然，这就是生命的根本。

孔夫子说："君子有三戒：少之时，血气未定，戒之在色；及其壮也，血气方刚，戒之在斗；及其老也，血气既衰，戒之在得。"少年是人生之春，壮年是人生之夏秋，老年是人生之冬。壮年，血气方刚，也就是阳气在外，易于耗伤，若善斗、好斗，阳气耗散过度，至老年，没有不早衰的。所以，壮年，人生夏天，戒之在斗，也是养阳，培养护惜阳气。

诗曰：

> 少年如春气血嫩，好色伤伐身早衰。
>
> 及壮力强多争斗，老来羸弱殊可哀。

2017 年 5 月 14 日 22:06:09

微中医 *601*

春夏秋冬悟中医 122. 立夏第十一天

多云，阵雨，北风 3~4 级，13~26℃

《素问》说"夏三月……使志无怒"，孔夫子说中年"戒之在斗"。斗，都是由怒气所发；怒气发作，必然是斗。《黄帝内经》的成书年代和孔夫子的生活年代大致相同，不知道是巧合还是两者有些联系？还是东方文化的一致性？虽然说法不同，但道理是一样的。

夏天和人到中年，都是热烈成熟的时候。因此，要十分护惜阳气，这是养生最主要的。现在大家都注重养生，但多数是讲究怎么吃，吃什么。吃固然是重要的，而人的精神是更重要的。

护惜、培养好阳气，夏季能够有强劲的生长动力，能够化生充实饱满的阴精，这就是"以从其根"。从其根，根本牢固，就能"与万物浮沉于生长之门"。"浮沉"，是与万物同生同灭，"生长之门"，完整的说是生长壮老已之门，"门"，道路也。固护根本，根基坚强牢固，就能够如同万物，完成生长壮老已的自然生命历程。顺乎这个自然规律，就能"与万物浮沉于生长之门"，尽享生命之欢乐；"逆其根"，不知道"春夏养阳，秋冬养阴"，或者知道了也不去做，做不到，只贪图眼前享受，一时之快，那就"伐其本，坏其真矣"，其真坏，阳气势微，阴精枯竭，"则灾害生"，灾害生，则命不久矣。

而"从之则苛疾不起，是谓得道"。不要把这个"道"看得那么神秘，这个"道"，就在每个人的身边，是自然规律而已，人人都能得到道的。

诗曰：

> 人生生长壮老已，
> 万物众生同此理。
> 得道失道无神仙，
> 修短苦乐在自己。

2017 年 5 月 15 日 21:42:50

微中医 *602*

春夏秋冬悟中医 123. 立夏第十二天

晴，南风 3~4 级，18~29℃

还是要讨论下夏季饮食。我们一日三餐，与身体健康的关系是十分密切的。

夏天的气候是六气中的"暑"，所以，我们也经常称夏天为"暑天"。暑是炎热，至夏非暑热万物无以生长，非有这个暑热不可。在炎热的暑天，多数人喜欢吃凉润饮食，因为凉润的饮食可以"消暑"，可以除去暑热给人带来的不适和不快。

这个凉润饮食符合夏季饮食特点。注意！是凉润！而不是苦寒，不是寒凉。凉是适当的低温，润是甘润，是滋润。这样的食物可以降低炎热对人的阴津的消耗，可以补充体内阴津。凉润食物如各种豆类，五谷杂粮，多种水果蔬菜如西瓜、黄瓜、西红柿、甜瓜等。

食物苦寒和过度寒凉会伤害脾胃以及其他脏腑。因为夏季阳气在外，在内的脏腑偏于虚寒，苦寒和过度寒凉会雪上加霜，使脏腑功能因寒而凝滞。

年轻人在夏季喜欢冰镇啤酒，喜欢大量的冷饮。偶尔为之则可，时时为之则不可。夏季喝多了冰镇啤酒和冷饮而腹痛、腹泻的不少见吧？

前面几天讲了"春夏养阳"，这个凉润是养阳的重要保障。没有凉润的阴津，阳气是不会凭空产生的。所以，夏天的凉润饮食符合"春夏养阳"的基本原则。

诗曰：

> 夏日炎热多耗津，
> 凉润饮食得天心。
> 自来阴阳相既济，
> 养阳最妙是用阴。

2017 年 5 月 16 日 21:39:28

微中医 *603*

春夏秋冬悟中医 124. 立夏第十三天

晴，南风 3~4 级，20~32℃

夏季的主气是暑。这个暑是六气之一，典型的暑气是在夏至后到立秋这段时间内，现在到夏至还有一个多月，这段时间的气候特点是升，从春天的温和慢慢地到温热、炎热，然后是暑。好比烧一锅水，开始加热，水温慢慢上升，手试是温和舒服的，然后有点烫，再然后，开锅了，你再伸伸试试？

虽然到暑热还有一段时间，但这个时间段不是截然划分的，每个季节有不同的主气，春风、夏暑、长夏湿、秋燥、冬寒，是主流，但每年阴阳之间的协作和抗争都有急有缓。所以，这个主气的来临也就有时早有时迟，有时强烈有时弱，强烈是太过，弱是不及，太过和不及就是邪气了，六淫邪气。

暑邪是一个纯粹的外邪，不像其他邪气，还有个内邪。暑邪是火热所化，是从春天开始的气温上升到一定极限的时候生成的，所以，暑邪是个单纯的外邪，是外界自然气候所生。

暑邪为阳邪，其性炎热。这是自然的，既然是气温上升所致，必须是炎热的。因此，暑邪伤人，必然出现一系列阳热炽盛的表现，如高热、面红、烦躁，甚至神昏等。

暑邪既为火热所化，必有火热邪气的特性。火性上炎，升散开泄，邪气中人则多见头痛、多汗、口干、大便干结、小便短赤等。

暑邪伤人，又易挟湿。湿为长夏主气，是夏末秋初间那段又热又湿的日子，也就是我们这里常说的"六月连阴天"，也就是开锅的日子，这个热气蒸腾的时候就是长夏季节了。既然暑为夏季主气，所以，到了湿气重的时候，暑邪易与湿邪相合伤人，多见发热，胸闷呕恶，肢体困倦等。这类病往往发病快，病情重，多见生命危险。

诗曰：

暑为阳热所化生，天地蒸腾氤氲中。

万物不得此番气，何来饱满过寒冬？

2017 年 5 月 17 日 21:38:22

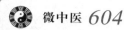 微中医 *604*

春夏秋冬悟中医 125. 立夏第十四天

晴，南风 3~4 级，21~34℃

既然说到了暑，就必须说说"热"了。"热"也是六气之一，只是，六气中其他五气都有各自相应的季节，只有这个热，没有相应的季节。这其中原因有二。

第一，热是自春开始发生的气候变化，而春天气温的上升是个缓慢的过程，如同上面说到的，天地这口大锅，在春天刚开始生火，温度需要慢慢上升，春天是多风的季节，春天的气候特点又多与风的关联大些，所以，春天以风为主气。

第二，热虽是六气之一，但所有的生命是靠着这个热维持的，在所有生命的全过程中必须维持一定的体温，没有体温便没有生命。因此，它没有特定的季节相对应，而是四季都有。热是如何产生的？热是阳气所生发，所以，没有了热就没有了阳气，没有了阳气也就没有了生命。因此，热是生命全过程必须有的。

这是六气的"热"。那么六淫的"热"呢？也是如此。你看，无论春夏秋冬，何时都有发热的疾病。春有春温，夏天不用说，秋有秋燥（秋燥有寒有热，属温燥者自是热证），长夏有湿温，冬有冬温，这些温病都是邪热所致。所以，"热"作为六淫之一，也是随时都会发生的，而不局限于某一季节。

六淫邪气中的"热"，与"温""火"，同性同质，只是程度不同而已。一般说，热为温之渐，火为热之极。也就是温重则是热，热重则是火，但许多时候也常见温热、火热并称。还是那口大锅，在点火之初，有点温，然后全锅皆热，继续加热，锅内沸腾了，在四季六气是为暑，在六淫邪气就是火（热）了。

诗曰：

　　　　天地一口硕大锅，芸芸众生无限多。

　　　　全赖那轮红日照，四季处处有赞歌。

2017 年 5 月 18 日 21:58:53

微中医 *605*

春夏秋冬悟中医 126. 立夏第十五天

多云，南风 3~4 级，17~34℃

这些日子一直刮南风，今天气温最高 34℃，有点暑天的意思了。北风退缩至不知处，贼头鼠脑地，伺机反击。但是近日看来机会不太大。

这就是热了。六气的热是为了五谷成熟，为了众生的成长；六淫的热则是最常见的致病因素。前面说过，热邪不同于其他邪气，仅多见于某一季节，热邪四季皆有，而且，不仅有外热（即自然界的邪热伤人），我们的身体内在脏腑功能失调的时候，也会产生邪热，这就是内热。

内热有这么几种：

一是外邪入里化热。外邪入里，深入到身体内部，为什么会化热呢？多数是因为体质偏热，或素有邪热蕴结，入里的邪气会在这些"内奸（前面的《微中医》曾有论述）"的诱导下化为热邪。就好比一锅开水加入一杯冷水，这杯冷水会马上变成热水一样。化热的外邪与内热合并一起，狼狈为奸，对人形成严重的伤害。这个时候，单纯的外邪或单纯的内热都不足以给人带来严重的伤害，只有当内外合邪的时候，才会形成强大的杀伤力。

二是五志化火。五志，是人的怒、喜、思、忧、恐五种情志变化。正常情况下人的情志变化不会给人带来伤害，但是，五志过极，超出了身体自我调整的能力的时候，这些不良情志也会转化为邪热。另外，体内其他邪气的瘀滞如痰湿、瘀血等瘀久亦可化热。

三是阴虚生内热。阴精不足，阳气相对有余，阳有余即是热。只是这个热是虚热。

今儿下午给一对年轻夫妇打了个比方。女孩有点胖，性格内向，失眠，烦躁。男孩说，她怎么就那么大火呢？一脸不解。我说，你看你的车哈，新车，如果你把车上所有的螺丝都紧得不能再紧，这个车就跑不起来，即使加油门跑起来，也会很快开锅。你媳妇的火也是这样来的，所以，你一定不能让她有郁闷、憋屈，郁闷了，就发火。媳妇发火的时候什么都是对的，让她把火发出来就不烧你了。小伙子很机灵，一下子明白了。

　　诗曰：

夫妻本是同林鸟，

阳刚阴柔处处好。

若是一对小公鸡，

家无宁日欢乐少。

2017 年 5 月 19 日 21:37:49

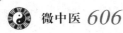

微中医 *606*

春夏秋冬悟中医 127. 小满第一天

多云，南风 3~4 级，16~31℃

今天小满，是夏季的第二个节气。小满者，满之小者也。什么满？五谷满，在我们这里，这个时期最具代表性的是小麦。

地里的小麦已经有些沉重了，麦穗已经是完全成熟的大小，只是麦粒还不成熟，不太容易搓下来，搓下的麦粒绿莹莹的，轻轻咬一口，白色的乳浆样的汁液入口，自唇舌、齿颊透入沁人心脾的清香。只是还是"小满"，二十几天后，芒种来了，就是"大满"，就是收获之时了。

成熟的小麦是金黄色，如同太阳的颜色。太阳就是天地间这个大锅炉底的煤炭、柴火。如果没有太阳的照射，如果不是太阳这样近距离的照射，这个锅炉就沸腾不起来，小麦就没有成熟，各种生命就没有成长和成熟。

这些日子一直南风，气温已经到了 30℃ 以上。这就是小麦成熟的必要条件。过几天，气温还会上升，如同火车，在起速后是要猛加炭的（过去的老式火车）。在我们这里，芒种以后，夏至、小暑，大暑，最高气温可达 37℃ 左右。这是各种生命在夏天里必需的温度。没有这个温度，没有太阳的这种热情而热烈的照射，小麦不会"满"，各种生命也不会"满"。

我们这个地球，以及地球上的生命，就是这么简单，在太阳有规律的远（冷）近（热）照射下，有了春夏秋冬，有了生长壮老已。除此还有什么？我们作为一个个平凡的生命，除了感恩，感恩太阳，感恩大地，尽情地享受生命的快乐，其他的就都是多余了吧？

诗曰：

> 小满未满尚待满，未满只是时日浅。
> 待到阳光炽热时，麦熟粒满粮仓满。

2017 年 5 月 21 日 21:53:38

微中医 *607*

春夏秋冬悟中医 128. 小满第二天

多云转小雨（没见，不过现在有点下雨的意思），南风 3~4 级，

14~30℃

热邪如同暑邪，也是阳邪，其性炎热，易伤津耗气。与暑邪相比，热邪还有几个不同点。

一是炎上。所谓炎上，是指热邪如同自然界的火一样，都是有向上的趋势。我们看自然界的各种火，都是向上升浮的，所谓"火性上炎，水性趋下"，这是自然界不易之理。因此，火邪伤人，多见高热、头痛、烦渴、神志昏乱、狂躁等。

二是火易生风动血。火能生风，这个我们前面几次提到过，风的形成多是温度差导致，因此，火邪伤人也容易发生动风，如震颤、抽搐等。许多小儿发热后的抽风就是这个情况。动血，是指火热邪气会扰动血行，促使血行加速，甚至出现各种出血，如鼻衄、咯血、吐血、尿血、便血、皮下出血等。

三是火热易致肿疡。肿疡，是火热邪气瘀于局部，腐蚀血肉化为肿疡。常见的各种疮、疖、痈、肿等多是火热邪气所致，局部可见红、肿、热、痛。

不论外热还是内生邪热，都有以上致病特点，根据各自发生的部位、脏腑等的不同而又有各自不同的表现。

诗曰：

火性炎上水下趋，

娘要嫁人天下雨。

自然之性拗不得，

顺从不违是上举。

2017 年 5 月 22 日 21:05:17

微中医 *608*

春夏秋冬悟中医 129. 小满第三天

阴转多云，北风 4~5 级，11~21℃

火有火性，水有水性，都是自然之性，违拗不得，抗拒不得，只有顺从。但是，对于自然之性，我们也不是一味顺从，而是择其善者而从之，其不善者而避之。

对于邪热，外界的邪热，多见于暑夏。天地间热气蒸腾，虽利万物之生长成熟，但对于我们的身体来说，过度的炎热，会伤耗机体正气，伤耗机体津液。因此，在暑夏有许多避暑之法，首选充足的饮水。水能制约火气，使火气能蒸腾而不炎热伤人。常压下，水的最高温度是 100℃，无论怎么加热，都是小于等于 100℃，再热就是蒸汽了，所以，水能保持一定温度，使人头脑清醒，不为外界所诱惑。清茶、金银花水、绿豆水等，都是极好的消暑避火饮品。

除去这些饮品之外，在夏日，不要在烈日下暴晒，气温高的时候适当用用空调、风扇，还是可取的。但是，现在许多人，整个夏天都生活在空调中，家里、办公室、车里全是空调，虽然处于凉爽的环境，但无论如何，你不可能完全脱离大自然，只要一旦外出，室内外强烈的温差，反而会使你的身体不能及时调整适应，从而形成或寒性或热性的感冒。而且，夏天就是夏天，没有夏天的热，怎有秋天的凉？

防治外界邪热可依上法，而内生邪热则不是绿豆水可解的，重要的是远离生火之源。内生火热之源在哪？重在情志。情志舒畅，无压抑，无忧郁，无焦虑，无暴躁，则无火可生。

诗曰：

> 水利万物而不争，
> 随温三态相宜生。
> 制火助火曰既济，
> 万物繁茂水火功。

2017 年 5 月 23 日 21:50:36

微中医 *609*

春夏秋冬悟中医 130. 小满第四天

晴，北风 3~4 级，17~31℃

邪热未加身时，我们可以善避之，养护之，使不伤人。但有避不及时，或虽避亦未能免以及五志化火，自内而生者，就需要治疗了。治疗邪热，有如下之法。

发散法："火郁发之"，不论是外感还是内生邪热，发散法都是首选。火邪其性虽属开泄，但邪气与机体气血胶合，容易成为一种郁滞状态，郁久则热盛，腐化气血为脓，为肿瘤，为疼痛。因此，对于火邪，应始终注意给邪气以出路，不使邪热郁结，对于减轻对身体的伤害，缩短病程，是非常有益的。常用方如荆防败毒散、防风通圣丸、泻白散、龙胆泻肝丸等，都是清热中有发散，有疏导。

清热泻火法：这是对火邪的正治法。火邪炽盛，以苦寒清之，泻之。常用药如黄连、黄芩、黄柏、知母、生石膏、金银花、连翘、蒲公英、大黄等。此类药物性味苦寒，易伤脾胃，须注意不可过用，宜中病即止，勿使热去而阳伤。

滋阴清热法：热盛因阴亏者，宜用此法。常用药如生地黄、知母、麦冬、天冬、黄精、玉竹、石斛、天花粉、沙参等。此类药性味甘寒，有滋阴润燥之功，善能滋阴清热，只是性质滋腻，不易运化，易加重脾胃负担，所以应多配伍健脾助运药。

除此之外，其他如解表清热、祛湿清热、寒热并调等诸法，须随病之不同而随证施治。还是那锅开水，欲使水冷下来，也有釜底抽薪法、扬汤止沸法、通风散热法等诸法，各随其所宜耳。

诗曰：

扬汤止沸沸暂消，

稍平沸起势更高。

何如釜底去薪火，

风平浪静无波涛。

2017 年 5 月 24 日 21:34:14

微中医 *610*

春夏秋冬悟中医 131. 小满第五天

晴，北风 3~4 级，10~27℃

前几天一直南风，送来了温暖，气温上升到 34℃（18、19 日这两天最高都到 34℃）。从前天开始，南风转北风，最高气温下降至 21℃，今天稍有上升，为 27℃，傍晚的天气是凉爽的，甚至有些冷。

南风和北风这哥俩就是这样，你往我来，你进我退，你弱我强。虽然是这么对抗的哥俩，却又是你中有我，我中有你，你离不开我，我也离不开你，在太阳的拨弄下，主持着大地的寒热温凉，春夏秋冬。

夏天是南风的天下，上面曾说到，在南风的进逼中，"北风退缩到不知处"。不是不知，北风就在南风中，只是南风是老大，北风不说话。夏天的南风和冬天的北风是一样的，做老大，但不把小弟逼到绝路，不把小弟赶尽杀绝。因为，一旦小弟绝亡，那也就是大哥的死期。无阴何以论阳？无阳何以说阴？所以，一方在得意时有些退缩，让另一方有个喘息，留个活力。阴阳的交融，阴阳的往来，阴阳的胜负，阴阳的对立互根，才是生命活力的源泉。

我们生活在天地间，感受着阴阳的变化，享受着生命的乐趣。应时而生，顺时而动，适应着大自然的各种变化，也变化着我们自己。夏天，是个炎热的季节，是生长发育的季节，我们的五脏六腑也相应地变化，适应着这个季节。但是，每个脏腑又各自有不同的脾性，在这个夏日里，各自有不同的生理反应。

肝，喜条达而恶抑郁，其性刚烈，号为"刚脏"。夏天的炎热可以看作是春日舒发的继续，是春日舒发的加强。凡事都有个"度"，肝在春日的和畅惠风中舒展条达，至夏，过度炎热则会使其刚烈之性过度发挥而至暴躁、狂烈，这是肝最不宜的。因此，在夏日里，情志要适度控制、节制，使情志精神在振奋中不至焦躁，是夏日养肝之首要。

诗曰：

南风北风亲兄弟，
相依相存又对立。
交融流通生万物，
顺应变化百年计。

2017 年 5 月 25 日 21:10:54

微中医 *611*

春夏秋冬悟中医 132. 小满第六天

晴，西南风 3~4 级，19~32℃

夏天是脾最累的季节。因为在夏天身体处在生机勃勃的状态中，对饮食水谷的需要量加大，因此也就加重了脾的工作量，而且，夏天多雨，湿气重，这又是非脾莫属的事，所以啊，这个脾在夏天是特别的辛劳，我们必须好好地善待它。

如何善待脾呢？自然时势加重了脾的工作量，我们自己就要多给它一些体恤，不要再人为地给它增加额外的负担，如暴饮暴食，如过食生冷。暴饮暴食直接增加了脾胃工作量，如果超过了它们的负荷，它们会撂挑子不干的，会出现恶心、呕吐、腹胀、腹痛、腹泻等。过食生冷会损伤脾胃阳气。阳气是做什么的？是脾胃运化的动力啊，寒凉饮食会削弱、抵抗脾胃阳气。所以，不能贪凉而过度饮食生冷。

善待脾胃还有很重要的一点，就是昨天说的，肝气的舒畅条达。肝主疏泄，对于脾胃的运化有非常重要的推动、协助作用，肝气不舒会直接影响到脾胃运化，这是常见的，人生气后肚子鼓鼓的，吃不下饭，就是肝气郁结导致脾胃气机郁滞。夏天肝气会舒发过度而出现烦躁、口干、口渴、多食等，这也是很容易损伤脾胃的。肝气如果在夏天不是过度舒发而是抑郁，长时期的心情压抑，终日郁闷，气机郁滞，更会使脾胃运化郁滞，在应该加倍工作的时候反而不积极工作，这对全身的影响是巨大的，不仅仅是当下。而且，夏日生长不好，至秋无所收，至冬无所藏。所以，《素问》说："逆之（夏气）则伤心，秋为痎疟，奉收者少，冬至重病。"

诗曰：

夏来频频送南风，

万物勃勃忙碌中。

脾胃运化雄赳赳，

结下硕果好过冬。

2017 年 5 月 26 日 21:03:02

微中医 *612*

春夏秋冬悟中医 133. 小满第八天

晴，西南风 3~4 级，24~39℃

今天气温升至 39℃，是少有的高温天气，还没入伏呢，这南风兄弟是打了激素还是咋的？猛。不过明后天气温又降下来了。

对这个高温天气，肺是不喜欢的。肺主气，司呼吸，有"娇脏"之称，不管什么季节，肺喜欢柔和温润的天气，这种高温燥热的天气，会耗伤肺中津液，进一步又耗伤肺气。所以，在这个高温的天气里，需要注意减少外出，及时补充水分。

肾主藏精，到了夏天，肾中所藏精气会发散出来，支持这个高速运转的机体，以生成新的精气，促进人体的成长成熟。因此，夏季要养肾保精。要想养肾保精，主要还是自我的摄护，不做过度运动，不做长期户外体力劳作，注意及时补充水分，以避免阳气的过度耗散；同时，也要注意不可纵欲。性欲之精与上面所说的促进人体成长成熟的精同源同根，均为肾中所藏之精，所以，节欲即养肾。

我们前面几次提到"春夏养阳"，对于体质虚弱、肾气不足的人，夏天可以适当服用金匮肾气丸和六味地黄丸。金匮肾气丸补肾阳，六味地黄丸补肾阴，二者合用，阴阳双补，只是随着季节的不同，二者的服用方法应有变化。夏天的早晨，为阳中之阳，宜金匮肾气丸一份（各地厂家规格不同，所制丸剂有大有小，这里说的一份，是指的说明书上的一次服用量），六味地黄丸三分之一份；晚上，为阳中之阴，宜金匮肾气丸三分之一份，六味地黄丸一份。这种服法，既顺应了自然之性，又使阴阳互补互生，有很好的补肾作用。具体量的大小，还应结合个人体质有所变化。

诗曰：

肾中精气人之根，宜藏宜固更宜深。

根深方得枝叶茂，不衰不竭葆青春。

2017 年 5 月 28 日 21:16:32

微中医 *613*

春夏秋冬悟中医 134. 小满第九天

多云，西南风 3~4 级，24~37℃

《素问·六节藏象论》云："心者，生之本，神之变也，其华在面，其充在血脉，为阳中之太阳，通于夏气。"这段经文，是说心气通于夏气。通，就是通顺，就是相合，用家常话说，是脾气相投，性格相合，说得上话来。

为什么心气和夏气说得上话来呢？"心者，生之本，神之变也"，在我们身体，心是机体生长的根本，是精神变化的根本，夏天是大自然生长的季节，是众生成熟变化的根本，二者同气同理。因此，心气通于夏气。

心的主要功能是主神志和主血脉。人的神志是全身精神和机体的主宰，神志畅则气血和，脏腑调。血脉则为全身营养之根本。神志与血脉相辅相成，主持着全身的基本生理功能。而支持心的主神志和主血脉功能的是阳气，心阳充沛旺盛，全身血脉畅通，神志调和。所以，这个心阳如同夏日之骄阳，热烈而充实，才有全身血脉的畅通，才有人的神志的调和。

我们从其他季节的气候特点反过来说。春天气温宜人，柔和细腻，但这种柔和是不足以推动血脉的畅通的，力道小些，小有阻力，便会瘀滞；秋天天高气爽中有了寒意，有了收涩，所以，于血脉的畅通也是不宜的；冬天，不用说了吧？看看冬天的江河湖泊吧，那种冷凝，是与我们一身气血最不相宜的。只有夏天，热烈充实的阳气推动气血的畅通，才有全身新的生机。

也只有夏日的江河湖泊是满盈的，是汹涌澎湃的。

诗曰：

秋冬江河三尺冰，春来潺潺涓涓行。

唯有夏天阳气盛，汹涌澎湃势昌隆。

2017 年 5 月 29 日 21:47:17

微中医 *614*

春夏秋冬悟中医 135. 小满第十天

多云转阴，西北风 4~5 级，19~32℃

今天是农历五月初五，中国的传统节日，端午。端午节，又称端阳节、午日节、五月节等，我看网上介绍，一个端午节竟有二十几个名称。"端"，最普通的解释是"初始"的意思，端午，也就是"初五"了。

端午节，在夏商时期就有了，那时是一个祈福、除灾、祭祀的日子，后来又有了纪念屈原、伍子胥、曹娥等许多的说法，我们不做详细考证，从中医养生保健的角度看，我认为端午节确实是一个保健节。

五月，是盛夏的开始。从五月到夏至后入伏，小暑、大暑，是一年中最热的一段时间。天地这口大锅沸腾不已，不仅仅是锅上热气腾腾，整个厨房也笼罩在一片湿热的雾气之中。前面我们说过夏天的温热是众生生命中的必需，但对于人类，过度的炎热，连绵的阴雨，暑湿交蒸，确实是一段不容易度过的日子，又是多种烈性传染病高发的日子。同时，天气炎热，各种有毒的虫、蝎、蛇等也最活跃。还有，因为暑湿熏蒸，又容易生发山岚瘴气，人触之轻则昏迷，重则殒命。所以，五月，又称为"恶月"，五日又称为"恶日"，还有，五月的五、六、七、十五、十六、十七、二十五、二十六、二十七这几天都称为"恶日"。

五月是这么个凶险、暴戾的月份，因此，端午的习俗也多与除瘟、辟邪、祈禳、求福求平安有关，如插艾、插菖蒲、喝雄黄酒、涂雄黄酒、沐浴、赛龙舟、佩香囊，等等。艾、菖蒲，都是芳香除秽的药物；雄黄被传统认为能辟邪，用其沐浴可洁身；赛龙舟可强身；只有最普及的吃粽子，与强身保健关联不大，确实是为了纪念屈原。

所以，五月里，宜洁身慎行，食饮有节，清淡滋润，清心节欲，保真养精，以免惹各种邪祟、瘟疫上身。

诗曰：

五月暑湿漫蒸腾，
蛇蝎岚瘴遍地行。
我院香囊随身佩，
敢教邪祟伎俩穷。

注：我院近年每于端午前后向来诊的患者朋友赠送特制香囊，以助大家除邪避秽。香囊也是端午传统的佩戴饰物，内有艾叶、菖蒲、藁本等芳香除湿的中药，时常嗅闻有一定的保健作用，这种香囊当然也可以自己制作佩戴。

2017 年 5 月 30 日 21:28:00

微中医 *615*

春夏秋冬悟中医 136. 小满第十一天

多云，20~33℃，西南风 3~4 级

心主神志和血脉，这是心的主要功能。心主神志的功能异常，多导致人的精神情志失常，在前面我们已经有过许多的讨论。在这里还是多讨论讨论心主血脉的事情。

主是主持，是统帅。主血脉，就是心主持、统率血脉。血脉，是血和脉的合称。血是循行于脉中的血液，脉是血循行的通路，"脉为血之府"，这个血之府，分两层，一是全身血脉，二是心脏本身的血脉。

我们身体各个脏腑、肌肤、筋骨的正常生理功能，依赖血的滋养，没有血液的滋养，一切都是不可能的。

心脏本身也需要血液的滋养，才能发挥正常的主持、统率全身血脉的功能，因此，心脏本身的血脉既包含于全身血脉之中，又有其独特的生理特点。

血脉运行正常，有这么几个条件：一是充足的血液；二是完善的管道；三是气的推动。这三者相辅相成，互为补充，缺一不可。凡是血脉的病变，无一不是这几方面的问题。而且，这几方面是互相影响的。

我们身体的血脉，犹如大地的江河。江河的流畅，也必须有上面几个条件。河里没水，比如身体血虚，这个河无论如何是澎湃不起来的，只能是涓涓细流，甚至多有淤涩；如果水是充足的，如汛期，大雨滂沱，但是河道失修，那这个麻烦也是不小的，如那年的南方洪水；在大地，水流在自然状态下是依靠地势的高低形成压力差，我们祖国地势自西向东由高而低，所以，在我国所有江河向东流。我们的身体是一个活的有机体，虽然也有上下的自然压力，但身体血行是周流全身的，能够支持、推动全身血行的，就是心，而心的这个能力，就是气的功能，是气的推动作用。

诗曰:

江河澎湃向东行,
不舍昼夜无息停。
全身血脉周流遍,
心气推动脉畅通。

2017 年 5 月 31 日 21:46:45

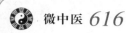微中医 *616*

春夏秋冬悟中医 137. 小满第十二天

晴，16~31℃，东南风 4~5 级

先说"心主血脉"中的全身血脉。

全身血脉的异常，大致来说，无非两种情况，一是运行不通畅，就是瘀；二是运行通畅过度，也就是出血。

瘀，是血在脉中运行不通畅，甚至不流动了。瘀的原因是多方面的，最常见的，一是气虚，无力推动。正如上面说的，在山区，地势高下落差大，河流奔腾汹涌；在平原，地势平缓，河流徐缓。这就是一个推动力的作用。在我们身体，就是靠气的推动作用。这个气，是以心气为主，但也必须有脾、肺、肝、肾的合作协同。如果心气虚弱，无力推动，那么血在脉中的运行就迟缓无力，就如江河到了平原。可见到全身无力、困倦、肢体酸痛、头晕、心慌、面色苍白或萎黄等。治疗以补气为主，药如黄芪、人参、党参、白术、桂枝等。常用方如补中益气汤、四君子汤、黄芪补血汤等。

二是各种瘀堵。这是江河渠道的问题了，心气虚是源头的问题，渠道是周围的问题。心气充足，推动有力，但是渠道不畅，有各种阻挡，血流也是不畅的。阻挡我们血流的，多见痰湿邪气，还有瘀血。这个瘀血，是血行不畅形成的，反过来，血行不畅形成瘀血，又成了阻挡血行的新的瘀堵。解决这个瘀堵的方法，就是清除它，但这是个十分复杂的问题。主要的治疗方法，有痰化痰，有湿利湿，有瘀化瘀。

还有一个重要的事，就是这个全身血脉的瘀堵一般不会是全部血脉都瘀堵了，而是限于一定的部位，或是重在某一脏腑。这样，在祛瘀的时候就需要注意根据不同的部位选择用药。化痰药如半夏、陈皮、天南星、贝母、瓜蒌；利湿药如茯苓、白术、滑石、车前子、泽泻、薏苡仁；化瘀药如当归、川芎、红花、桃仁、三棱、莪术、水蛭等。在肢体用桂枝、牛膝、鸡血藤、杜仲、续断、桑寄生等；在心用桂枝、当归；在肝用柴胡、香附、木香；在脾用苍术、白术、砂仁；在肺用桔梗、杏仁等。

诗曰：

问渠那得清如许，
为有源头活水来。
倘若河道有淤堵，
水流坎坷也成灾。

2017 年 6 月 1 日 21:42:28

微中医 *617*

春夏秋冬悟中医 138. 小满第十三天

多云，北风 4~5 级，15~33℃，日出早 4:49，日落晚 7:19

换了款新手机，发现天气预报功能中有显示日出日落时间，正好每天记录下来，看是什么变化。

夏日江河澎湃，汹涌奔流，如果连日阴雨，就会发生水灾。我们身体血行在夏日也会因气温高而运行加快，如果体内再有邪热充斥，迫血妄行，也会发生"水灾"，血管破裂，各种出血，如鼻衄、齿衄、肌衄、咯血、吐血、尿血、便血、女子月经量多或崩漏不止，严重的还有脑出血。

这些出血，多见于血热。血热，是邪热入血，使血的运行加速，超出了心主血脉功能的调控能力，不能约束血液使其在脉中正常运行，溢出脉外，而成出血。就好像夏日突降暴雨，冲破了堤坝一样。出血还有一种情况，是脾气虚弱，不能统摄血行。好比虽然没有暴雨，但堤坝破溃，日久失修，水溢堤外。这个虽是脾气虚弱，失于统摄，但也与心主血脉功能不足有关。

血热出血，须釜底抽薪。清除邪热是最主要的，需要根据邪热的来源、发生的脏腑不同而用不同的药物。基本的治疗原则是清热凉血，常用药物如生地黄、牡丹皮、黄芩、黄连、黄柏、地榆、小蓟、槐米等。夏日注意保持平和的心态，饮食忌燥热，不要长期在烈日下暴晒等也是十分必要的。

脾不统血型出血的治疗则须以健脾益气，固涩止血为主，常用药如黄芪、党参、白术、炒白芍、仙鹤草、三七、牡蛎、棕榈炭、蒲黄炭等。

另外，多说一点，刚才提到了三七，这几年服用三七养生的人比较多，需要注意的是，三七并不适合所有人。三七味甘、微苦，性温。有止血、散瘀、止痛的作用。三七的作用特点是既可止血，又能活血，看似相矛盾，事实上，三七就是这样，常用于各种出血，但它确实又有很好的活血化瘀作用，又可用于各种血瘀，大家常用的，就是它的这个作用，对于冠心病、中风后遗症以及关节疼痛、骨质增生等，也确有良好的促进血行，改善脏腑关节的缺血状态，通经络止痛等作用。但其性温，一般体质偏热，或血压偏高、形体肥胖的人是不宜长期服用的。

诗曰：

夏日江河水澎湃，
血热妄行溢脉外。
若得体内享太平，
心气和顺无灾害。

2017 年 6 月 2 日 21:42:29

微中医 *618*

春夏秋冬悟中医 139. 小满第十五天

多云，南风 3~4 级，17~31℃，日出早 4:48，日落晚 7:20

今天说心脏本身的血脉。我们全身不论是脏腑还是五官九窍、四肢百骸，都有血液流行于血脉，没有血脉就没有生机。哪个地方的血脉有故障就会导致哪个地方的功能异常。而心脏统率全身血脉，如果它本身血脉异常，那么将会引起全身功能障碍，甚至发生生命危险。所以，心脏的血脉是重中之重。

心脏血脉异常，其实大多就是一个不通畅，严重的是完全不通。不通畅是指的部分不通畅，好比河流，水流迟缓，但还有水流动。不通就是完全不通，断流了。这种情况，基本上就是我们常说的冠心病，中医称为"胸痹""真心痛"。一般来说，冠心病就是心脏的血脉——冠状动脉的不通或不畅，而胸痹应该包含了冠心病。还有一部分患者冠状动脉没有不通或不畅，只是胸中气机郁滞，出现胸痛、胸闷，在中医，也属"胸痹"范畴。

"痹"，就是一个闭塞不通的意思。这个痹塞不通，不仅仅是血脉，还有气机，气的流通。气血之间的关系大家都知道，"气为血之帅，血为气之母"，二者的闭塞不通是不可能截然分开的，它们会互相影响。所以，中医治冠心病，绝不仅仅是活血化瘀，而应该辨证论治，调气调血、化痰除湿、益气通络等，最重要的是，察清病因病机，审因论治。

诗曰：

> 心为君主统全身，
> 一人须称百人心。
> 设使心脉不畅通，
> 终年秋冬无夏春。

2017 年 6 月 4 日 21:26:02

微中医 *619*

春夏秋冬悟中医 140. 芒种第一天

多云转阴，南风 3~4 级，16~27℃，日出早 4:48，日落晚 7:21

今天芒种，二十四节气的第九个。"芒"，是有芒的农作物收获的季节，"种"是夏种作物种植的关键时期，如果过了这个时期，可能种下的作物就没有足够的时间生长，至秋不能完全成熟。这两种意思，都是反映了农村生产的紧张时期，所以，芒种也是"忙种"。

现在我们这地方的农田大多已被大棚、果树覆盖，少有过去那种大片麦田、麦浪滚滚的景象了。那个时候，过了芒种，是一年里最紧张、最忙碌的时刻。所谓"麦熟一晌"，在炽热太阳的炙烤下，麦子真的是一两天就成熟，如果不及时收割，麦芒炸开，麦粒就会脱落到地下。而且，芒种过后，雨季来临，如果不及时收割、晾晒、入库，也很有可能收上来的麦子堆在场里不能脱粒而霉烂，半年的辛苦就白费了。所以，麦收是紧张而忙碌的。

芒种，是炎热，是高温。过度的炎热，会使人因出汗多而伤阴。所以，人们喜欢凉处，喜欢凉食、凉饮，这是为了避免炎热的伤害而必需的。但是，任何事情都有个度。过度的凉处，过度的食冷饮凉，更会伤人。一是夏日不热不行，热可以使人气血流通旺盛，除去体内瘀滞，生成新的气血；二是过凉会伤人阳气，如果夏天热不起来，则"冬至重病"。因此，在夏天，切莫贪凉饮冷，尤其是空调，许多年轻人现在就整夜开着空调睡觉，虽然当时舒服些，但会给人带来伤害，后果是严重的！

诗曰：

> 芒种忙种忙收割，
> 天地如炉已开锅。
> 当热须热莫贪冷，
> 秋来喜看获更多。

2017 年 6 月 5 日 21:14:24

微中医 *620*

春夏秋冬悟中医 141. 芒种第二天

小雨转阴，西北风 3~4 级，14~21℃，日出早 4:48，日落晚 7:21

心脉痹阻不通的原因有气虚，有气滞，有血瘀，有痰湿，有痰热，有寒凝。

气虚，是心气虚弱，不能推动，而使心脉运行不畅，就如平原上的河流，因为缺乏较大的上下落差，没有动力而流动迟缓。心气虚弱又来源于脾气的虚弱。脾胃虚弱，气血生化不足，自然心气没有动力来源而虚弱无力。这就是临床上常见的"心脾两虚证"，乏力、困倦、胸闷、心慌、嗜睡、面色萎黄或白，舌质淡、苔薄白或白厚水滑，脉沉细弱无力。治疗用补中益气汤、四君子汤等。

气滞，是指心脉气机郁滞不畅。引起的原因，可以是肝气郁结，也可以是思虑过度，或所愿不遂，心中郁闷。如长江三峡，虽上下落差极大，但河道迂曲，不能直泻，奔流而下，反而迂回曲折，河流激荡，涛声震耳。临床可见胸闷胸痛，随情志变化而时重时缓，善叹息，叹息后胸中稍畅，烦躁易怒，失眠多梦，面色红赤或灰垢，舌质红或暗，脉弦滑。治疗用逍遥丸、疏肝理气丸、四消丸等，重者可易丸为汤。

这两种都是气的问题，而非心脉本身的问题，但气的虚或实，都影响到了心脉的畅通，所以，也是心脉的问题。因此，胸痹的治疗一定不能只着眼于心脉本身，而应重在理气，气通则血畅。

诗曰：

朝辞白帝暮江陵，
山如野马身后腾。
缓急都是胸中痹，
心脉最喜款款行。

2017 年 6 月 6 日 21:12:50

微中医 *621*

春夏秋冬悟中医 142. 芒种第三天

晴，18~29℃，东北风 3~4 级，日出早 4:48，日落晚 7:22

胸痹因于痰湿之人，多见素体肥胖，体内多痰湿淤积，阻塞心脉。而痰湿之形成，又多因于脾虚，脾虚不能运化水湿，而使饮入之水液不能化津，反成水湿邪气，弥漫体内，渗入血脉，阻遏血行。这种病人常见身体肥胖，气短，懒言，胸闷胸痛，痛处固定，闷痛。治疗以健脾益气、利水除湿、宣通心脉之法。还是补中益气汤或四君子汤合二陈汤为主，可重用茯苓、桂枝、薤白等。

痰热之胸痹，是因为邪热伤津，致水津化为痰浊，与邪热互结于胸中，痹阻心脉所致。可见胸中烦闷，胸痛有灼热感，焦躁不安，失眠，小便赤涩，大便干结。治疗用清热化痰、理气止痛之法。方有瓜蒌薤白白酒汤、二陈汤加瓜蒌、黄连、川芎、红花、薤白等。

寒凝胸痹，是胸阳不足，虚寒内生，或感受外界寒邪，痹阻胸中阳气，使阳气不得舒展而胸痛。症见胸痛剧烈，得热则舒，畏寒喜温等。瓜蒌薤白白酒汤、瓜蒌薤白桂枝汤、桂枝汤等都可加减应用。

气虚、气滞、痰湿、痰热以及寒凝所致胸痹，虽这么条分缕析，看似清晰明白，但在临床，病人可不是照着这么一条条来生病的，总是错综复杂，互相兼夹。而且，既然是心脉痹阻，心脉者，行血也，所以，胸痹总不离血瘀。虽然我们在前面说过，治胸痹不能一味活血化瘀，但又不能离开活血化瘀。血瘀是胸痹的基础病机，活血是治疗胸痹的基础方法。

诗曰：

> 心脉胸中款款行，
> 周身气血得安宁。
> 邪气痹阻脉不通，
> 胸痛身困费折腾。

2017 年 6 月 7 日 21:36:15

微中医 *622*

春夏秋冬悟中医 143.芒种第四天

晴，西南风，3~4级，19~33℃，日出早 4:47，日落晚 7:22

1 条河流，水流不畅的原因是多方面的，如地势平缓，水量不足，河面结冰，杂物阻塞，河底淤泥，河坝失修，等等。

心脉中血行不畅的原因也是多方面的，上面详细说过。而且这些因素会互相影响。所以，治疗胸痹，一定要详细辨证，循证求因，审因论治。在审因论治的基础上，根据病情需要，合理应用活血化瘀法，是会增强疗效的，但是我们也强调不要过于单纯依赖活血化瘀。

用活血化瘀法治疗胸痹，已经有许多成熟的经验，常用的如血府逐瘀汤、瓜蒌薤白白酒汤、冠心苏合丸、复方丹参片、复方丹参滴丸，等等，常用药如丹参、当归、川芎、红花、桃仁、三七、血竭、水蛭、乳香、没药等。

最后需要特别强调的是，冠心病的治疗一定不能单纯依赖药物，尤其对年轻人、肥胖的人来说，适当的运动，合理的饮食，都是十分重要的。而老年人的冠心病，如果不是伴有明显、严重的心绞痛，积极合理的治疗是必需的，但现在，许多老年人对这个心肌供血不足存有严重的畏惧心理，有许多这样那样的担心，随之而有各种过度治疗。

我在门诊，对有这种情况的老年人常说的一句话是"看看窗外的大树，哪棵大树上没有一根两根的干枯树枝？"我们心脏上局部的轻微的心血管堵塞，是不需要大动干戈的，适当服用点益气活血的中成药或中药，是可以阻止心血管阻塞加重的，而精神的愉快轻松又是最重要的。过度的担心，过度的紧张，过度的治疗，许多时候可能是适得其反，本来还是不错的晚年生活，结果弄得在各种治疗中疲于奔命，苦不堪言。

应该积极应对的是年轻人，而年轻人不在意；应该适当放松的是老年人，而老年人太小心……

诗曰：

老来大树有枯枝，
自然规律不可欺。
枯荣旺衰由它罢，
省点药费哄老妻。

2017 年 6 月 8 日 21:16:43

微中医 *623*

春夏秋冬悟中医 144. 芒种第五天

多云，21~33℃，东南风 3~4 级，日出早 4:47，日落晚 7:23

　　大树上的枯枝，对于整棵的大树，是没有什么大影响的，不妨碍这棵树的枝繁叶茂，只要这棵树的根好。又好比一片农田，一小片的地势稍高些，或是某一片的水渠狭窄，这片土地得不到灌溉。只要不是足够大，周围的水是会慢慢渗透过去的，不妨碍农作物的生长。

　　因此，对于这根枯枝，或这一小片农田，是不必在意的，我们的心肌也是如此，轻微的局部供血不足，是不会影响心脏的整体功能的，如果为此而过度关注、紧张，从而过度治疗，会影响整体生活质量。

　　不在意，也不是不管它，我们常说的一句话，叫作"不在乎，不马虎"。不在乎，是在战略上藐视它；不马虎，是在战术上重视它。对待疾病，尤须如此。

　　大树的枯枝，我们可以修理掉它，浇不上水的田地可以平整它，供血不足的心肌可以改善它。改善一般的心肌供血不足，我常用下面一个基本方：黄芪、桂枝、当归、川芎、红花、薤白、檀香、三七、桃仁、杏仁、瓜蒌、麦冬、五味子、白茯苓、甘草。气虚加党参或人参，腰膝酸软加杜仲、续断、桑寄生，阴虚加生地黄、百合，痰湿加半夏、枳壳，阳虚加附子、肉桂，血瘀重者加水蛭。共为细末，水泛为丸，每服 10~12 克，日二次。一般的心肌供血不足，半年或稍长些时间，会有明显改善。这是个示范的意思，具体还应根据每个人的不同情况，相应加减。

　　诗曰：

战略藐视不在乎，

战术重视不马虎。

两者迥异相宜施，

无往不欢无病苦。

2017 年 6 月 9 日 21:55:20

微中医 *624*

春夏秋冬悟中医 145. 芒种第七天

晴，18~31℃，东南风 3~4 级，日出早 4:47，日落晚 7:24

关于心脏，我们就说上面这些吧。

入夏以来，感觉小儿肠系膜淋巴结炎的发病率高了些。这个肠系膜淋巴结炎，好像是最近几年才多见，前些年并没有这么多。我们基层医院应用 B 超也 30 多年了，如果有这么多的肠系膜淋巴结炎，应该早就有发现了。

是不是这个病是近些年才有的呢？我想应该是。肠系膜淋巴结炎是一种感冒并发症，多是在感冒后，病孩出现腹痛，去做 B 超一看，是肠系膜上的淋巴结发炎肿大了，所以腹痛。仔细分析一下，现在的年轻父母对于孩子的关心是了不得，不论感冒还是其他什么病，一有风吹草动，马上去医院，做各种检查，吃许多药物，甚至挂上吊瓶。或者感冒后自己去医院或药店购药，多数也是大青叶片、连花清瘟胶囊、清开灵胶囊、羚翘解毒丸等。这些药，大多数是苦寒清热药，在感冒早期，应该是解表为主，但多数年轻父母不管这些，去买了这些药，就给孩子吃。岂不知，在感冒早期，过早应用苦寒清热药，会引邪入里的，就是把邪气从肌表引导到肠胃了，而这些苦寒药又会损伤肠胃的阳气。所以，苦寒的药物使肠胃气机凝滞不行，邪气凝聚，就成了肠系膜淋巴结炎。

再有，孩子本身的体质、肠胃的功能也是一个重要因素。现在的孩子吃的食品太丰富，许多的油炸、煎烤食品是孩子们的最爱。但是，这些食品是不容易消化的，多食久食也会损伤孩子肠胃功能。这两种因素合起来，就是肠系膜淋巴结炎多发的基本原因。

诗曰：

油炸煎烤挺适口，婴幼青年不离手。

肠胃无嘴不说话，弄个腹痛出你丑。

2017 年 6 月 11 日 21:48:04

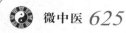 微中医 *625*

春夏秋冬悟中医 146. 芒种第八天

晴转阴，傍晚小雨，18~31℃，东南风 3~4 级，

日出早 4:47，日落晚 7:24

小儿肠系膜淋巴结炎的主要表现就是腹痛，不是很剧烈，多是柔和的钝痛。用用热敷，或大人给揉揉肚子，都可缓解。

中医分析，这是长期饮食不洁或不节，损伤脾胃，然后是饮食生冷或过用寒凉药物进一步损伤脾胃阳气，致使肠间寒邪凝聚，阻遏气机，发为腹痛。好比初春的河流，经历了一个冬天的冰冻，随着大地回春，河流开始流动，但是突然又来了一个持续的"倒春寒"，河水流而复结。这个小儿肠系膜淋巴结炎也是如此，长期的损伤，如同一个冬天的寒凉，要依靠自身的阳气温通、恢复，可是又突然加上许多苦寒药物，使得阳气再次受损，自己不能温通，再加上外界寒邪入里，直接就是雪上加霜啊。于是，寒气凝结，形成淋巴结肿大，发生腹痛。

因此，治疗肠系膜淋巴结炎，不能只去考虑"炎症"而继续用清热解毒，雪上加霜再加霜，而应温经散寒，理气止痛。常用柴胡、桂枝、炒白芍、苍术、薏苡仁、黄芩、砂仁、木香、甘草，根据病孩年龄体质，斟酌用量，多数都有很好的效果。

至于那些肿大的肠系膜淋巴结，我告诉病孩家长，孩子肚子不痛了，就算病好了，以后一定要很好地注意饮食，不可过度依着孩子的喜好而随意大量吃冷饮，更不可随意服用苦寒药物，那些肿大的淋巴结，就不管它了吧，有些浅表淋巴结，我们能看到的，如耳后、颌下等处，一旦肿大了，也不是很快就缩小的，不痛也就不算病了，没什么大碍。

诗曰：

积雪层层加厚霜，阴寒凝重阳气伤。

若得除寒化冰雪，呼唤丽日送阳光。

2017 年 6 月 12 日 21:13:15

微中医 *626*

春夏秋冬悟中医 147. 芒种第九天

多云，16~28℃，东北风，3~4级，日出早 4:47，日落晚 7:25

还有几天就夏至了，到了夏至这天，我们医院又要忙一大阵子，来做三伏贴的，人满为患。

许多人都知道，三伏贴就是在夏至这天开始，每过一个伏，做一次穴位药物贴敷，初伏、中伏、末伏各一次，还可以在末伏后再加强一次。

为什么要在夏至做三伏贴呢？最基础的理论还是《素问》中的"春夏养阳"。从这个"春夏养阳"，在临床上就出来个"冬病夏治"。这是我们中医沿用了许久的治病方法，也是临床上行之有效的方法。

哪些疾病是"冬病"呢？这个"冬病"是指一些在冬天里发作或加重的疾病，如：老慢支、肺气肿、哮喘、久病的风湿性和类风湿关节炎、腰腿冷痛、慢性胃肠炎、一部分冠心病以及中风后遗症等。这些病的共同特点是阳气不足，阴寒内盛，多见面色发白（苍白，㿠白，甚至是白而晦暗），喜温恶寒（得温病情缓解、感觉舒服；遇冷病情加重、不舒服），形寒（怕冷的样子），小便清长，大便稀薄。

这些"冬病"，为什么要"夏治"呢？冬天治不可以吗？当然可以，有病在身，冬天里加重了，能等到夏天了再治？那是愚蠢的。"冬病"的基本病机是阳气不足，阴寒内盛。在冬天，病人本身阳气不足，又兼外界寒气逼人，两寒相加，所以病情加重或复发。就如冬天的河流，滞涩不畅，甚至冰封不行，你要想这些河流通畅，要用这些河流灌溉田地，那是不容易的。又如冬天里或阴雨天晾晒衣服，和春夏天里衣服干燥的速度是大不相同的。

春夏天，阳气隆盛，河流奔涌，人身气血流畅。所以，这些"冬病"夏天多数有明显缓解，而在病情缓解时的治疗是会容易许多的。夏至，是一个夏天阳气最隆盛的时候，也是体内阳气最旺盛的时候，也是疾病最轻微的时候，所以，就有了这个"冬病夏治"，有了这个"三伏贴"。

诗曰：

冬病夏治顺自然，
散寒温阳三伏天。
借得日月阳刚气，
化去阴冷秋冬安。

2017 年 6 月 13 日 21:28:58

微中医 *627*

春夏秋冬悟中医 148. 芒种第十天

多云，19~33℃，西风 3~4 级，日出早 4:47，日落晚 7:25

"三伏贴"是"冬病夏治"最常用的方法，其基本的道理，也如上所说，是挑了个晴天洗衣服。因为是个晴天，太阳好，洗好的衣服在太阳下晒不了多久，就干了，如果再有点小风，衣服干得还会快，因为风能胜湿。

"三伏贴"的具体方法，根据各地气候特点、病人体质特点不同，而有不同的配方，但多数还是以辛温通络发散的药物为主，制成膏或散，贴敷于一定的穴位上。常用的药物如熟附子、桂枝、肉桂、白芷、白芥子、白附子、当归、川芎、乌头、细辛等。依据配方不同，有的会发泡，有的不发泡。不发泡的药性柔和些，发泡的多是含有白芥子或斑蝥，对皮肤的刺激性强些，所以能发泡。这个发泡是一种作用强烈的贴敷，用于体质壮实的人，发泡后不要紧张，有时候感染也是正常的，随着一些脓液的排出，体内病邪如痰湿瘀浊也会随之排出。

贴敷的穴位则须因病而异了，而且取穴也必须遵照中医辨证论治的方法，配穴注意君臣佐使，讲究法度。

贴敷的时间，一般常规的是"三伏"每伏各一次。上面弄错了，夏至不是入伏，入伏是夏至后的第三个"庚"日，也就是以天干记日的第三个"庚"日，至立秋后第一个"庚"日结束。今年入伏是 7 月 12 日，还有将近一个月。

诗曰：

> 三伏贴敷贴三伏，
> 天地火旺老君炉。
> 金角银角手中扇，
> 温经通络寒气除。

2017 年 6 月 14 日 21:29:07

微中医 *628*

春夏秋冬悟中医 149. 芒种第十一天

晴，22~36℃，西南风 3~4 级，日出早 4:47，日落晚 7:25

"三伏贴"不仅仅适用于慢性支气管炎、肺气肿以及哮喘，对于各种关节炎、关节冷痛以及脾胃虚弱、肾阳虚弱等也有好的疗效。贴敷时间也不仅仅限于三伏，事实上，现在开始贴就不错的。

"冬病夏治"之法也不仅仅只有"三伏贴"，即使对于慢性支气管炎、肺气肿，除了外治，在这个时候，也可内服药物。除了根据不同病证采用不同方剂之外，只要不是明显的湿热、郁热等实热证，都可以随证加温阳散寒的药物，增强身体祛除寒邪的能力。在这个自然界阳气盛壮的时候，借助自然之力，祛除体内寒邪，会收到事半功倍之效，也就如同在一个阳光明媚的春夏天洗、晒衣服一样。

下面讨论几种常见慢性病的"夏治"。

慢性支气管炎、肺气肿，这两个病都有比较长的病史，多见脾、肺、肾的阳气虚弱，不能化生津液，而使水液停蓄于肺，出现胸闷、喘息、多痰、形体困倦、少气懒言等。这种病病机复杂，虚实相兼，所以用药也须多方设法，全面照顾。常用补中益气汤、金匮肾气丸、二陈汤、三子养亲汤、小青龙汤数方合用，加减化裁。常用药如黄芪、人参（党参）、白术、茯苓、陈皮、半夏、瓜蒌、黄芩、桑白皮、桃仁、杏仁、苏子、白芥子、莱菔子、厚朴、白果、五味子、干姜、细辛、熟附子、肉桂、蛤蚧、甘草等，喘重时用汤剂，病情稳定后以丸剂或膏滋剂长期服用。在这个季节里，温阳药如熟附子、肉桂、干姜、细辛等，用量宜根据病人情况，或轻或重，取其助阳化饮化痰，以恢复脾、肺、肾的功能。

在服药的同时，按时做"三伏贴"，是一定会提高疗效的。

诗曰：

> 慢支病况乱纷纭，正虚邪实深沉沉。
>
> 国弱敌强君臣怯，温阳祛邪是灵魂。

2017 年 6 月 15 日 21:22:06

微中医 *629*

春夏秋冬悟中医 150. 芒种第十二天

晴，21~36℃，西南风 3~4 级，日出早 4:47，日落晚 7:26

各类关节疼痛，虽不是冬病，但是"夏治"也是很好的。

关节疼痛，多见于中老年人。年轻时劳累过度，不知护惜，冒雨涉冷，或坐卧湿地，寒湿邪气侵袭经络，年轻时正气强盛，邪气不能痹阻气血，至老年时，正气衰弱，邪气亢盛，所以，各种关节疼痛就出现了。如同夏日江河，汹涌澎湃，能够冲刷一切阻碍，自然是没有什么能够阻挡得了，可是到了冬天，没有了夏天的气势，很有可能一点点的阻碍即会形成一段河道的阻塞。

我们身体的气血亦是如此，年轻时感受的寒湿邪气，还没有能够阻滞气血的正常运行，但是，到了中老年，气血的运行如河流到了秋冬，渐行渐缓，邪气的阻滞也就越发明显了。

上面说，各类关节疼痛不是冬病，是说关节疼痛是随时都会发生的。但是，也如上面所说，这类病证是在夏天都会有些缓解的，因此，也归在"夏治"一类。正如夏日江河，没有水流冲激，谁知道哪段河堤损坏？所以，治疗是趁病情显露，而重用益气活血、温经通络之药，也如夏日视江河堤坝，随处修补的意思。常用药如黄芪、当归、川芎、红花、杜仲、续断、威灵仙、蜈蚣、熟附子、桂枝等。这样，至秋冬寒气日盛之时，自身气血充沛，自然寒湿邪气就无法阻滞经络了。

诗曰：

千里长堤蚁穴毁，
也是夏日水势涌。
趁着水情能明了，
修补强固成一统。

2017 年 6 月 16 日 21:49:51

微中医 *630*

春夏秋冬悟中医 151. 芒种第十四天

多云，22~36℃，南风 3~4 级；日出早 4:47，日落晚 7:26

今天依然是南风，但是今天的南风有点异常凉爽。一般夏日的南风是温热的，湿润的，从南方的海上吹过来，携带了大量的水汽，给北方送来雨水。可是这几天的南风凉爽宜人，这是因为南方这几天雨水多，空气湿润。"南涝北旱"也是夏季常见的气候特点，我们国家国土辽阔，这是正常的，只是风小了些，如果有几天的大风，南北交流，水火既济，就南不涝北不旱了。

这就需要交流。大地上交流依靠风气的流通，我们人身的交流需要气的推动。周身气血流通，了无郁滞，则上下内外协调，出入升降得宜，即是无病。

上面说到各种关节疼痛，就是气血流通有碍，为邪气所阻。内服药物是必需的，而各种外治方法，也有温经通络，散寒祛邪的作用，在夏天气血畅通时加以各种外治方法，是会取得更好效果的。

常用的外治方法如穴位贴敷，现在药店有各种热敷贴，可以选择应用；艾灸也是常用而有效的；还有一个既经济又方便的方法——热熨。还可用艾叶、花椒、鲜桃枝、大蒜茎叶（我们这俗称蒜把子）各适量，煮水温热浴足。艾叶、花椒、大蒜茎叶都是辛温之性，能散寒通经，鲜桃枝有活血化瘀的作用，几味药廉便易得，大约煎煮十几分钟，不太热时洗浴双足，自足底三阴三阳经温通，继而全身温通，则周身寒湿自可祛除。

诗曰：

> 艾叶花椒蒜把子，
>
> 新鲜桃枝带叶子。
>
> 煮水热熨脚丫子，
>
> 全身温通找乐子。

2017 年 6 月 18 日 21:55:2

微中医 *631*

春夏秋冬悟中医 152. 芒种第十五天

多云，20~32℃，南风 3~4 级，日出早 4:47，日落晚 7:27

现在说说慢性脾胃病的"夏治"。

我们所说的慢性脾胃病，多是脾胃阳气虚弱，运化无力而出现的一些病证。

脾胃为"气血生化之源""后天之本"，总揽全身气血运行，支持全身各种生理功能。如果这个化源不足，后天气血来源亏乏，则全身失去一种根本的支撑，出现乏力、困倦，虽不多食亦肢体肥胖。这就是脾虚，而且是脾阳虚弱，不能支持运化，虽然饮食不少，但不能化生精微，反为水湿。

近来门诊多见这类情况。详细诊脉之下，见脉来虚浮无力，寸浮而尺微，即是这种脾阳不足，甚则肾阳亦虚之证。

有俗语说"冬吃萝卜夏吃姜"，为什么要夏吃姜？姜，性温入脾胃，最善补脾胃阳气，味辛则走而不滞，有沟通上下，交通内外之功。所以，这个"夏吃姜"是真的非常有道理的。俗谚虽俗，而含理至深。

因此，夏日欲补脾胃，先食生姜。食生姜之法，或直接生食，或以醋浸泡后食，或在菜蔬中佐之，都可。

诗曰：

> 冬吃萝卜夏吃姜，
> 夏来生姜胜仙方。
> 鼓动脾胃生阳气，
> 后天本固寿而康。

2017 年 6 月 19 日 21:14:26

微中医 *632*

春夏秋冬悟中医 153. 芒种第十六天

阴转多云，21~29℃，南风 3~4 级，日出早 4:48，日落晚 7:27

慢性脾胃病的"夏治"，除了食姜之外，当然还有中药调理。这个中药调理，需要辨证论治，根据每个人的不同情况选择不同的方药，但基本不离温补脾肾，益气健脾之法，如补中益气汤、四君子汤、温脾汤等。

夏日里，我们的身体是阳气在外，也就是阳气发越于表，而内则相对虚寒。因此，在夏天，即使是确实的中焦郁热，湿热蕴结等实热之证，治疗也不可一味苦寒清热，需要照顾到内里的虚寒，在清热泻火中佐以干姜、桂枝、肉桂、白术等温补脾胃，增强脾胃运化功能。脾胃运化有力，也有利于湿热瘀滞的流通化散。

夏日的炎热，也使人喜欢各种冷饮。适当的冷饮，可解除焦渴烦热，生津开胃，但是一定不可过！过度的冷饮会损伤不足的阳气，甚至寒湿内盛，出现腹痛、腹泻等。最常见的路边烧烤大排档，光着膀子的年轻人，冰镇啤酒一杯一杯地喝，虽痛快一时，但脾胃受损，年轻时没有明显感觉，到中老年后，身体正气镇压不住邪气，邪气反过来占了上风，就是你受罪难过的时候了，到此时悔之已晚。

诗曰：

> 少年气盛常发狂，
> 食饮无节任寒凉。
> 到得老来气力衰，
> 邪气猖獗神凄惶。

2017 年 6 月 20 日 21:19:40

微中医 *633*

春夏秋冬悟中医 154. 夏至第一天

阴，21~34℃，南风 3~4 级，日出早 4:48，日落晚 7:27

昨天一天阴天，很是担心今天也阴天，照不成我的身影。今中午老天高兴，也知道我有重要的事要做，所以给了一个中午的晴天，下午便又阴了。还记得我在冬至后照的我身影的相片吗？大寒和春分也照过。前些日子换了手机，把一些照片给弄丢了，不然，今天我的身影的照片和冬至、春分时的照片放在一起做个对比，看这阴阳的变化是再简单直接不过了。

我们回顾一下。冬至后第九天（冬至当天到第八天阴天）身影长度是 326 厘米，大寒这天是 285 厘米，春分这天是 165 厘米，今天是 70 厘米。我一向不太喜欢数字，简单的生活没必要让些数字弄复杂。但是这个身影的数字倒是把复杂的事情弄简单了，所以，我们用数字说明这个问题。

冬至到春分，326-165=161，冬至到夏至，326÷70 ≈ 4.6。165 和 161 大约相当，足说明冬至阴气的最重，春分的阴阳平均；冬至是春分身影的 2 倍强，春分是夏至身影的 2 倍强，而冬至到夏至，身影相差近 5 倍，也足说明一个阴气最重，一个阳气最重。

这就是夏至，是一年里阳气最重的时候，从明天开始，白天开始变短，黑夜开始增长了。

诗曰：

> 冬至春分到夏至，
> 寒温全在阴阳气。
> 此消彼长成寒暑，
> 阴阳盛衰生四季。

2017 年 6 月 21 日 21:24:56

微中医 *634*

春夏秋冬悟中医 155. 夏至第二天

多云转阴，微雨，21~32℃，东南风 3~4 级，

日出早 4:48，日落晚 7:27

　　冬至身影 326 厘米，夏至身影 70 厘米。326，是阴盛至极，70，是阴衰至极。盛衰都是有度的，都不是一直盛或衰下去。

　　如果是一直盛或衰下去，就没有这个生机勃勃、万紫千红的地球生命世界了。就好像地球的冰川期是那种阴寒至盛不衰的时期，但最终也还是会缓慢地转化。

　　而导致这种变化的唯一的原因就是太阳。我从 6 月 2 日开始记录太阳的日出和日落时间，记录的依据是手机里的天气预报，到今天正好 20 天，一个节气的时间稍多点。6 月 2 日的日出是早 4:49，日落是晚 7:19。今天的日出是早 4:48，日落是晚 7:27。日出早了 2 分钟，日落晚了 8 分钟。这样算来，20 天的时间，白天长了正好 10 分钟。平均每天 0.5 分钟。如果按这个比例算下来，到冬至，白天短 90 分钟。这显然是不对的。冬至的白天至少要比夏至短 3 个多小时吧？不知是网络的错误？还是太阳升落的快慢速度不是均衡的？

　　我想，可能是不均衡的吧？事物发展到顶峰的时候，进展的速度多是慢下来的，因为这个时候事物进展的动力不足了，到了顶峰，力气耗尽，无力可使了。好比长跑运动员，最后冲刺虽然奋力一搏，但无论如何不是发令枪刚响的时候了。我们"秋后算账"，到冬至再看。

　　太阳就是这样影响着地球上的生命，也影响着我们人类。随着日出日落的早晚，照耀地球的远近，产生了地球大气的温度变化，产生了春夏秋冬，产生了阴阳消长。人类史几万年的时间，先人们、先哲们穷毕生精力，代代相传给我们四个字——天人相应，也叫"天人合一"。

　　诗曰：

太阳神迹阴阳生，阴阳变易夏秋冬。

如草如蚁人生老，出神入化是相应。

2017 年 6 月 22 日 21:32:01

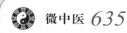

微中医 *635*

春夏秋冬悟中医 156. 夏至第三天

阴，雷雨，下午好大的雨！ 20~29℃，东南风 3~4 级，

日出早 4:48，日落晚 7:28

"天人相应"或者"天人合一"，基本的含义就是人应该适应自然界的各种变化，适时做出调整，以在各种异常、极端的气候变化中保护自己，使自己不受伤害。

这个"相应"或"合一"，是人主动去迎合自然，顺应自然，而不是去抗拒或者逃避。抗拒是愚蠢的，逃避是不可能的。

人类已经有了许多"抗拒"自然的方法，如夏天的空调，冬天的火炉。这在一定范围内是有益的，但过度的抗拒，给身体带来的是一时的舒适和长久的病痛。我们常说的"空调病"以及冬天里过高的室温给身体造成的不适，如感冒、关节疼痛、咳嗽、胸闷等都是"抗拒"的结果。

如何才是"相应"呢？《道德经》里的两个"关键词"非常好（事实上，《道德经》里大量的篇幅就是用来说"天人相应"的）。

一个是"抱朴"。"抱"是怀抱，是持有，是坚持；"朴"是质朴，是简朴，是朴素。夏天里西瓜放在井水里和放在冰箱里，都是凉爽，但冰箱里的西瓜吃了会肚子疼，甚至拉肚子，而井水里的就不会。冬天里火炉到深夜熄灭了，人早晨起床虽冷些，但一天都精神，空调或暖气一夜不息，白天人反而不精神。夏天里，一把蒲扇摇落满天星斗，在老奶奶的故事里酣然入睡，不也很美好吗？

一个是"守中"。"多言数穷，不如守中"。守是遵守，坚守，持守。中是中和，中庸，中允。守中，就是凡事不过、无不及。大自然是这样的，盛极必衰，否极泰来，许多时候，需要耐心地等待。

老子是极聪明的几个中国人中的一个，不仅仅影响了中国几千年，而且影响世界几千年。

诗曰：

> 抱朴闲看云西东，
> 守拙任尔南北风。
> 不穷不滥持中允，
> 气血汩汩度夏冬。

2017 年 6 月 23 日 21:23:26

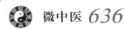 微中医 *636*

春夏秋冬悟中医 157. 夏至第五天

晴，18~27℃，北风 4~5 级，日出早 4:49，日落晚 7:28

前几天的"冬病夏治"还有个尾巴，还有一点意犹未尽的地方。

所谓"冬病夏治"，就是在夏天阳气隆盛舒展的时候，去治疗一些阳气不足、虚寒性的疾病，利用自然界阳气的隆盛，去补益我们身体的阳气不足，这是同气相求，会有事半功倍的效果。就好比前面说过的，艳阳天里晒衣服，一转身的时候，衣服就干了。

然而，我们身体的许多疾病却不是晒衣服这么简单。多数的虚寒性疾病，其成也渐，其来也久，这件"衣服"不是一转身就晒得干的。甚至，有些疾病是无法根本治愈的，就好比鲁智深的直缀，"染做皂了，怎么能洗得白"？但是，许多人，不去理解大自然的规律，不去理解我们人一生生老病死的规律，而只是一味埋怨，不管什么病，恨不得医生能给他一把抓。而且，这个时候，多数是不在乎花钱的，尽管"用好药"！可是，人的健康、快乐和钱不是直接的正比关系。

还有一种反过来的情况，就是过于大意，这里老百姓的话叫作"皮"。本来经过适当的治疗就可以痊愈的疾病，或者是能够明显缓解症状、减轻痛苦的疾病，一直"皮"到无法治疗，花巨多的钱，受巨多的罪。比如我们说的"冬病夏治"，一些慢支、肺气肿的病人，夏天舒服些，就不治疗，直到冬天寒流来了，喘不动了，才住院、打针。这些病人如果在夏天适当服用一些温补脾肾的药，到了冬天，抗寒的能力增强了，就不那么容易感冒了，即使感冒了也容易治疗得多。

这个正反两个方面的尺度把握，没有具体的标准，基本的、达观的人生态度和积极现实的健康意识是最主要的。

诗曰：

> 人生生老和病死，帝王乞丐同一理。
>
> 怨恨惧怕添愁肠，神定气闲多欢喜。

2017 年 6 月 25 日 21:27:39

微中医 *637*

春夏秋冬悟中医 158. 夏至第六天

晴，19~30℃，东北风 3~4 级，日出早 4:49，日落晚 7:28

夏至过去数日，前天的一场大雨，把节气真正带入了暑夏。这个暑夏，就是又热又湿。

农田里的作物喜欢这个又热又湿。花生、玉米、地瓜、高粱、大豆等都已经孕育了果实，现在是这些果实生长的时候。不热，没有温度，果实没有足够的热量不行；不湿，没有水分，果实没有水如何成熟？雨后深夜，万籁俱寂的时候，你在田边，能够清清楚楚地听到清脆的"咔吧、咔吧"的玉米拔节的声音。

所以，中医把这个时候称为"长夏"，也就是生长的夏天。

中医关于这个"长夏"的季节划分有些复杂。春夏秋冬四季，每季 3 个月，正好 12 个月。心应夏，肝应春，肺应秋，肾应冬，缺少一个，于是，把每个季节的最后 18 天拿出来，配给脾。这种配应，自然是有道理的，比较复杂，在此我们不多说。

另一种分发是将夏秋之间的"长夏"分配给脾。"长夏"气候的特点就是湿，湿为六气之一，也是六淫之一。滋润、润泽，让人舒服的是六气；闷气、水肿，让人不舒服的就是六淫，是邪气。

诗曰：

> 长夏湿热相蒸腾，
> 天地氤氲万物成。
> 却待秋来多收获，
> 仓满囤尖喜盈盈。

2017 年 6 月 26 日 21:12:40

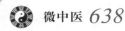

微中医 *638*

春夏秋冬悟中医 159. 夏至第七天

晴，22~33℃，南风 3~4 级，日出早 4:49，日落晚 7:28

农田里，原野上的各种植物都喜欢这个"长夏"天，但是，我们人类却不是十分喜欢它，因为这是个比较难以度过的季节。

如果是只有湿而不热，或者是只有热而不湿，都还好说，就是这个湿热相合，交织在一起，最是难熬。

湿邪为病，有外湿、内湿之分。外湿为气候潮湿，空气湿度大，或冒雨涉水，或久居潮湿之地，邪气自肌肤或口鼻入侵；内湿为阳气不足，不能温化水津，停而为湿。二者成因不同，但都属阴邪，都有重浊、黏滞、趋下的特点。

湿为阴邪，其重浊、黏滞之性，尤善阻遏气机，有湿邪停留处，便是气机不畅时。气机不畅，多见患处疼痛、胀闷。湿邪为患的疼痛，多是绵绵而痛，痛不剧烈。

湿、痰、饮，同属水湿凝聚，其性相同，其状不一。湿有内外之分，质地稀薄而弥漫；痰、饮少见外感，多是内伤，痰为黏着浓稠，又有有形、无形之分：有形之痰为可见之痰，如肺中咳出、胃中呕出以及各种痈疽疮疡的脓液等；无形之痰为深居脏腑，无形可见，而见眩晕、疼痛、麻木等痰湿为患之症。饮为停留于身体局部的水液，多见有形之水液，也可以是无形的水饮凝结。

"长夏"之季，阳热下降，氤氲熏蒸，水气上腾，潮湿四溢，就有了这又湿又热。这是众生生长过程中所必需，虽然，我们有些难耐，天地如此，难耐也得耐，谁能奈天地何？

诗曰：

> 水利万物而不争，
>
> 上腾下趋各有功。
>
> 虽是上善几于道，
>
> 化邪伤人也不轻。

2017 年 6 月 27 日 21:27:48

微中医 *639*

春夏秋冬悟中医 160. 夏至第八天

晴，23~34℃，南风 3~4 级，日出早 4:50，日落晚 7:28

　　感谢国家的中医政策，感谢各种媒体对中医的宣传，大家对中医的了解多了很多，也在许多时候用中医的眼睛去看自己的身体。这真是好极了的事情，中医的整体观念，中医的治病求本，中医的辨证论治，中医的治未病等这些中医的基本而又核心的东西深入到大众的心里，真是好得不得了的事情。

　　最近许多人来说自己身上湿气重，询问解决的方法。这就是一个好得不得了的事情，比懵懵懂懂的不知道护惜自己好多了去了，这样在问题的萌芽状态就发现它，解决它，省得酿成大患。正好这几天说到湿气、湿邪，就一块儿讨论一下这个问题，希望能给大家一些帮助。

　　自然界的水是循环不已的。大地上的水（土壤里，江河湖泊里，大海里）在太阳的照射下蒸发为水蒸气，散发到空中，凝结为云。云气凝结厚重了，下降为雨。雨水落到大地上，供给众生灵以生命必需的水，这些水在生命体内循环一圈，最后也还回到自然中。

　　水在大自然中的循环，最重要的，就是太阳。太阳的蒸发，使得水不断地上下循环，这个循环，有对水的重新分布，更有对水的洁净，是水的再生。只有这个再生的水，才是生命所必需。

　　我们身体内的水，亦是如此。

　　诗曰：

> 上腾为云下为雨，
> 水气翻滚无休止。
> 一九红日朗朗照，
> 滋润亿万男和女。

2017 年 6 月 28 日 21:34:03

微中医 *640*

春夏秋冬悟中医 161. 夏至第九天

晴，22~34℃，南风 3~4 级，日出早 4:50，日落晚 7:28

　　天地间水的循环依赖太阳，我们身体的水循环也依赖身体内的太阳——肾阳。肾阳是全身阳气的发源地，各个脏腑、肢体的功能活动，都依赖肾阳的温煦、推动，水的运行自然也必须在肾阳的温煦、推动下才能够流布全身，滋润全身。

　　关于水在体内的运化过程，在去年的《微中医》中已经有过详细的讨论，在这里，我们做个简单的回顾。

　　天下雨，人喝水。雨蓄积于湖泊，流动于江河，渗透在土地；水入胃，脾运化，肺宣降，肾蒸腾，循行于血脉、经络以及脏腑、五官、四肢、百骸之间。雨水经太阳蒸腾重回空中为云；饮水经脏腑转化，滋润全身，最后化为汗、尿排出体外。

　　在身体内水的运化转输，肾阳是根本的动力，是推动水运行的柴油机（过去没电的时候，农田灌溉都是用柴油机的）、电动机和抽水机。动力不足（柴油机缺油，电动机电压不足），抽水机达不到扬程，水就不循正道，需要的地方没水（如口干、口渴），不需要的地方水淤塞（如水肿，如胸腹水）。

　　肺的宣降功能如同南水北调，把水提起来，布散到水不容易自然流到的地方去。

　　脾是全身灌溉系统的总渠道。脾主运化水湿，就是这个总渠道的作用。运化，即转运变化，脾功能异常，这个总渠道调度失灵，全身水气紊乱，就出现我们前面说到的湿气重的问题。所以，这个湿气重，重在脾的功能异常。

　　诗曰：

　　　　　　湿气浓重责在脾，脾气不运水流滞。
　　　　　　流滞不畅遏阳气，阳气不化成浊湿。

2017 年 6 月 29 日 21:41:38

微中医 *641*

春夏秋冬悟中医 162. 夏至第十天

阴，22~34℃，南风 3~4 级，日出早 4:50，日落晚 7:28

中午下了一场雨，不太大，时间不长，虽然没有出太阳，可是有个 34℃的气温，湿气为热气蒸腾，是实实在在的"桑拿天"，湿、热，湿热熏蒸。南风，风力总是慢悠悠的 3~4 级，不足以吹走这弥漫的湿热。如果是 5~6 级的北风，湿气会迅速消散的，因为"风能胜湿"啊！

我们身体的湿气过重，多数的原因就在于脾的功能异常。注意，这个功能异常，有虚有实，而不是一般认为的单纯"脾虚"。

属实的，多是体内"风力"不足。这个"风力"自然不是在身体内刮大风，而是气机的郁滞。气机郁滞，导致周身气血经脉不顺畅，脾这个总渠道不通畅，水气自然淤积。这就是"风力"不足而导致气机郁滞，"风力"不足的原因在于肝，肝气郁滞。肝主疏泄，调畅气机，肝气因情志因素而郁滞，周身的气血流通就随之而郁滞，这就是气机不畅。气机不畅，水湿不能流通，自然就瘀滞。

属虚的，自然是脾气虚弱了。导致脾气虚弱的原因有年高脾肾虚衰；有久病不愈，损伤正气；有思虑过度，耗伤心脾；有暴饮暴食，损伤脾胃。这许多原因，都涉及脾，脾气虚弱，运化不及，饮入的水不能在各级渠道中顺利流通，于是就水湿过重了。好比渠道年久失修，杂草泛滥，垃圾成堆，水不能顺利通过，也就淤滞，甚至溢出河堤。

体内水湿过重，也就是水气瘀滞。这种瘀滞的水湿不仅不能流通到身体各个部位去濡养、滋润，反而在体内阻滞气血的正常运行，又使身体各个部位缺乏了气血的温煦、推动、滋润。于是，全身肢体沉重困倦，少气懒言，倦怠嗜睡，甚至足胫、眼睑浮肿。

肝气舒，则风力足；脾气健，则渠道畅。风足渠畅，湿从何来？

诗曰：

        肝气舒和脾气旺，水气流通身健壮。

        肝郁脾虚水湿郁，弥漫四肢和五脏。

2017 年 6 月 30 日 21:39:31

微中医 *642*

春夏秋冬悟中医 163. 夏至第十二天

多云，22~32℃，西南风 3~4 级，日出早 4:51，日落晚 7:28

湿气过重，重在健脾。脾气健旺，运化正常，水液入胃，由胃腐熟后脾气运化转输，布散全身，滋润、育养全身，何湿气之有？就如大地上的各级蓄水、输水系统，完整而健全，雨季容水在湖泊、水库；旱季由渠道输送各地，灌溉农田。

这几天南方够呛。看新闻，持续的降雨，长江水势陡涨，三峡水库和其他几个水库控制泄洪，就是为了减轻长江压力，避免发生意外。这就是一切在脾的运化传输之中，减有余，补不足。

健脾除湿之法，大略有六。

法一，疏肝健脾：肝气郁结，或情志暴怒，肝气疏泄不及或疏泄太过，都会影响脾气的运化。好比一个部门的领导冷酷无情，员工们都战战兢兢，不求有功，但求无过，大家工作的积极性发挥不出来，这个部门的工作效率是可想而知的。

疏肝健脾的常用方剂如柴胡疏肝散、逍遥散、四逆散、大小柴胡汤等，药如柴胡、香附、枳壳、桂枝、白芍、葛根、白术、茯苓、泽泻等。我临床常用柴胡 12~30 克，桂枝 10 克，白芍 15~30 克，白术 15~60 克，茯苓 30~60 克，葛根 30~60 克，甘草 10 克。有热，舌苔黄厚少津加黄芩 15~30 克，百合 30 克；大便溏加山药、砂仁；大便干加酒大黄；腹胀、嗳气加半夏。

诗曰：

江南又逢汛期临，

河涨湖满雨倾盆。

若得身长三万丈，

搅令南北水均匀。

2017 年 7 月 2 日 21:38:01

微中医 *643*

春夏秋冬悟中医 164. 夏至第十三天

晴，24~34℃，东北风 3~4 级，日出早 4:52，日落晚 7:28

法二，益气健脾：用于脾气虚弱。脾气虚弱，是脾的功能不足，运化无力，多见肢体困倦，少气懒言，嗜睡倦卧，眼睑、足胫浮肿。老年人脾肾虚衰或久病损伤脾胃，或素体脾胃虚弱不足，或思虑过度，或暴饮暴食，都可损伤脾气，导致脾气虚弱。

益气之法，也需要根据以上情况不同而采用不同的治疗方法，老年人、久病者、素体虚弱者当径直补益脾胃；思虑过度者须舒畅情志，学会放下，使自己的心灵轻松空阔，脾气无忧虑缠绕，自会轻健清灵，运化自如；暴饮暴食者首当减饮食，适当的辟谷是不错的办法。一头拉车的驴，拉一千斤正合适，若一千五百斤，也可拉得动，但时间稍久就会疲惫不堪，若拉八百斤呢？它会撒欢地跑。

常用方剂有补中益气汤、四君子汤、六君子汤等，常用药物如黄芪、党参、白术、苍术、山药、茯苓等。这些药物的应用也需要因人而异，年轻人宜重，老年人宜轻，有些症状不明显，但存在脾虚者，可用黄芪 10 克，白术 10 克，桂枝 5 克，黄芩 3 克，甘草 3 克，开水冲泡代茶饮，也是一个简便有效的办法，但须久服方可见效。

诗曰：

> 老驴破车气力衰，
> 颤抖蹒跚殊可哀。
> 减负轻松平坦路，
> 夕阳晖里乐悠哉。

2017 年 7 月 3 日 21:46:06

微中医 *644*

春夏秋冬悟中医 165. 夏至第十四天

阴，雨，24~35℃，南风 3~4 级，日出早 4:52，日落晚 7:28

法三，温补脾阳：适宜于脾阳虚弱者。上面的脾气虚弱是功能的不足，这个脾阳虚弱是脾气虚弱的进一步加重，由气虚发展到了阳虚。

气主推动，阳主温煦。气不足，是推动无力；阳不足，是不能温煦。不能温煦就会寒气盛，而寒性凝滞，所以寒气盛就会导致凝滞，就会闭塞。

河流在平原上因为缺乏高低的落差，因此而流行缓慢，这是气虚；如果再遇到寒冷的天气，河水结冰，河道因此而闭塞不通，这就是阳虚了。

唐僧四众行至陈家庄，为陈家庄人赶走了灵感大王，救下了陈关宝和一秤金，却得罪了灵感大王。欲吃唐僧肉的灵感大王在老鳜婆的帮助下，定下封冻通天河之计，待唐僧师徒走至河中央，突然裂开冰面，捉到了唐僧。这个灵感大王能在八月冰冻河面，也是靠了阴寒之气。

脾阳虚弱，也是这种情况。阳气不足了，阴寒内盛，脾运化水湿的能力下降，不但下降，而且水湿不能流通，反而为寒气凝结，滞留于脏腑、经络、皮下。所以，脾阳虚的人可以见到肢体困倦，形寒肢冷，胸腹积水，皮下水肿等。

温补脾阳是脾阳虚基本的治疗方法。大地河流因天寒冻结，化冻须待来春；而身体脾阳虚弱，水汽凝结则靠温补。温补常用方剂如理中汤、附子理中汤、温脾汤、四逆汤、真武汤等，常用药如熟附子、桂枝、肉桂、白术、苍术、砂仁、干姜等。

诗曰：

> 天寒地冻河冰封，
> 水流涩滞不畅通。
> 春来阳气拂大地，
> 江河澎湃歌东风。

2017 年 7 月 4 日 21:47:29

微中医 *645*

春夏秋冬悟中医 166. 夏至第十五天

阴，25~33℃，南风 3~4 级，日出早 4:53，日落晚 7:28

中医治病，有标本缓急之权宜。也就是急则治标，缓则治本。标和本是一对相对的概念，标和本不是绝对的，在此处是标，在彼处可能就是本。一般的，正气为本，邪气为标；病因为本，症状为标；先病为本，新病为标。基本的原则是急则治其本，缓则治其标，主要看标本之间孰轻孰重，轻者缓，重者急。

在脾虚湿盛这对关系中，很明显的，脾虚为本，湿盛为标。若湿气不著，没有那种明显的水湿壅聚，发生水肿、胸腹水等情况时以治本为主，用以上疏肝、益气、温补诸法。若水气重，水湿壅聚成灾了，则就以祛湿、利湿为主。

譬如南方多雨，江河泛滥，当务之急，应疏导水流，使之迅速排泄入海，不令泛滥成灾而造成人民生命和财产的损失。若在平时，则宜修堤固坝，为汛期做好准备。所以，汛期为标，平时为本。

水湿壅聚，或溢于皮下，成肌肤水肿；或积聚胸腹之间，成胸腹积水；或流溢关节筋骨，成关节痹证；或壅聚胃中，成脘胀、呕吐；或痰湿积聚肺中，呼吸不利，都是邪气为重之标证，急当除湿、利湿，缓解机体痛苦，挽救危亡为重。

诗曰：

> 眉毛胡子一把抓，
> 不知标本乱哈哈。
> 有缓有急明先后，
> 事半功倍乐哈哈。

2017 年 7 月 5 日 22:14:18

微中医 *646*

春夏秋冬悟中医 167. 夏至第十六天

阴，小雨，24~31℃，西南风 3~4 级，日出早 4:53，日落晚 7:27

除湿治标，是汛期里的应急之法，不然，洪水泛滥，江河涨满，"人或为鱼鳖"。大地上的洪水，只要导之入海，便万事大吉；人体内的水湿，则只有排出体外，才不会伤人。

除湿之法，承上面健脾六法之四，是芳香化湿法。

芳香化湿，是用气味芳香的药物使水湿化散的方法。气味芳香的药物如藿香、佩兰、砂仁、豆蔻、檀香、苏合香等，常用方剂如藿香正气丸。

气味芳香的这类药物，性质都是温性，温性升散；芳香气味易于挥发，二者合为一体，自可使水湿随温性之升散、芳香之挥发消散于无形。这种方法多适用于饮食生冷，脾胃为寒湿郁困，水湿停留的病证。如这个夏季里，大量生食西瓜等水果，或大量的冷饮，都可以发生腹痛、恶心、呕吐等，藿香正气丸、水、胶囊，都是有效的治疗药物。

这种除湿的方法，大略如同太阳底下晒衣服，在温暖的阳光照射下，水分蒸发，散逸到空中，我们看不到水的消失，但衣服很快干了。

诗曰：

　　　　阳光灿烂水汽消，
　　　　大气流转云儿飘。
　　　　芳香除湿湿无踪，
　　　　体轻身健乐陶陶。

2017 年 7 月 6 日 21:37:10

微中医 *647*

春夏秋冬悟中医 168. 小暑第一天

晴，24~32℃，西南风 3~4 级，日出早 4:54，日落晚 7:27

今天小暑，二十四节气的第十一个。

小暑，暑之小者也。暑，炎热也。今年入伏是 12 日，还有 5 天，这个小暑，正在初伏中。

我国地域宽广，南北气候差异不小，在我们山东半岛，是比较遵从节气的。但是，感觉这几年，往往在入伏前有一段时间的炎热，今年小满后气温即升至 34℃，入伏后反而没有那么炎热的天气。这几天一直是持续的高温，酷暑难当，不知入伏后可能缓和些？

暑期多汗，汗是机体水液代谢的产物，是机体散热的主要方式。汗多，自然小便少，小便少，尿液浑浊，易成结石，这几日尿路结石的患者增多，与天热多汗是有一定联系的。因此，暑热多汗，尤其需要注意足量的饮水。有足量的饮水，汗出之外，还有一定的尿液排泄，尿路结石也就会减少许多。

多汗，是为了散热，但没有节制的多汗，也会使气随津泄，所以，这个时候，身体乏力困倦的也多见，这是多汗伤气的缘故。凡事都有一定的度，在夏日阳气开泄、多汗耗气的季节里，还要注意有所收敛，使汗出不过度，不伤津，勿耗气。收敛之法，是适当饮用诸如绿豆汤等清热除暑，酸梅汤等敛汗养阴。

绿豆汤、酸梅汤，制作简单，是暑日不错的饮料。

诗曰：

酸梅绿豆汤，
祛暑神仙方。
冰糖适量加，
酸甜无比香。

2017 年 7 月 7 日 22:04:25

微中医 *648*

春夏秋冬悟中医 169. 小暑第三天

阴，24~32℃，西北风 3~4 级，日出早 4:55，日落晚 7:27

下面继续讲健脾除湿之法五，燥湿。

大雨过后，一些路面上原先有坑洼的地方，一定会有些积水，给来往的行人造成许多不便。这些积水，因为刚下过雨，多数还是阴天，所以不能靠太阳晒干；雨后空气湿度大，积水挥发得也就慢；一点点水洼，也不值得挖排水渠道。怎么办呢？

最常见的办法是用干燥的土砂垫一垫。这些干燥的土砂，能够把水吸收到自己的身上去，从而把那个水洼消灭了。

这就是燥湿法。我们体内的许多水湿，也可以用这个燥湿的方法除去。路面上的水洼是局部的，这个燥湿的方法治疗的水湿也多是身体局部的水湿痰浊。如肺中痰湿壅盛，咳嗽、胸闷、咳痰量多；胃中痰湿内阻，脘腹胀满，恶心呕吐；关节局部痰湿聚集，肿大疼痛；痰浊上犯，头昏脑涨，健忘失眠，心神不安等，这些情况多是体内某一脏腑或经络、关节局部气机痹阻，水湿停留所致。而且，这种水湿多因日久成痰，质地黏滞稠厚，用芳香化湿法化不动这种黏滞之液，用利水除湿法也因其过于稠厚而无可奈何。

燥湿法是最好的。常用方剂如二陈汤、导痰汤、温胆汤等。常用药物如半夏、陈皮、羌活、独活、苍术、白术、熟附子、白附子、天南星、胆南星、贝母等。

二陈汤是燥湿化痰的基本方。根据病人寒热虚实的不同，随证加减，如脾虚加苍术、白术；寒痰加白附子、熟附子、白芥子；关节疼痛加羌活、独活、桑寄生、细辛；热痰加贝母、瓜蒌、胆南星等。二陈汤里的二陈，是指半夏和陈皮。这两种药，存放日久，其燥性更大，所以，以陈久者入药效良，故称为二陈汤。

半夏，质燥性温，最善化痰。法半夏燥湿力大，姜半夏又善止呕，各有所长，只是近些年对于这些制半夏，许多医生感觉效果不著，不如生半夏力道雄猛，张仲景《伤寒论》都用生半夏，水洗。但这个生半夏有毒，剂量、用法稍有不当，会发生中毒，所以还是慎重些好。

诗曰：

> 物各有性质不同，
> 陈酒陈醋味更浓。
> 药有六陈君须知，
> 枳橘夏狼萸麻明。

注：中药传统有六陈，枳壳、橘皮、半夏、狼毒、吴茱萸、麻黄，陈久者其效更佳，但也不是越久越好。

2017 年 7 月 9 日 21:21:57

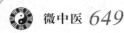 微中医 *649*

春夏秋冬悟中医 170. 小暑第四天

晴，25~35℃，西南风 3~4 级，日出早 4:56，日落晚 7:26

昔时，黄河泛滥，尧帝任命鲧为水利部长，治理黄河。鲧很努力，但是，治了数年，效果不好，黄河还是泛滥，淹了不少农田，伤了不少人。尧帝大怒，撤了鲧的职，任命鲧的儿子禹做水利部长。禹也很努力，三过家门而不入，用了 13 年，把黄河水患彻底治理好了。

一般地说，子承父业，水平、技术都是儿子继承父亲的，可为什么儿子能治好，老父却治不好呢？这是因为禹是个善于动脑子的好孩子，他看到父亲治水，只是用"封堵"的办法，结果水无处去，还是到处泛滥。他接受了父亲的经验教训，改"封堵"为"疏利"，结果，河水有了通路，于是就乖乖地东流入海了。

体内的水湿壅盛，发生水肿、胸腹腔积水的时候，也需要这个疏利的方法，这就是健脾除湿第六法，利水法。

利水，大多是疏利水道，使水湿从小便而出。小便是我们身体的主要排水途径。还有出汗，这也是利水法。但还是禹的方法好，让水入海，而不是四散。常用利水方有真武汤、五皮饮、五苓散、济生肾气丸等。常用利水药如茯苓、泽泻、大腹皮、车前子、白茅根、黄芪、麻黄、木通、防己、滑石等。

这几天天气炎热，人们汗多尿少，水道不利，常有尿路结石、尿路感染发生，这就是水道不畅，瘀滞丛生。所以，这个热天，要多喝水，喝竹叶汤、绿豆汤。

诗曰：

> 鲧禹父子业相承，
> 用功巧妙各不同。
> 老子愚笨儿聪慧，
> 九州从此传英名。

2017 年 7 月 10 日 21:48:37。

微中医 *650*

春夏秋冬悟中医 171. 小暑第五天

晴，25~36℃，西南风 3~4 级，日出早 4:56，日落晚 7:26

今天真热！据报明后天还是持续高温。这个热，对于我们来说，就是热邪了，一定注意降温防暑。最主要的还是足量的饮水，因为热能伤津耗津，大量的汗出，就是津液的丢失，所以饮水非常重要！当然，酸梅汤、清茶、竹叶汤、绿豆汤最好了。

健脾除湿，还有除上面六法之外的一法，这是专门针对胖人说的，就是管住自己的嘴，少吃点。许多胖人说，自己吃得已经很少了，但还是胖。这个胖多是脾虚，不能运化水谷，体内的水排不出来。这种情况下，除了以上方法外，辟谷是不错的办法（关于辟谷，前面有过几次讨论）。

对于能吃的人，少吃是最好的健脾方法。我们脾胃的承受能力是有一定限度的，不能在主人长期暴饮暴食下还能永远正常工作。再好的车，如果长期超高速行驶，一定会爆缸的，一旦爆缸，就是废车一辆。适当少吃一点，或者经常一顿两顿不吃，给脾胃一个休息的机会，它会好好报答你的。

健脾和除湿，又是不可截然分开的，健脾即能除湿，除湿即是健脾。常用的药物如苍术、白术、茯苓、黄芪、桂枝、砂仁、薏苡仁、白蔻仁等，都具有健脾除湿（燥湿、化湿、利湿）的功效。

高明的治水者，是疏导治理，旱涝并重；聪明的养生者，是防患于未然，标本共举。

诗曰：

> 人生脾胃后天本，一日三餐最宜慎。
>
> 六七成饱即停箸，白水也作琼浆饮。

注：吃饭六七成饱，给脾胃个空闲，给脾胃个休息；细嚼慢咽，也是养胃的绝佳方法，即使是喝白开水，也如琼浆玉液般细品慢咽，胃的负担也会轻许多。

2017 年 7 月 11 日 21:11:56。

微中医 *651*

春夏秋冬悟中医 172. 小暑第六天，头伏第一天

晴，26~37℃，南风 3~4 级，日出早 4:57，日落晚 7:26

"头伏饺子二伏面，三伏烙饼摊鸡蛋"，这是北方风俗。头伏，天气炎热，人们胃口为热气郁闭而不思饮食，而水饺是北方人的最爱。所以，在这个炎热的日子里，可口的水饺会令人胃口大开。

二伏的凉面也是家家必备的。事实上，不仅仅是二伏天，在天气炎热的时候，一碗凉爽的面条，配上西红柿汤、鸡蛋黄瓜汤、香椿芽，那是无比的美味，什么燕窝鱼翅、鲍鱼鲜虾，都不如这碗凉面。

三伏烙饼摊鸡蛋，这个就普通了，三伏天，已经凉爽了，人们食欲大振，吃嘛嘛香，这个烙饼摊鸡蛋自然是不错的选择。

为什么入伏说"吃"？先看这个"伏"字。伏有趴、潜、低、藏的意思。我国传统是在夏至后的第三个庚日入伏，夏至一阴生，阴气开始萌发，阳气开始收敛。但阳气不会心甘情愿地退出历史舞台，总要做些反抗。夏至后二十余天，阴气给了阳气足够的准备，也给他留了足够的脸面，在这个时候，"您"该"伏"了。但是，阳气开始潜伏，又是夏天中最热的时候，也是阳气自春至夏，蓬勃旺盛的极盛时期。所以，"伏"了，"服"了，以后就是阴气渐旺的日子了。

阳气盛，必然消耗多，而一个夏天，人们多因热而不欲食。所以，在阳气开始"伏"的时候，好好吃饭，为一个夏天的蓬勃生长存储能量。所以，入伏先说吃，吃好了，才有个好的夏的结束，才有个好的秋的收获，才有个好的冬的闭藏。

诗曰：

> 头伏饺子二伏面，
> 农谚不妄真知见。
> 麦为心谷益心气，
> 暑日养心身康健。

2017 年 7 月 12 日 22:02:44

微中医 *652*

春夏秋冬悟中医 173. 小暑第七天，头伏第二天

晴，27~36℃，西南风 3~4 级，日出早 4:57，日落晚 7:25

冬有三九，夏有三伏。三九最冷，三伏最热。三九是九天一数，三伏是十天一数。在我们传统文化中，九称为"老阳"之数，就是阳气到了顶的意思，最冷的日子用"老阳"；十是圆满完美，所谓十全十美，最热的日子用圆满的数。古人不知作何想，都是物极必反，盛极必衰的意思吧。

"伏"有"潜伏""低下""弯腰"的意思，是说这个阳气自冬至始，渐次强盛，至夏至至极，现在夏至已去二十日，阳气要"低头弯腰"了，开始回转，阴气要开始生发，渐次强盛。

南风大哥盛行半年，要退出历史舞台，是心不甘、情不愿的，往往会在这个时候来几次大的反扑。所以，这个时候"入伏"，这个时候最热。

天人合一。在这个最热的伏天里，我们身体内如同大自然，阳气最旺而又开始内敛，阴气最弱而又开始强盛。所以，在这个时候，既要护惜强盛而又燥烈的阳气，又要护惜脆弱的阴气。食不过于燥热，以免助热生火；又不要过于寒凉，以免损伤阴气。甚至，在这个伏天里，饮食一定温暖而不燥烈，以助阳气的内敛，阴气的生发。

传统有吃"伏羊"的习惯。羊肉，味甘性温，最能滋阴壮阳，温补阳气而不燥烈，滋养阴精而不伤阳，是这个时候的最佳滋补食品，但需注意，食不可过，过亦伤人。

生脉饮，药有党参（人参或西洋参或太子参）、麦冬、五味子，功效能益气敛汗，滋阴生津，对于体虚多汗，乏力气短者，尤为适宜，可以在这个伏天里服用十数日。

既然阳气已经"弯腰低头"，虽是酷热难耐，但那个天高气清，凉

爽宜人的秋天已经在向我们招手了。

诗曰：

伏天酷暑涌热潮，
挥汗如洗受煎熬。
造化如此无奈何，
心底和静胜空调。

2017 年 7 月 13 日 21:23:28

微中医 *653*

春夏秋冬悟中医 174. 小暑第八天，头伏第三天

阴，下午大雨，25~34℃，西南风 3~4 级，

日出早 4:58，日落晚 7:25

连日高温，酷暑难耐。这个时候的阴气，这个时候的北风哪去了？怎么悄无声息，任由南风横行呢？

因为是初始生发，因为力量还弱，所以，力量需要积蓄。当积蓄到一定程度，它自然会爆发的。这不，上午还骄阳似火，下午便阴云聚拢，四时许，雨就来了。持续近一个小时的大雨，把阳气打得丢盔卸甲，狼狈逃窜。雨后的空气是那样的清新凉爽，人们仿佛忘记了刚刚过去的炎热，欢欣鼓舞于这凉爽中了。

只是切莫大意，以为从此就不复炎热了。须知今天入伏刚第三天，凉爽的秋风虽然在招手，但还遥远。阳气不会这么善罢甘休，不会这么快退出历史舞台。未来的一段时间，将会是阴阳拉锯战的战场，此胜彼衰，你来我往，然后，秋天才会提着轻柔的裙裾，款款而至。

世间万事皆是如此，该来的谁都挡不住，该走的谁也留不住。譬如我们的生命，譬如生命中的各种喜怒哀乐，病痛灾难。处欢乐时有点虑及忧伤的意思，当悲痛时存些想到高兴的心绪。这样，欢乐而不至狂妄，悲痛而不至绝望，心底和静，虽泰山崩于前而面不改色心不跳矣，况一时之燥热乎？况各种病痛乎？

诗曰：

泰山倾颓天地崩，

一点闲气存心中。

面不改色心不跳，

任它东西南北风。

2017 年 7 月 14 日 21:05:23

微中医 *654*

春夏秋冬悟中医 175. 小暑第十天，头伏第五天

阴，雨，25~29℃，西南风 3~4 级，日出早 4:59，日落晚 7:24

前天一场大雨，今天中午又一场，阴气把阳气打了个落花流水。可是，这个时候的阳气，也就是南风兄弟，还是强大的，不是轻易就被打倒。所以，大雨过后，阳气收拾精神，重新反扑过来，虽然气温下降了几度，但炎热的蒸腾，使得水汽弥漫，在一个热之外，又加上一个湿，湿热蒸腾，湿热氤氲。

阳热下降，水湿上蒸，天地间直接就成了一个大蒸笼。人在其间，周身黏腻，心神不爽。但是，自然界生物不必说，对于我们，这个湿热，也不全是不好。

天地间一个大蒸笼，蒸出了身体许多汗，这些汗里有经年积累下来的各种瘀滞邪毒，汗出不畅，邪毒排出不畅，会留在身体继续伤害我们。这个桑拿天，比去汗蒸房花钱强多了，全面而透彻。所以，这几天尽量地出汗，不要阻止出汗！汗后足量饮水，补充体内水分，除旧布新，畅通气血，祛瘀化痰，比吃药更全面而透彻。

因此，这几天不要过于贪凉，不要食冷饮凉，不要拒绝阳气为我们的身体做一次彻底的大扫除。

诗曰：

天地一大汗蒸房，
除旧布新和阴阳。
不劳医生吃苦药，
身轻体健喜洋洋。

2017 年 7 月 16 日 21:46:41

微中医 *655*

春夏秋冬悟中医 176. 小暑第十一天，头伏第六天

阴，25~31℃，西南风 3~4 级，日出早 5:00，日落晚 7:23

昨晚去看望堂姐，进门后感觉是开着空调，挺凉爽的。堂姐坐在沙发上，腿上搭了一条毛毯。

老大姐八十多岁了，精神一直很好，乐观开朗，善良和气，和谁都合得来。夏天腿上搭条毛毯的习惯有几年了，说起话来，扯到这条毛毯上，大姐说，今年不如去年，看电视要搭这条毛毯，晚上睡到半夜，还会不舒服醒来，睡不着了，有时候需要姐夫给她做些按摩，才能再睡着。

六七十岁的人多数知道这是怎么回事。前几年有位四十几岁的朋友说，近来坐下来后喜欢两条腿搭起来，也就是俗话说的"跷二郎腿"，她有糖尿病数年了，体质不是很好，感觉自己老了。

先从喜欢"跷二郎腿"，然后，慢慢地两条腿胀、麻、酸，怕风怕冷，两膝关节无力、疼痛，有时候起坐困难，晚上睡觉怎么着放也感觉不舒服，"放不着个窝"，这是许多中老年人常说的一句话。

这也是困扰中老年人的一个不大不小的事。说不大，去医院做各种检查，没什么大问题，甚至比一些年轻人的体检结果还好，医生只说没事，也没有有效的治疗方法；说不小，让人天天不舒服，甚至影响到睡眠，影响到人的精神。

这就是"老寒腿"，西医称为"下肢动脉硬化闭塞症"。

诗曰：

> 两腿使用几十年，
> 又着风雨又着寒。
> 不是大圣铜铁身，
> 能不伤损行走难？

2017 年 7 月 17 日 21:26:43

微中医 *656*

春夏秋冬悟中医 177. 小暑第十二天，头伏第七天

阴，27~32℃，南风 3~4 级，日出早 5:01，日落晚 7:23

"老寒腿"的由来，大致有两方面的原因。

一是年龄。如同上面打油诗说的，使用几十年，除非是孙大圣经过老君八卦炉炼的，寒暑不侵，跌挫不损。在万寿山五庄观，哥几个偷了人家的人参果，被镇元大仙捉回来，要打师傅，悟空心疼唐僧，敢作敢为，替唐僧挨打。结果，几个小仙轮流打下来，只打得悟空两腿发亮，如同一根熟铜棍似的。

一般百姓没这个本事，几十年行走，全身重量压在腿上，就是根熟铜棍，也该磨损了。更重要的，还是中老年人肾气虚弱。一般的，"老寒腿"除了两腿的胀、麻、酸、痛之外，多数伴有浮肿。这个浮肿变化不定，活动一天，下午明显，休息一夜，早晨起床好转。

肾气虚弱，对全身气血的推动作用减弱，两腿处身体下端，推动起来格外用力，所以，肾气推动的力量不足，需要大力气的活干不了了，因此，下肢气血运行迟缓，得不到阳气温煦，所以就胀、麻、酸、痛、肿。

胀、麻、酸、痛、肿，畏风畏寒，都是气血不通达的表现。人到四十岁以后，五十岁以后，多见下肢静脉曲张，以及表浅的小静脉瘀血，就是如同蜘蛛网一样的青紫血筋。

二是风寒湿邪气的侵袭。年轻时血气方刚，不惧风雨，不畏严寒，使邪气侵入肌肤，至老年，气血不能温煦，邪气乘虚作乱。今年春节回家拜年，见到一位小侄，20 岁左右吧，穿一条露着脚踝的单裤，没穿袜子，一双单皮鞋。当时我都被冻得难受，问他冷不冷，竟然说不冷。还有爱美的姑娘们，早春就穿得单薄，晚秋还不舍得穿厚些，这都是给风寒湿邪制造机会，给"老寒腿"埋下种子。

诗曰：

爱美之心人皆有，
健康之美最长久。
年轻气盛不算啥，
老年抖擞真抖擞。

2017 年 7 月 18 日 21:53:56

微中医 *657*

春夏秋冬悟中医 178. 小暑第十三天，头伏第八天

阵雨，26~33℃，西南风 3~4 级，日出早 5:01，日落晚 7:22

　　很巧，上午看了一位"老寒腿"患者。女，56 岁。自十多年前即有双下肢酸胀不舒，没在意，也就一直没治疗。今年这不舒服严重了，甚至连站着做饭都坚持不下来，"老寒腿"的各种不舒服都有，尤其怕冷，一个夏天，别人吹空调，吹电扇，她只有远远躲在一边的份儿。

　　她舌质暗淡，体胖有齿痕，苔白稍厚水滑，脉双尺微，关寸细滑。很明显的肾气虚，寒湿痹阻。我给她开的中药是金匮肾气丸加味：熟附子、肉桂、熟地黄、山药、牡丹皮、茯苓、泽泻、杜仲、续断、桑寄生、川芎、红花、柴胡、升麻、甘草。这个方子我经常用，大多还是有一定效果的。其中熟附子用量在 10~30 克，根据个人体质不同而不同。其中柴胡和升麻都用 5 克，是取其升提之力。肾气虚弱，推动无力，下肢气血津液无力上行，形成各种瘀滞，如上面说的静脉曲张、下肢浮肿等，都是气虚升提无力，所以气血津液滞留下肢。加柴胡、升麻予以升提，不仅仅是升提中气，亦可升提气血津液。

　　除此之外，"老寒腿"的治疗方法还有许多种。针刺、艾灸是最常用的方法。现在有许多适合家庭使用的艾灸盒、无烟灸条、多种能发热的膏贴、温灸器具等，都有温通经络，散寒除湿的作用，坚持使用，都可缓解症状。

　　诗曰：

<blockquote>

七年陈艾有殊功，

散寒除湿谁与争？

香烟缭绕透筋骨，

老寒腿去无影踪。

</blockquote>

　　注：艾以陈久者良，俗有"七年陈艾"之说，但一般二三年的艾，其辛燥之气就可挥发殆尽，过于陈久反而药效亦下降。

2017 年 7 月 19 日 21:19:16

微中医 *658*

春夏秋冬悟中医 179. 小暑第十四天，头伏第九天

多云，27~35℃，西南风 3~4 级，日出早 5:02，日落晚 7:22

艾叶不仅可以做灸，还可以浴足。

浴足也是"老寒腿"的常用治疗方法。浴足，多是温浴，以艾叶、花椒、大蒜（或大蒜的茎叶）、桂枝、当归、鸡血藤，重者用川乌、草乌、细辛。以这些辛温的药物煮水温浴双足，能促进双腿血液循环，增强气血流通，祛除寒湿，有很好的改善"老寒腿"症状的作用。

我们的双足，是足三阳经和足三阴经交汇的地方，足三阳经自头面下行至足趾，交接足三阴经，足三阴经接过接力棒，上行至小腹，完成经气的一个循环。所以，温浴双足即温浴全身，药液的辛温通络作用，可以通过双足的经络而达全身。

现在有多种电加热的足浴器，有的还带有磁疗功能，比传统的用锅熬药，放在盆里浴足方便得多了，而且自动加温，保持恒温，非常便于老年人使用，只要注意用电安全，是个不错的老年保健器具。

有些足浴器自带有药物，一般而言，多数还是辛温走窜的药物，配方可能有所不同，但大同小异，多是具有温经通络、散寒祛湿、活血化瘀的作用，差别不太大，重要的，是坚持。不要期望洗上三五回，就解决了"老寒腿"。

诗曰：

双脚一生多辛苦，

万里长征靠两足。

老来虚寒老寒腿，

有个浴盆很幸福。

2017 年 7 月 20 日 21:16:04

微中医 *659*

春夏秋冬悟中医 180. 小暑第十五天，头伏第十天

阴，27~35℃，东南风 3~4 级，日出早 5:03，日落晚 7:21

"老寒腿"的自我治疗方法，还有几种。

拍打或敲打。用自己的手或是用简单的器械，如一些叩打锤、棒，或自己用报纸卷的一根纸棍，拍打、敲打双下肢。

这种拍打、敲打一般没什么顺序，小腿肚肌肉丰厚，拍打、敲打得多些，如果按经脉循行的方向，则应是外侧自上而下，内侧自下而上。因为"老寒腿"的本质是虚证，所以拍打、敲打应轻柔，轻柔地拍打、敲打具有补益作用，而循经行方向也是补益的。

这个拍打、敲打，是人人都会的，往往在不舒服的时候，多是自觉不自觉的有些拍打、敲打的动作，在适当的拍打、敲打之后，下肢的不舒服会有明显的缓解。

最近在一个叫作"心静自在自然拍打群"里，很多人主要以这种自然拍打为治疗手段，我看到各位老师用双手拍打患者，有很好的治疗效果，只是这种自然拍打时间较长，如果条件允许，让专业的医生或自己家人做长时间的拍打，应该会有不错的效果。这个群提倡的这种自然拍打疗法，不仅仅是治疗"老寒腿"，对于其他许多疾病都有良好的治疗效果，不花钱，无毒副作用，大家可以随时应用，哪里不舒服拍哪里，气血疏通了，病也就自然好了。

不论是敲还是拍，基本都是给局部血管一个冲击，促进局部血行加速，和温浴的道理是一样的。

我常看到一些电影、电视里，有钱的老头老太都是由年轻的丫鬟给做这种拍打，或是轻握拳的敲打，和我们今天说的是一样的。不过即使再有钱，老了也会得"老寒腿"。

诗曰：

> 心静自在自拍打，无毒无害无虚假。
>
> 拍得百脉气血通，强身益寿好方法。

2017 年 7 月 21 日 21:32:43

微中医 *660*

春夏秋冬悟中医 181. 大暑第一天，中伏第一天

阴，27~35℃，东南风 4~5 级，日出早 5:04，日落晚 7:20

今日大暑，又是中伏第一天。大暑，是暑之大者，暑之重者。这是一个实实在在的大暑，是一个实实在在的中伏，符合国情，符合民心。

去年大暑，也是中伏第一天，也是如此炎热，但是今年尤甚。天气预报说是最高 35℃，有点不可信，感觉今天应该是至少 37℃，刚才在群里，有同学说，39℃，可信，差不多。

湿，热。湿热交蒸。是阳气的奋力一搏，是阴气的逐步侵袭。人处天地气交之间，可以有电扇，可以有空调，可以去森林，可以去海边。但是，一切都不如一把蒲扇，于树下，于路边，心静心宽，轻摇缓步，看天边云卷云舒。

大暑过后，下一个节气，就是立秋了。

诗曰：

> 大暑天地气交蒸，
> 万物成长努力中。
> 一年阳盛至此衰，
> 不觉清爽来秋风。

2017 年 7 月 22 日 21:14:48

微中医 *661*

春夏秋冬悟中医 182. 大暑第二天，中伏第二天

阴，下午雨，27~35℃，西南风4~5级，日出早5:04，日落晚7:20

今天依然非常热，下午下了十分钟的雨，雨后天热地湿，湿热依然。

因为热，坐在电脑前写这点文字，胳膊、脑袋、后背汗如雨下，汗流浃背。

天热出汗，乃人生理之必然。下午有位小伙子，陪媳妇来看病。说起他邻居有个宝贝疙瘩，四五岁，去年一个夏天没出屋，待在家里，空调始终在24~25℃，结果，秋天刚一凉爽，便开始感冒，到冬天也没好。

汗和尿液的成分差不多，是人体水液代谢后的废物。一般情况，饮入水液在脾的运化、肺的输布、肾气的推动蒸腾下，清者化为津液，滋养全身，浊者由小便排出。但在天热时，通过出汗不仅能排出水津代谢废物浊物，而且还可以随之散发出大量的热量，所以，夏天出汗是机体自我调节体温，维持体温恒定的有效方法。

汗为心之液，因为心主血脉，汗从血中出，中医说"血汗同源"就是这个意思。人在紧张恐惧时虽也可出汗，但常常是被"吓出了一身冷汗"，这是因为人在紧张恐惧时，心气涣散，心神无主，不能控摄，故而一身冷汗。刘备在和曹操煮酒论英雄时，曹操说到"天下英雄唯使君与操耳"，就把老刘惊出了一身冷汗，手中的筷子都掉到了地下。人在紧张恐惧时还有一个现象——遗尿。"吓得尿了裤子"，就是这种情况，只是情况更严重些，由心气涣散到肾气不固，刘备当时有没有尿裤子，罗贯中没说，我也不知道，不过，老刘当时能借惊雷掩饰自己的惊慌，估计可能没有。

诗曰：

> 天下英雄我与君，使君冷汗遍全身。
>
> 羽翼未丰屈人下，时来天下三家分。

2017 年 7 月 23 日 21:30:39

微中医 *662*

春夏秋冬悟中医 183. 大暑第三天，中伏第三天

阵雨，25~33℃，东北风 3~4 级，日出早 5:05，日落晚 7:19

昨晚真的是热昏了头，"老寒腿"在计划中还有一篇，结果，糊糊涂涂，写起了汗，也许是这几天汗出多了，大脑缺水。今晚凉爽多了，把"老寒腿"落下的一篇补出来。

治疗"老寒腿"，还有不错的一招，就是把腿竖起来。

把腿竖起来，就是在各种方便的时候，把腿垫得高一些，再高一些。在沙发上，在床上，时间长短不拘，少则几分钟，长则几个小时，甚至可以整个晚上睡眠期间都可以。

"老寒腿"的症结在脾肾阳虚，阳气推动下肢血行无力，寒湿邪气的痹阻，下肢受重力影响大等几个因素，造成下肢血行缓慢，进一步血瘀、水停，新鲜的水谷精微以及清气不能下行。所以，下肢酸、胀、麻、痛、肿。把腿竖起来，借地球引力，使瘀滞在下肢的血瘀、水湿得以回流，新鲜精微、清气得以上行，改善了下肢营养，从而改善了"老寒腿"症状。

而且，把腿竖起来，血流向胸、脑部运行，还有改善脑供血，预防脑中风、老年痴呆的作用。

但是，无论什么方法，"老寒腿"就是"老寒腿"了，症状可以改善，不舒服的感觉可以减轻或者消除，而跑了三四十万公里的老车，无论如何是不能和刚磨合出来的新车一样了。尊重它，感激它，爱惜它，让它凑合着多用几年吧。

诗曰：

> 老腿老腰老胳膊，
> 多少辛苦和折磨！
> 年轻孟浪后悔迟，
> 晚霞满天靠你托。

2017 年 7 月 24 日 21:54:42

微中医 *663*

春夏秋冬悟中医 184. 大暑第四天，中伏第四天

多云，23~32℃，东北风 3~4 级，日出早 5:06，日落晚 7:18

继续说出汗的事儿。

汗从肌肤出，肺主皮毛。所以，出汗还得有肺的批准。肺主人一身皮毛。西医说有汗腺，中医说有毛窍；汗腺有开有合，毛窍亦有开有合。开则汗出，合则无汗。

这个毛窍的开合，虽由肺所主，但与五脏六腑皆有关联，是整体功能的一种反映。正常情况下，天热毛窍开，汗多而尿少；天寒毛窍闭，汗少而尿多。《灵枢》中说"天寒衣薄则为溺与气，天热衣厚则为汗"，就是这个意思。但是也有许多时候，天热而无汗，或天寒而汗出。这就不是正常的生理情况了，是疾病状态。

汗出异常，有盗汗，有自汗，有半身汗，有但头汗，有阴汗，有血汗，有黄汗，有脱汗，还有无汗。

盗汗，是在夜间入睡后汗出，醒后汗止。这种出汗如同盗贼，专于夜间行事，故名盗汗。盗汗，多见于阴虚内热。阴虚属阴证，入夜阴气盛，阴证得阴盛，邪气相加，虚热更甚。所以，这个虚热扰动阴津，迫津外泄，所以汗出。多数肺结核病人有盗汗。

还有一些小儿，也常见入睡后汗出，也属盗汗，但这个盗汗不是阴虚内热，而是胃有积热，多见于吃肉多的小家伙，肉食生痰热，郁积胃中，睡后郁热内攻，发生汗出。

盗汗之汗，因为是内热逼迫，所以，汗出黏腻而心烦。治疗阴虚内热最基本的药物是知柏地黄丸，可根据阴虚所在而加减。小儿肉积盗汗，则首先釜底抽薪，不要再大量吃肉了，宁可不吃饭，也别再吃肉，饿他几天；也可用山楂煮水喝，或吃保和丸。

诗曰：

> 盗汗如盗夜入户，迫津外泄表不固。
>
> 内除虚热补阴虚，节欲强身莫自误。

2017 年 7 月 25 日 21:21:12

微中医 *664*

春夏秋冬悟中医 185. 大暑第五天，中伏第五天

阴，26~34℃，南风，3~4级，日出早 5:07，日落晚 7:18

今天说说自汗。

自汗表现为天气不热甚至是冬天也汗出不止，活动后加重，或稍有活动即汗出，甚至端坐不动也汗出涔涔。

自汗是因为气虚，严重的是因为阳虚，阳气虚弱，不能固摄肌表，毛窍洞开，津液外泄。见过严重的自汗患者，虽炎夏也闭门塞牖，拥被而卧，即使如此，仍畏寒战栗，冷汗不止。

许多慢性心脏病人，多见自汗，静坐时或轻微活动时无汗，但稍有活动即汗出。

老年人，年龄大了，阳气虚弱，也多见自汗。

还有就是产后气虚自汗。产后气血大亏，表虚不固，风寒邪气乘虚而入，毛窍不能固密，而时时汗出，伴有关节冷痛，畏风畏寒。

自汗多见于气虚，但不是所有的自汗都是气虚，部分气阴两虚的人，也有自汗。

自汗是阳气虚弱，阳虚则寒，所以，自汗的汗多是冷汗，汗出稀冷，肌肤湿冷。

治疗自汗，气虚者补气，常用补中益气汤、四君子汤、玉屏风散；阳虚者补阳，常用金匮肾气丸、右归丸、四逆汤。气阴两虚用生脉饮、当归六黄汤。老年人以补肾益精为主，心脏病者重在益气敛阴。

唯有产后自汗者，当根据病人体质、气虚与感受风寒的孰轻孰重而辨证治疗，病人应当树立信心，毕竟年轻，产后身体恢复过来，自己亦可祛邪外出。现在有些年轻产妇，产前受到一些误导，稍受风寒，即不能自持，结果越紧张情况越严重，有持续数年不愈者。经过积极治疗，产后自汗都是可以完全康复的。

诗曰：

气虚自汗表不强，冷汗涔涔肌肤凉。

强国固边力量大，哪个贼寇敢猖狂？

2017 年 7 月 26 日 21:36:17

微中医 *665*

春夏秋冬悟中医 186. 大暑第六天，中伏第六天

阴，25~30℃，北风 3~4 级，日出早 5:08，日落晚 7:17

上面为产后自汗的姐妹们多说了几句，意犹未尽，再多说几句。在门诊，这种情况非常多见。因此，"多乎哉，不多也"。提醒产后的姐妹们，早治疗，不必等满月；精神放松，其实也真不是什么大病，有时候，不在意了，多数就在不知不觉中恢复了。

不必等满月，也就是发现有多汗，肢体冷痛，不要顾忌是否满月，应该及时就医。在我们这里，还有一种说法，"月子病"要"月子"治，出了"月子"就不好治了。这个好像没有多少道理，有病早治是最好的，就是延误些时日，这些病也不是一定"月子"里才能治好的，只要积极治疗，什么时候都能治。

精神放松，前面说过许多，大家都懂的，不再重复。只是确有许多是在产后护理不当，或多劳，或受寒，以至产后许多年，仍有多汗，肢体冷痛、失眠等。这是个人体质所致，与分娩有一定关联，但不是直接的因果关系。治疗也是以健脾补肾为主，金匮肾气丸是常用方剂，可加杜仲、续断、桑寄生、淫羊藿、巴戟天、川芎、细辛等，只要坚持治疗，都会有好的效果。

诗曰：

> 妇人妊娠多辛劳，
> 一旦分娩气血耗。
> 幸是年轻体力壮，
> 不怕风寒不怕潮。

2017 年 7 月 27 日

微中医 *666*

春夏秋冬悟中医 187. 大暑第七天，中伏第七天

多云，22~29℃，东北风 5~6 级，日出早 5:08，日落晚 7:16

我把这个产后虚汗再多说几句，因为这个情况非常多见。

上面我们说，病人的信心很重要，但是，也常见到病人信心满满，就是畏寒，就是肢冷，就是汗出。而且，这个年龄段的，多是年轻人，已经不是过去传统的那种产妇的形象，而这个症状依然存在。

这个好像与心情无关，与精神无关，病人的各种不舒服是实实在在的。你不能说，各种化验检查都没查出病来，病人就没病了。这是临床常见的情况。

无论如何，产后病人气血虚弱，就如同一个马拉松长跑下来的运动员，让他再继续跑下去一样，是没有力气了，不管前面是多么丰厚的奖金。

不要再拿前面的奖金去诱惑她。而是要给她休息、恢复的时间和机会。这个休息和恢复，就要用当归补血汤。黄芪 30~60 克，当归 12~30 克，桂枝 10 克，炒白芍 15 克，生牡蛎 30 克。当然，还需要根据个人具体情况加减。

诗曰：

> 十月怀胎一朝功，
>
> 百里跋涉马拉松。
>
> 结局只在刹那间，
>
> 多少辛苦分秒中？

注：妇人怀妊十月，期间辛苦如同马拉松运动员平日的训练。一般马拉松 40 多公里，约合 80 多华里，也就是百里了。大家都看那最后几秒，其实，许多的辛苦是在平日里，而这些辛苦外人是感受不到的。

2017 年 7 月 28 日 22:05:31

微中医 *667*

春夏秋冬悟中医 188. 大暑第九天，中伏第九天

多云，23~27℃，东南风 3~4 级，日出早 5:10，日落晚 7:14

半身汗，多见于气血不和，营卫不调。正常身体状态下，我们身体左右两半的气血不是均衡的，而是稍有差别，一般的，男子左侧气血稍虚，右侧稍强，女子则相反。但这个差别是在生理允许的范围内，在整体功能把握、调控的范围内，所以，左右两侧的汗出是一样多的。但是，当身体气血不和，营卫不调时，就会使弱者愈弱，而强者更强，虚弱的一侧就会容易汗出，或者是强势的一侧因热盛而汗出。

调和营卫莫如桂枝汤。这个应该根据每个人体质不同、气血强弱的形势不同而在桂枝汤的应用上因人而异。

半身汗还有上半身和下半身的区别，下半身无汗多见于截瘫病人。

半身汗，有时见于中风病人，或是中风先兆，所以，有半身汗出时，切莫大意，应及时就医。

诗曰：

男女自古阴阳分，
左右不同不平均。
自然造物有深意，
不平生动生冬春。

2017 年 7 月 30 日 21:22:41

微中医 *668*

春夏秋冬悟中医 189. 大暑第十天，中伏第十天

多云，25~29℃，东南风 4~5 级，日出早 5:11，日落晚 7:13

今天谈谈头汗。

一般情况下，我们热了的时候，出汗总是先从头部开始。因为，"头为诸阳之会"，是我们身体阳气最重的地方。我们身体的手三阳经从手走头，而足三阳经自头走足。头是阳气的汇聚地，出发点。从阳气的特点看也是这样，阳气性升浮，我们身体上头是最高的位置了，所以，头部阳气最重，最旺。就好比国家首都，国家首脑所在地，各个政府部门都在这里，所以，各种信息的反应最快最敏捷。

头汗，是指在非正常情况下的但头汗出。上面我们说到的盗汗、自汗，也可以是先有头部汗出，然后是全身汗出。而这个但头汗出，指的是在天气不很热的时候，头部出汗。我有个同学，容易出汗，即使是冬天，我们在一起吃饭的时候，他也头上出汗，开始是鼻尖出汗，然后满脸、满头汗出，许多年了，一直这样，人依然很健康，这就是个人特点，不是病。

但头汗出，多见于阳热亢盛的人。我这个同学就是这样。如果是在很平静的情况下，头汗出，就是不正常了，多见于虚阳浮越。一些老年人，心肾亏虚，阴精不能摄纳阳气，阳气浮越于上，于是，经常见到头汗出，即使是轻微的活动，甚至是不活动，也头汗涔涔。这需要大补肾阴，应用如六味地黄丸、知柏地黄丸、大补阴丸、当归六黄汤等方剂。

头汗最多见的原因，还是胃热熏蒸。嗜食辛辣、肉食，胃内郁热积滞，热邪上炎，迫津外泄，就是头汗。尤其小儿，纯阳之体，如果多食辛辣、肉食，常见头汗出，即使夜间也容易头部多汗，这不是阴虚盗汗，而是胃热熏蒸。治疗首先需要清淡饮食，去病之根源，药物

如清胃黄连丸、清胃散等。

一个国家首都，过于拥挤，互相扯起皮来，内耗不轻，效率反而会非常低下。

诗曰：

首脑最贵是清灵，
四通八达天下平。
若是瘀堵汗涔涔，
上下不交祸乱生。

2017 年 7 月 31 日 21:45:44

微中医 *669*

春夏秋冬悟中医 190. 大暑第十一天，中伏第十一天

多云，26~30℃，东南风 4~5 级，日出早 5:11，日落晚 7:13

阴汗是指外阴部汗出。这种汗出，与天热、天冷关系不大，当然，热天肯定外阴出汗也多些，阴汗是指平常情况下，外阴部位经常湿漉漉的，有种明显的汗臭味，男性多于女性。

阴汗有虚有实。属虚者多见外阴多汗，汗出清冷，伴腰膝酸软，遗精，女子白带，是由于肾阳虚衰，不能控摄阴津，水湿下趋所致。治疗以温补肾阳为主，方用金匮肾气丸、右归丸等。

属实者又有寒热不同。寒者是因肝经受寒，寒邪阻滞经气运行，气行不顺，水行不畅，因而汗出。汗出湿冷，局部亦冷痛不舒。肝经循行自足沿下肢内侧上行，环绕阴器入腹，所以，外生殖器的局部病变多与肝经有关。因受寒所致的阴汗，治疗宜温经散寒，用暖肝煎、四逆散等。热者是因肝经湿热，阻滞经气运行，湿热邪气外溢而阴汗出，见外阴汗出黏腻，其味秽臭。治疗用龙胆泻肝汤。

外阴这个地方是全身最不透风的地方，因此，有阴汗的人，宜注意勤换洗内衣，每晚也应清洗局部为好。

诗曰：

中伏过半暑气消，
立秋眼前把手招。
曾是如蒸桑拿天，
心有冷龙过来了。

注：唐僧被妖精抓住，放在蒸笼里蒸煮，悟空去北海龙王处借来冷龙，使得妖精的锅底火旺而水不热。过暑天，我们的心里也应有条冷龙，就是心静，俗话说"心静自然凉"。

2017 年 8 月 1 日 21:42:00

微中医 670

春夏秋冬悟中医 191. 大暑第十二天，中伏第十二天

小雨，25~31℃，东南风 6~7 级，日出早 5:12，日落晚 7:12

血汗较为少见，是指汗出色红，血从毛孔出者，可见于脾气虚弱，不能统摄，使血随汗出。此症多见于邪热盛，或阴虚内热，或肝气郁结，化火迫血妄行。甚者可见血出如箭，称为"血箭"，指血自毛孔喷射而出，是邪热盛极之状。

脾气虚弱，不能统血者，重在健脾益气，使脾气健旺，则血不妄行。常用如归脾丸、补中益气汤、四君子汤等。

阴虚内热者以养阴清热为主，如六味地黄丸、知柏地黄丸、大补阴丸等；肝郁化火者以清肝热为主，釜底抽薪，常用如龙胆泻肝丸、加味逍遥丸等。

诸凡血汗，均是血行异常，不循常道，或脾虚，或血热，使血行外溢，随汗而出。临床常见的过敏性紫癜以及血小板减少性紫癜，是皮下出血，虽不是血随汗出，但也是血出皮下，与血汗病机相同，有脾虚，有阴虚，有实热，治疗也相同。

年轻时看武打小说，说北疆有汗血宝马，极为珍贵，今多在土库曼斯坦，因其在长途奔驰后，出汗如血，故此称为汗血宝马。这个马的血汗，当不在脾虚或血热，而是马自身的特性，急骤奔驰后，血脉贲张，是自身散热的一种本能。

诗曰：

汗血宝马出北疆，

矫健如电似火光。

汗血不缘虚和热，

人兽异类不同方。

2017 年 8 月 2 日 22:02:30

微中医 *671*

春夏秋冬悟中医 192. 大暑第十三天，中伏第十三天

多云，25~29℃，东南风 3~4 级，日出早 5:13，日落晚 7:11

黄汗，顾名思义，是汗出色黄，甚至是黄如柏汁，就是如同黄柏泡水的颜色。

普通的黄汗不多见，主要是汗出入水，或汗出着雨所致。我们出汗的时候，毛孔是打开的，这样汗液才能排泄。大开的毛孔突然着水而关闭，就把部分水湿也随之关在皮肤中，这个被关闭住的水湿在皮肤中瘀滞，正气要把它驱逐出去，而毛孔关闭，出不去，于是二者瘀滞化热，形成湿热蕴蒸，这个湿热蕴蒸，发于皮肤，就是黄汗。常同时伴有身体困重，四肢水肿，小便不利等症状。

还有一种黄汗，就是黄疸型肝炎，或慢性肝病等出现的黄疸，全身皮肤发黄，巩膜色黄，颜色有的新鲜如橘子皮，有的晦暗如烟熏。新鲜的黄疸，在皮肤上用手能摸下黄色来。这种黄疸在出汗时也是黄汗。但是，黄汗不等于黄疸，黄疸也不是黄汗，只是二者关系密切，病理基本相同。

黄汗，不论颜色新鲜还是晦暗，都是湿热蕴蒸于皮肤，所以治疗都要清热利湿除黄，根据虚实不同而配伍不同，实者重用清热利湿，虚者加健脾、益气之药。最常用的退黄药是茵陈。

新生儿出生后的黄疸，是种生理现象，一般会自行退去，重的也需要治疗，像常用的茵栀黄口服液就行。另外，现在有孕妇在产前一至二周用茵陈 10 克，煮水喝，会减轻产后新生儿的黄疸。

诗曰：

汗出着水黄汗生，
闭门留寇乱纷争。
清热利湿散表邪，
邪去关门自安宁。

2017 年 8 月 3 日 21:43:21

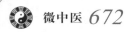

微中医 672

春夏秋冬悟中医 193. 大暑第十四天，中伏第十四天

晴，25~33℃，西南风 4~5 级，日出早 5:14，日落晚 7:10

昨天我在黄汗最后说到新生儿黄疸，茵栀黄口服液可以服用，有朋友说，茵栀黄口服液过于寒凉，新生儿不宜服用。

这是有道理的，新生儿脏腑娇嫩，纯阳之体，确实不宜过用苦寒。这个过用苦寒，一是用药量重，二是服药时间长。这两种情况都会损伤新生儿阳气，导致新生儿阳气虚弱。大家想啊，新生儿犹如春天刚发芽的嫩苗，其娇弱之态可以想见，如果骤然来一场倒春寒，娇弱的嫩芽岂能无损！所以，茵栀黄口服液的服用还是要慎重，不可过重，不可过久。

中医素有去胎毒之法，这个方法在南方较为流行，北方较少应用。不过，现在生活条件富足，怀孕之后，唯恐胎儿发育不足，而有各种营养的补充，还有孕妇多食辛辣、荤腥厚味，或孕妇体质偏热，而遗毒于胎儿，致小儿出生之后，发生湿疮、流丹、黄疸、痈疖、口疮、重舌、木舌等。

针对上面这些情况，在胎儿出生之后，即服去胎毒之药，以避免胎毒的发作，这有一定道理。常用去胎毒的药，有黄连、大黄、茵陈、栀子、荆芥等。一般是这几种药酌情选用一两种，量在 1 克左右，煮水给新生儿服用 1~2 次，每次 3 毫升左右，到新生儿排出黑褐色胎便，即不再服用。

这个去胎毒的药，各地风土不同，用药各异，应根据当地医生的习惯使用。而且，最重要的，是孕妇忌食辛辣荤腥，避免遗留胎毒给宝贝。

诗曰：

春芽稚嫩何清灵，不耐寒热许多情。

微风细雨殷勤看，入夏盛壮自亭亭。

2017 年 8 月 4 日 21:54:42

微中医 *673*

春夏秋冬悟中医 194. 大暑第十六天，中伏第十六天

晴，25~34℃，西南风 3~4 级，日出早 5:15，日落晚 7:08

脱汗是一种危急状态，多是人在阴阳衰竭之时，阳气将要亡失，津液随阳气的亡失而大量外溢，最后，阴津亦随阳气的亡失而枯竭。

还有一种类似的脱汗，如夏日的中暑，见病人面色苍白，汗出如洗。这个时候如果治疗及时，一般是不会出现生命危险的。

低血糖时的汗出，也有如脱汗，在空腹时突然心慌，汗出，全身无力，一般及时喝一点糖水或吃一点东西都能缓解。

关于出汗，主要的就是上面我们讨论的这些，但是汗的异常，还有一种无汗，就是不出汗。有的是半身无汗，也有的是部分肢体无汗，这多是机体气血失和，营卫不谐。也见过特殊禀赋的人，虽盛夏亦少有汗出，这种情况因为无汗，散热不及时，多见心胸烦闷，烦躁不安。

无汗最多见的，还是外感风寒，毛窍为寒气凝闭，不得汗出，发热、手足凉，或寒战。这是感冒早期，风寒在表，及时地发汗解表，汗出后热可退，手足温。

许多小儿感冒时常见这种情况。这时的发汗是最重要的，发汗的方法有许多，中药的麻黄汤、九味羌活汤，我的厨中十全翡翠汤，单纯的生姜汤、温水浴足、推拿等都是用辛温解表的方法，使风寒仍自毛窍而出，邪去身安。如果此时过早过猛用退热药，可得暂时热退，继而复升，或汗出过度，损伤卫表阳气，邪气更易再来。

诗曰：

> 暑日炎热人多汗，
>
> 冬来无汗多小便。
>
> 汗多汗少顺天性，
>
> 勿违天心找难看。

2017 年 8 月 6 日 21:46:54

微中医 *674*

春夏秋冬悟中医 195. 立秋第一天，中伏第十七天

多云，24~34℃，东南风 3~4 级，日出早 5:16，日落晚 7:07

早晨起来，窗外的知了已经开始了歌唱。那片去年给了我多篇《微中医》灵感的荒草地，已然变成了一片小树林。许多天以前，知了们就在这片小树林里组织了一个合唱团，它们每天用长长短短的调，高高低低地唱着夏天的歌。

侧耳细听过去，感觉出了与昨日的不同。一个夏天，知了们的歌是高亢的，是兴奋的，它们发音器膜的振动是欢快激昂的，那是对夏天的赞歌，对生命的赞歌。知了幼虫深藏地下数年，甚至十几年，一朝出土，褪去外壳化为蝉，不过几天、十几天的寿命，可是它们没有悲悯自己生命的短暂，而是在短暂的生命里尽情地唱歌，直到把生命的卵产在树枝里，然后，怀着对夏天的无限眷恋，依然如生地抓牢树干，悄悄地关闭了那曾经热烈的音箱。

今天的知了合唱，欢快激昂中有了些肃杀，有了些凄凉——没有比这些弱小的生命更能如此细致地感受到季节变化的了——今天立秋。

立秋，是夏天的结束，秋天的开始。知了懂的，它们没有冬眠，没有来春，只有这短暂的夏。也许，它们是用这欢快激昂中的肃杀和凄凉在向这个世界告别，也许，它们还向地底下的孩子们嘱咐了些什么……

还在酷热的夏的时候，还在即使是晚间也汗流浃背的时候，我就知道，这天是会来的。如今，秋来了，今年的溽暑已经过去，凉爽宜人的秋来了。于秋高气爽中，我们依稀又望见了那漫天的大雪，那寒气逼人的冬。

我们也没有冬眠，但是，我们要过冬……

诗曰：

夏去秋来最宜人，遍地丰收酬辛勤。

雁南飞兮春还回，无为萧瑟徒伤魂。

2017 年 8 月 7 日 21:35:24

微中医 *675*

春夏秋冬悟中医 196. 立秋第二天，中伏第十八天

晴，24~33℃，西南风 3~4 级，日出早 5:17，日落晚 7:06

立秋第二天，依然有些闷热，但比起大暑那几天，是凉爽许多了，虽然气温下降不过三五度，但季节就是季节，立秋后，早晚开始凉爽了。

秋天和春天一样，是阴阳平均的一段时间，不同的是，春天里阳气呈攻势，由弱向强，所以，自春至夏，气温越来越高；而秋天是阴气呈攻势，由弱向强，所以，自秋至冬，气温越来越低。

我从 6 月 2 日开始记录日出和日落的时间。6 月 2 日日出是早 4:49，日落是晚 7:19。到今天，两个月零六天，一年的六分之一，日出早 5:17，晚了 28 分钟，日落晚 7:06，早了 13 分钟。早晚相加，一共是 41 分钟，也就是说，二个月，白天缩短了 41 分钟。

日出和日落，和我们测量的身影长短是一致的，从夏至开始，日出越来越晚，日落越来越早，身影则越来越长。也就是太阳照耀我们的时间越来越少，而且距离越来越远！

这就是阴阳发生的根源。因为太阳的远去，因为太阳照耀我们的时间的减少，阳气越来越退缩而微弱，阴气越来越趋近而浓重。

一年一年，几百几千几亿年，周而复始。就是这种阴阳的变化，生成了地球上的春夏秋冬，孕育了地球上的万千生命。生命生命，有生才有命，有命即有思想。我们每一个人，都是这万千生命中的一段，微渺的一段。欲得生命之乐，须知这微渺。花鸟鱼虫皆有思想，如同我们。惠子说："子非鱼，焉知鱼之乐？"庄子说："子非我，安知我不知鱼之乐？"花鸟鱼虫、蝉、我们，寿有长短，但都有各自之乐。

我给庄子点赞！

诗曰：

鱼有鱼乐鸟有乐，花开花乐草长乐。

生乐去乐苦乐乐，知我微渺乐其乐。

2017 年 8 月 8 日 21:27:31

微中医 *676*

春夏秋冬悟中医 197. 立秋第三天，中伏第十九天

晴转阴，23~33℃，西南风 3~4 级，日出早 5:18，日落晚 7:04

阴阳消长，阴阳转化，阳盛必阴，阴盛必阳。这都是太阳、月亮、地球之间的事，我们管不着，也管不了，无论科技如何发达，还没有谁说能管得了这事儿。

管不着，管不了，作为生命存于其间，就顺乎自然，自得其乐，如同鱼，如同蝉，如同所有的生命。只是，人的思想更复杂些，更主动些，不是被动地应付，而是主动地应对。如何应对？2000 多年前的《黄帝内经》中早已经说得很明白。

"秋三月，此谓容平，天气以急，地气以明，早卧早起，与鸡俱兴，使志安宁，以缓秋刑，收敛神气，使秋气平，无外其志，使肺气清。此秋气之应，养收之道也。逆之则伤肺，冬为飧泄，奉藏者少。"

我们无法不佩服古人。这一段经文，如同前面的春、夏一样，把这个季节我们应该做的，说得清楚、明白，而且斩钉截铁，不容怀疑。

"秋三月，此谓容平"：秋三月，是七、八、九三个月。这三个月，总的天气特点是"容平"。容，是宽容，是从容；平，是平和，是平静。经历了一个夏天的火的炙烤，秋天，太阳逐渐远去，阴气渐隆，万千生命到了收获的季节。

无论春天的"发陈"是强壮还是孱弱，也无论夏天的"蕃秀"是浓烈还是清淡，到了秋天，如同体育场上终场的裁判哨声，又如法庭上法官的槌声，一切成为定局，再无翻盘的希望了。能做的，只有坦然地面对，欢心地接受。这就是"容"，对一切都宽容，对一切都从容；这就是"平"，对一切都平和，对一切都平静。

我们的身体至秋，阳气开始内敛，阴气逐渐隆盛，非"容"无以敛，非"平"无以盛，所以叫作"容平"。

人生至秋，亦复如是。

诗曰：

> 秋来气爽缓缓行，
> 肥硕贫瘠都从容。
> 流芳遗臭俱往矣，
> 雪落原野天下平。

2017 年 8 月 9 日 21:32:05

微中医 *677*

春夏秋冬悟中医 198. 立秋第四天，中伏第二十天

晴，23~33℃，南风 3~4 级，日出早 5:19，日落晚 7:03

今天是中伏最后一天。今年中伏 20 天，时间长，气温高，感觉好像是最热的一个夏天。而且，今年闰六月，由此也就知道，今年这个夏天是特别的热，特别的长。

但是，不管如何热，如何长，毕竟是过来了，中伏的最后一天，明天末伏，阳气的留恋，阳气的挣扎，都是"强弩之末"，虽说没有"势不能穿鲁缟"那么脆弱，秋天还有个"秋老虎"在"虎视眈眈"，但毕竟是秋天了。

秋天，"天气以急，地气以明"。

天气的"急"，是劲急，是肃急。春天天气是舒缓，夏天天气是炎热；至秋，万物成熟，熟则收，不收，无以过冬。所以，秋天的天心是干练利索，以促收也。秋天的天心又是萧肃的，秋收关乎冬藏，马虎不得，大意不得，嬉笑不得。所以，秋天"天气以急"。

地气的"明"，是广阔，是净明。天气急，催促生命收获，收获后的大地是广阔净明的。这个"明"，是大地经春历夏后的满足，是大地孕育万物的幸福。因为满足，因为幸福，所以，心胸坦荡广阔，喜气盈盈。

诗曰：

> 天气以急促收成，
> 地气富足喜盈盈。
> 秋阳高照尽辽阔，
> 多少欢欣多少情。

2017 年 8 月 10 日 21:42:34

微中医 *678*

春夏秋冬悟中医 199. 立秋第五天，末伏第一天

晴，24~34℃，东南风 3~4 级，日出早 5:19，日落晚 7:02

有天地然后有万物，有万物然后有我们。秋天，"天气以急，地气以明"，那么处天地之间的我们，秋天里应该如何养生呢？

"早卧早起，与鸡俱兴，使志安宁，以缓秋刑，收敛神气，使秋气平，无外其志，使肺气清"，这就是秋天我们应该做到的。

"早卧"，何时为"早"？古人是"日入而息"，今天日落时间是晚7:02。这个点儿，饭店里灯火通明；路灯下扑克、各种棋类鏖战尤酣；电视机前连续剧扣人心弦，令人欲罢不能。今人要"日入而息"是不可能的了，但是，尽量要早吧。因为日落之后，一天里的阳气内敛，要顺应这个自然，以免我们的身体耗费太多的精力去支撑你的活动。早起是容易做到的，"日出而作""与鸡俱兴"，（只是现在养鸡的少了，听不到早晨的雄鸡打鸣了）。今天日出时间是早5:19，许多人已经开始了户外活动。

许多年轻人忽视了这个规律而至子夜不眠，早晨"日上三竿、四竿"还在甜美的梦乡里。我们的日常活动是需要阳气推动的，夜晚阳气内敛而减弱，你还在奋力支撑；早晨阳气已旺，你还在约束它，不让它工作，时间久了，会给它造成不适应规律的耗费，会过早出现虚衰。好比春天的草木，气温高了，但因地处偏冷，生长不利，至夏天应该长果实的时候才开花，秋天冷了，果实还未成熟，就只能是个瘪子了。

诗曰：

> 日出而作日入息，
> 万物盛衰各有期。
> 顺之则昌逆则亡，
> 苦乐自取天无私。

2017 年 8 月 11 日 21:20:14

微中医 *679*

春夏秋冬悟中医 200. 立秋第七天，末伏第三天

多云转阴，雨，24~28℃，东北风 3~4 级，

日出早 5:21，日落晚 7:00

早卧早起，有了充足的睡眠，人才能气血充沛，精气健旺。这样做的目的自然是为了更好地享受生活，更好地体味生活的馨香。生活的满足感，给人的精神情志带来的是安宁。所以，"早卧早起，使志安宁"。

"安宁"，是秋天里的满足，秋天里的幸福。情志安宁，人精神愉悦，气血流畅，自然也就健康无病、不病。

"使志安宁，以缓秋刑"，何谓"秋刑"？刑，是刑罚，是刑杀。大地至秋，天地间一片肃杀之气，这就是"秋刑"。为什么会有"秋刑"？万物自春生发，夏蕃秀，秋后是冬。夏后太阳远去，阳气衰微，这就是"刑"，没有这个"刑"，万物徒生徒长，不知收敛，至冬来临之际，突遭严寒，瞬间凋零枯萎，没有充分的收藏，这个冬是过不好的。所以，这个"刑"，是秋冬间的一个缓冲。

王冰注这句经文时说："志气躁则不慎其动，不慎其动则助秋刑急，顺杀伐生，故使志安宁，缓秋刑。"老人家说得很对。至秋如果情志躁动，就会妄行妄动，妄行妄动就助长了秋天的肃杀，这是助纣为虐，伤伐精气。所以，秋天要安宁，安宁，再安宁。

诗曰：

秋来情志宜安宁，

春夏已远勿多情。

静和慎居冬将至，

冬去天地复光明。

2017 年 8 月 13 日 21:34:58

微中医 *680*

春夏秋冬悟中医 201. 立秋第八天，末伏第四天

阴，雨，23~27℃，北风 3~4 级，日出早 5:22，日落晚 6:59

情志安宁，缓解"秋刑"。在秋天里，心情宁静平和，"收敛神气，使秋气平，无外其志，使肺气清"。心情的宁静平和，就是不去和秋天的肃杀相对抗，而是顺从秋天的收敛，让自己的精神也内收、敛纳，不要再有张扬喧嚣，这样，人的精神气血宁静而平和，就不会和秋天的肃降收敛相抵触，而情志安宁，气血和顺，"肺气清"。

肺，主气司呼吸，宜通畅，宜和顺，宜宣降得宜。人在秋天里，收敛神气，情志内敛而不张扬，适应了肺的生理特点，所以，"肺气清"。"清"，是清静，是安宁，是宣降得宜，所以，肺气清宁则气血和顺，精神内敛。气血和顺，精神内敛，就没有无妄的消耗，以至于有一个安宁的冬。

诸葛亮为刘备征战一生，晚年建立西蜀，成三足鼎立之势，至此对他个人，已是秋景。如果他顺从自然，休养生息，巩固自己的政权，让军民过一些时间的太平日子，把兴复汉刘的大任交给刘备的儿子、孙子，也许会成功。可是他太急躁了，不听劝告，不识时务，六出祁山，不但没有向中原进兵半尺，反而自己殒命五丈原，而且使西蜀兵力衰惫，国库枯竭，被司马懿轻易灭国。诸葛亮饱读兵书，可能没有好好读《黄帝内经》，不然，三国历史可能是另一个样子。

诗曰：

> 诸葛一生尽聪明，
> 天下三分成英雄。
> 惜乎未把内经读，
> 不知进退无善终。

2017 年 8 月 14 日 21:57:00

微中医 *681*

春夏秋冬悟中医 202. 立秋第九天，末伏第五天

晴，21~30℃，西北风 3~4 级，日出早 5:23，日落晚 6:58

前面已经说过，秋天是谓"容平"，我们应该早卧早起，应该是"使志安宁""收敛神气""无外其志"，这些是"秋气之应"，是顺应秋天的气候特点，养息机体精神气血的最好方法——"养收之道也"。

天地间万物，春生夏长，秋收冬藏。秋天就是一个"收"字。所以，要情志安定，收敛神气，到秋天了，一切已成定局，好好收获吧。丰收了，要好好收获，储精蓄锐，以待寒冬；即使歉收，更要精心收获，不要把任何一粒粮食落在地里，大雪纷飞的时候，能有碗热粥也是好的啊。

如果秋天不收，还有许多"壮志未酬"，甚而心有不甘，妄行妄动，结果让成熟的庄稼烂在地里，至冬天可能连一碗热粥也没得喝，那么，这个冬天可就凄惨了。

"逆之则伤肺，冬为飧泄，奉藏者少"，秋天里妄行妄动，过度耗伤正气，身体精气储备不足，肺应秋气，秋不足则肺不足，所以"伤肺"。秋天储备不足，至冬阳气虚衰，不能温煦，脾气虚冷，水谷不化而"飧泄"。"飧泄"，是指大便稀溏且食物没有消化，又叫完谷不化。好比锅底下柴火太少甚至无火，烧不开水煮不熟饭，"奉藏者少"，拿什么来度过这个严酷的冬？想象一下这个境况吧，外面大雪飘飘，寒风刺骨，屋内水是冷的，饭是生的，该如何过冬？那个在秋天里唱歌的寒号鸟，就是这个时候冻死的。

诗曰：

> 秋来众生忙收藏，
> 寒号鸟歌正激昂。
> 不觉大雪飘飘至，
> "冻煞我也"倍凄凉。

2017 年 8 月 15 日 21:53:30

微中医 *682*

春夏秋冬悟中医 203. 立秋第十一天，末伏第七天

多云，23~29℃，东北风 3~4 级，日出早 5:24，日落晚 6:55

秋天，"天气以急，地气以明"；秋天，空旷、辽阔；秋天，肃杀、劲急。秋天的这些特点，与我们五脏的肺有极相似之处：肺在我们身体五脏中位置最高，外通大气，功能特点有肃降等，是五脏中的秋。四季的秋是五脏的肺，所以，肺应秋。

肺，在五脏，与心同属胸中，属阳；而与心相较，肺属金，心属火，所以心属阳，肺属阴，因此，肺为阳中之阴。

肺的生理功能为主气，司呼吸；主宣发肃降；通调水道；朝百脉，主治节；在志为忧，在液为涕，在体合皮，其华在毛，开窍于鼻。

主气，司呼吸，是肺的基本功能。我们人自出母腹，一声啼哭，开通了和大气的交流，有了呼吸，从此，没有白天，没有夜晚，有呼吸便有生命，到临终，这口气一旦掉落，生命便从此终结。

呼吸，从大气中吸入清气，呼出浊气，吐故纳新。清气入肺，与脾运化而来的水谷精微合于胸中，是为宗气。宗气由肺布散全身，作为全身各种功能活动的动力来源，推动、濡养全身。所以，肺主气，既是主呼吸之气，又主一身之气。

人可以几天不吃饭，可以短时间不喝水，但呼吸是须臾不可离的。前些日子看电视，有人能二十几分钟沉入水中不呼吸，这是极少数吧，经过许久的锻炼，可能会达到这个水平，对于一般人，能憋气几分钟就会脸红脖子粗的。

诗曰：

> 赤婴呱呱坠地生，一声啼哭撼太空。
>
> 吐故纳新生长老，橐龠不息命不终。

注：橐龠，风箱也。《老子·道经》："天地之间，其犹橐龠乎？虚而不屈，动而愈出。"后世多有以橐龠喻呼吸者。

2017 年 8 月 17 日 21:30:50

微中医 *683*

春夏秋冬悟中医 204. 立秋第十二天，末伏第八天

多云，23~29℃，东北风 3~4 级，日出早 5:25，日落晚 6:54

宣发肃降。宣发，是宣散布散；肃降，是清肃沉降。肺的这个功能是从它主气功能派生出来的，又与它的位置有关。

肺主气司呼吸，吸入自然界清气，呼出体内浊气。自然界清气与水谷精微相合，形成宗气，这个宗气要布散全身，就需要肺的宣发；又因为肺位最高，要向全身布散宗气，就要有向下的作用力，这个作用力，就是肺的肃降功能。没有这个肃降功能，在胸中的宗气便不能向下向内布散，都郁积于胸中，这可是极危险的。所以，肺要宣发，要肃降。

这就好比一个家长，既有在上的权力，又必须有亲下的胸怀，只高高在上，不能亲下，与下面日久生隙，上下不通，将来推翻上面的只有下面。比如慢性支气管炎、肺气肿、心衰、慢性肾病、肾衰等，都是上下不通，上面即将被下面推翻的格局。

肺可通调水道，这也是与其主气功能密不可分的。在我们人体，气、血、水虽可分开来说，但在实际上，气、血、水是浑然一体的，气行流通，则血、水亦随之流通，四肢百骸畅通无阻。肺主气，主呼吸之气，又主一身之气，全身气的流通与肺功能有直接关联，所以，肺通调水道也就顺理成章了。

诗曰：

> 水能浮舟亦覆舟，
> 上下合心始无忧。
> 只知宣发不肃降，
> 高低格拒空遗羞。

注：高低格拒，指上下不通，气血不和，水气不行，病至垂危，空留遗憾，虽华扁在世，无力回春，病者羞，医亦羞。

2017 年 8 月 18 日 21:14:26

微中医 *684*

春夏秋冬悟中医 205. 立秋第十四天，末伏第十天

阴，22~30℃，西北风 4~5 级，日出早 5:27，日落晚 6:51

今天是末伏最后一天，明天就"出伏"了。炎热的夏日终于过去，清爽宜人的秋天正式开始，虽然还是有点闷热，但是，这几天一直刮北风，南风明显是处于弱势了。

肺朝百脉，主治节。朝百脉，是百脉来朝的意思。肺能使百脉来朝，是有资格的。什么资格呢？主气司呼吸的资格。我们看，脉中有什么？血；血靠什么推动？气。这个气，表现为心气，心气何来？肺所主呼吸之气。所以，百脉——身体中所有的脉，都要归宗于肺，再从肺布散全身。这就是肺"朝百脉"。

这个肺"朝百脉"，还是中医脉诊的重要理论依据。大家都知道，中医诊脉的主要部位是手掌后的桡动脉。这个部位是肺经所过，因为肺"朝百脉"，全身气血可以从肺经测知，而这又是一处诊脉方便的地方，所以从这里可以测知全身脏腑、气血变化。

肺主治节。治是治理，节是调节。这个治理调节，是说肺对于全身的气血运行和水的布散、运行、代谢都有着重要的作用。肺气功能异常，可以出现胸闷、瘀血、水肿等各种气血的瘀滞、水湿的停留，就充分说明了肺的这个重要功能。

诗曰：

> 脉诊自古功最神，
> 三部九候举按寻。
> 脏腑气血指下明，
> 四诊合参是完人。

注：中医看病注重望闻问切，四诊合参，不单凭脉诊。四诊合参，对病人，可全面详细搜集资料，无有遗漏；对医生，是态度认真负责。四诊合参，医患双方都是"完人"。

2017 年 8 月 20 日 21:26:17

微中医 *685*

春夏秋冬悟中医 206. 立秋第十五天

晴，23~32℃，东南风 3~4 级，日出早 5:28，日落晚 6:50

肺应秋气，秋天的肃杀，总给人一种消极悲凉的感觉，所以，肺在志为忧。忧是忧伤，是忧虑。何以为忧？与春相对应的，春天是生发，是蓬勃旺盛，而秋是肃杀，是沉静萎缩。所以，春怒而秋忧。

鼻为肺窍，鼻之液为涕，所以肺在液为涕。肺又主皮毛，肺借鼻窍与大气相通，又借皮毛与大气相连。我们一身肌肤，无时不在大气中，大气之寒温，皮毛先知，肺气先觉。突遭寒气，全身战栗，继而鼻塞流涕，是肺气为寒气所郁闭，所以，肺在体合皮。而肺气之荣枯，又现于皮毛，肺气足则毛发润，肺气虚则毛发焦。

几乎所有的诗人墨客都伤秋、悲秋。尽管也有"停车坐爱枫林晚，霜叶红于二月花"的悠闲，"空山新雨后，天气晚来秋"的清爽，但目之所及，古人写的秋多是分离、落魄、伤感、晚景凄凉。事实上，除开秋的肃杀沉降，秋还是收获的季节。所以，秋是忧愁，更是安静。既已至秋，忧有何用，愁有何获？除了徒增伤感，伤气耗血，困束五脏，由外在的忧覆盖了内在的忧，忧上加忧之外，还有什么？倒不如闲看天边云卷云舒，任由秋来冬至，那是一种更大气的静美。

诗曰：

> 秋来闲看云舒卷，
> 风物长宜抬望眼。
> 宁静祥和随日月，
> 成住坏空任早晚。

2017 年 8 月 21 日 21:44:19

微中医 *686*

春夏秋冬悟中医 207. 立秋第十六天

晴，24~32℃，南风 3~4 级，日出早 5:28，日落晚 6:49

肺为娇脏。娇者，娇气也。何以肺是娇气的呢？在去年的《微中医》里，我们曾经把肺比作家中长子，地位在家长之下，又在诸弟妹之上。

长子是个苦差事。因为大，所以干活多；又因为大，还要替弟妹们承担许多批评和埋怨。巴金先生的《激流三部曲》中的觉新就是一个典型的长子，沉稳、忍让，没有家长的权力，没有老二老三的大胆放纵。

肺在五脏中是唯一直接和外界联系的，而且，不仅仅是通过鼻的呼吸，还有皮肤对自然界气候的直接感受。自然界气候多数时候不是四平八稳地按照春夏秋冬顺序的，而是不时有各种应至未至，至而太过，风寒暑湿燥火，六淫邪气无不先向肺发起攻击，因为人的肌肤是"一身之藩篱"。这些都需要肺有极好的适应能力。

一旦风寒暑湿燥火的变化超过了肺的适应能力，就是六淫邪气，首先伤害到的就是肺。因此肺比其他脏腑多承受这个外感六淫邪气的伤害，也就更容易发生疾病。因此，肺为"娇脏"。其实这个说法是有点不公平的，事实是肺"不娇"而"多劳"。

这也只是人一厢情愿的说法，肺该呼吸还呼吸，该感冒还感冒，并没有争辩什么。

诗曰：

> 五脏从未有争功，
> 各自默默奉献中。
> 不偏不倚顺其性，
> 一身调和沐春风。

2017 年 8 月 22 日 21:58:45

微中医 *687*

春夏秋冬悟中医 208. 处暑第一天

中雨，25~31℃，西南风 3~4 级，日出早 5:29，日落晚 6:47

我想，这老天大约是昏了头，立秋已经十六天，今天处暑，还是这么热，今天的热，不亚于中伏那几天。

处暑，是暑天的结束。处者，止也。终止暑气的动力是什么？是阴气逐渐强盛，阳气逐渐减弱。阴盛则寒，所以，暑气止而寒气至。

阴阳的转化需要时间，前面说过，自然界气候的变化不是四平八稳地按照春夏秋冬顺序的，而是其间有许多的反复。这几天的热，就是阳气对阴气强盛的反抗，只是这个反抗未免用力过猛些，秋天阳气的过耗，会导致冬天阳气的过度不足，那么，这个冬天会是特别冷。并且，由于这个时候阳气的过耗，还会影响到明春阳气的生发，或迟，或无力，且拭目以待。

终于还是阴气胜了，七点多一场雨，把阳气打了个稀里哗啦，凉爽了许多。毕竟暑天过去了，无论阳气是如何地反抗。昨天在去年的一本《读者》上看到这样一句话，挺有意思："秋衣角扎在秋裤里，秋裤脚扎在袜子里，是对冬天最基本的尊重。"我补充几句："腰带扎在肚脐以上，袖过肘，裤过膝，是对秋天最基本的尊重。"秋天天气渐凉，护好肚腹、肘膝，以免寒气伤胃，伤关节。年轻人尤其注意，许多老年人的腰膝肩背冷痛，胃疼怕凉，多是年轻时作下的病。

美丽不在露出多少，而病痛多是露出太多。

诗曰：

> 处暑除暑终止暑，
> 阴阳相搏时反复。
> 毕竟热去寒来矣，
> 下个节气是白露。

2017 年 8 月 23 日 21:32:57

微中医 *688*

春夏秋冬悟中医 209. 处暑第二天

晴，21~30℃，北风 5~6 级，日出早 5:30，日落晚 6:46

昨天写上面一篇《微中医》的时候，关于处暑，去百度查了一下，没发现什么有用的资料，倒是发现了两个非常有趣的气象学概念：副热带高压和蒙古冷高压。

副热带高压，又称亚热带高压或副热带高气压，是形成于太平洋上的一股经常存在但位置不固定的温暖气团，形成的主要原因是动力因素。

蒙古冷高压，又称西伯利亚－蒙古冷高压，生成、存在于蒙古、西伯利亚地区，主要由冷空气组成。

百度上是这样说的：处暑过后，"蒙古冷高压跃跃欲试，出拳出脚，小露锋芒"，这是要南下啊。这不正与我们《微中医》整天喋喋不休的南风、北风你强我弱，你来我往，阴、阳的消长转化，意思是一样的吗？

气象学上关于这两个"高压"的解释是复杂的，我们不去费太多工夫，只是抓住几个要点：一，两个"高压"一个热，一个冷，为了省事，我们称为热气团、冷气团；二，一个在南，一个在北；三，形成的原因是动力作用。

毫无疑问，热气团在南，冷气团在北。南风推动热气团向北，我们这里就温热，是春夏天；北风推动冷气团向南，我们这里就冷，是秋冬天。

问题很简单了。还是南风和北风哥俩的事。而南风和北风，热气团和冷气团又是如何形成的呢？气象学告诉我们，是压力。我们前面说过，是冷和热的温度差形成的压力产生了风。冷和热的温度差是如何形成的呢？太阳，舍太阳其谁？是太阳照射地球角度的变化形成的这个冷和热。白昼和夜晚的长短变化，我们日照身影的变化，日出日落的早晚变化，都是出自这一个变化。

一切真相大白，一切又是那么简单。这也是我们的《微中医》几年来想努力说明白的问题。

诗曰：

太阳地球和月亮，
大气水气和土地。
有谁拨弄成春秋？
道生二三化万亿。

2017 年 8 月 24 日 22:02:46

微中医 *689*

春夏秋冬悟中医 210. 处暑第三天

多云，19~31℃，北风 3~4 级，日出早 5:31，日落晚 6:45

只是一个简单的变化，太阳直射地球的远近变化，产生了地球上的万千变化。所有的这一切，都是源自于这个太阳直射远近。这个远近产生阴阳。近了，温度高，热气团北上，就有了春夏，就是阳；远了，冷气团南下，就有了秋冬，就是阴。

说到这里，我有了一个新的思考：这所有的变化，地球上千姿百态的万千生命的生长壮老已，都是源自这个太阳直射地球远近的变化，那么，这个变化就是所有变化的动力之源了。

我们讲阴阳是互根互用、不断的消长转化的，没有提及阴阳谁是主导的问题。从以上的讨论看，很明显，阳气是主导，阴气是被动、服从的。

春夏天，太阳直射地球近，温度增高，热气团北上，压迫冷气团北移；秋冬天，太阳直射地球远，温度降低，热气团的推动力减弱，对冷气团的压力减弱，于是，被压迫的冷气团如同被压缩的弹簧，自身的弹性使其向外扩张，因为没有了热气团的强力抵抗，所以，冷气团南下，也就有了秋冬。

这就不难看出，自然界的阴阳，是阳气为主导，阴气为服从的。这是因为，太阳照射地球的远近有变化，而西伯利亚的冰层没有变化。

天人合一。既然大自然如此，我们人身就也是如此。

"天空一丸丽日，人生一息真阳"，便是所有生命的根本，便是人生所有活动的根本。

这就是"道"。不曾想，这个一向被认为看不见、摸不着而又无处不在的"道"，竟是这样的可见、可测、可触摸。

诗曰：

道存天地间，往复化万般。

阴阳施化育，元亨利贞天。

2017 年 8 月 25 日 21:59:50

微中医 *690*

春夏秋冬悟中医 211. 处暑第五天

多云，24~29℃，南风 4~5 级，日出早 5:32，日落晚 6:42

人身阳气对于我们是如此重要，阳气是生命的主导，有阳气则生，无阳气则亡；阳气旺则体健，阳气弱则体衰。但是，阴和阳又是密不可分的，分则阳非阳，阴非阴了。不可过分强调一方面而疏忽另一方面。

顺应自然，应时而动，中医主张"春夏养阳，秋冬养阴"。春夏养阳，是对阳气的培植和强壮；秋冬养阴，则是对阴气的培植和强壮。

阴气，是我们身体的物质，我们这个肉身，五脏六腑，血脉筋肉，就是阴，阳气就是这个阴产生的功能。春夏阳气升发，"热气团"北上，温暖大地，万千生命生长、开花、结果。至秋，就是收获这个果的时候，收获的目的是为了生命的延续和壮大，是为了寒冬来临，"冷气团"南下，大雪封地时有维持生命必需的物质。因此，"秋冬养阴"就是对物质的培植、储备，使之强壮富足。

人们最常说的"贴秋膘"就是"秋冬养阴"的一个具体体现。秋冬天，"冷气团"南下，气温降低，我们为了抵御寒冷，身体必须有足够的物质储备，就好比入冬前备下足够的煤炭或者木柴一样。房间里温度的维持是靠煤炭和木柴（当然，集体供暖的不需要自己生火了，但锅炉还是要烧煤的啊），我们身体的供暖就需要脂肪了。这个脂肪，就是"秋膘"。

诗曰：

> 春夏养阳秋冬阴，
> 顺应自然从其根。
> 恬淡安逸尽天年，
> 逆行灾生坏其真。

2017 年 8 月 27 日 21:29:22

微中医 *691*

春夏秋冬悟中医 212. 处暑第六天

多云，20~25℃，东北风，3~4级，日出早 5:33，日落晚 6:41

今天早晨、上午持续的雨，彻底打消了南风负隅顽抗的念头，这哥们儿携着"热气团"南下回到了它的老巢，今年再也没有北上的机会了。而北风正是"秋风得意马蹄疾"，趁中原大地空虚，携"冷气团"南下，令气温骤降五六摄氏度。

昨天说"秋冬养阴"要"贴秋膘"，当时我就想到了也是俗语的"春捂秋冻"，好像是有些矛盾啊。"秋冻"，是不要过早穿得厚重暖和，而"冻"是需要体内的"热"来抗的，"热"的产生，需要消耗"膘"，所以，矛盾。

但细想想，并不矛盾。

"贴秋膘"，是养阴，是增加身体物质储备，以待寒冬。而"秋冻"是养阳，是增加身体抗病能力，以抗御寒冬的冷风。这二者是相辅相成的，阴足则阳旺，阳旺则体健。而且，凡事都有个度，"贴秋膘"不可过猛，体重迅速上升未必是好，尤其是本来就超重的；"秋冻"也不可逞强，气温下降到几摄氏度甚至零摄氏度左右了，还薄衣单衫，那样不仅不会增强身体抵抗力，还会损伤阳气，使寒邪侵袭筋脉关节，发生关节冷痛。

喜欢辟谷的朋友，倒不妨趁此秋初，适当小辟数日，除旧布新，然后再适当"贴一贴"。体内"膘"新，气新，血新，了无瘀滞，安然过冬待来春。

诗曰：

"春捂""贴膘"和谐生，
万物浮沉生门中。
不肥不瘦气血旺，
安然适意过寒冬。

2017 年 8 月 28 日 21:35:11

微中医 *692*

春夏秋冬悟中医 213. 处暑第七天

多云，16~23℃，西南风，3~4级，日出早 5:34，日落晚 6:39

肺病常见症状有咳嗽、气短、哮喘、胸闷胸痛、咯痰、喑哑失音、咯血、自汗等。

咳嗽是肺功能失常最常见的症状，是肺气为邪气痹阻或肺虚，宣降失宜，肺气上逆所致。

多数人都有过咳嗽的经历，喉中或痒或痛，或有痰不出，先是喉中堵塞，胸腹鼓起，然后气冲喉而出。这是肺的自救。喉中有物，无论痰是风寒湿热，人们都希望用咳嗽把这些堵塞咽喉的东西冲出来。尤其是痰多的时候，几声咳嗽，痰随咳嗽而出，顿觉胸部舒松，呼吸流畅。但是，如果是喉中痒痛的咳嗽，无物随咳嗽而出，反复咳嗽不已，给人的痛苦有时候是严重的。

有声无痰谓之咳，有痰无声谓之嗽，有声有痰谓之咳嗽。这是古人对咳嗽的区别。自己试着咳嗽几声，会发现这个区别还是有道理的，咳，多是干咳，多见于肺燥阴亏，肺中阴津不足，没有生痰的物质基础，所以，只有喉中痒痛，干咳不已。治理多用润肺之品，家常的萝卜、梨、苹果等富有汁液的水果多能止咳，我的"厨中十全翡翠汤"自然是止咳良方。

嗽，是胸中有痰，痰阻于肺、气管，可轻嗽而出，也有的需要重咳才出。痰的生成，有寒有热。寒者痰多色白质稀，容易咳出。二陈汤是治寒痰咳嗽的经典方。热痰色黄质黏稠，有的甚至有腥臭味。治疗多用清热加化痰止咳药，如大青龙汤、泻白散等。儿童热痰咳嗽，常用川贝母一味，生梨一个，煮梨熟，食梨喝汤，是个不错的法子。

诗曰：

莫把咳嗽当小病，

有时问题很严重。

久咳喉中刺激痒，

早去医院能救命。

注：慢性的刺激性干咳，咳嗽时间在一月以上，有时候是肺癌的早期症状。所以，不要以为咳嗽就是感冒的事，还是早去医院做 CT 弄明白的好。

2017 年 8 月 29 日 20:40:20

微中医 *693*

春夏秋冬悟中医 214. 处暑第八天

晴，15~23℃，西南风，3~4 级，日出早 5:35，日落晚 6:38

今天天高气爽。天边几朵闲散的云，天是蓝蓝的，气温最高23℃，最低15℃，是需要注意及时添加衣服的时候了，"二八月，乱穿衣"，虽然没有"早穿皮袄午穿纱，抱着火炉吃西瓜"那么夸张，但是，在我们这个地方，这是早晚温差最大的时候。

肺病常见症状之二，气短。肺主气司呼吸，肺功能异常，呼吸之气的变化是必然的。

气短，是一种气喘不到底的感觉。正常情况下，我们的呼吸由肺所主，肾为气之根，自然呼吸是来去顺畅，当你深吸气的时候，能够有深吸到底的感觉（现在不妨试一下）。而气短，就是这种到底的感觉没有了，好像肺的下面有种阻挡，稍有深些的呼吸，就被挡住了，"喘不到底了"。

这就是"气短"。气短，多见于肺虚、肾虚。肺虚，自己呼吸无力，无法把气沉到下面；肾虚，不能纳气，呼吸之气也无法沉到下面。单纯肺虚，以补肺为主，生脉散、补中益气汤、四君子汤等，都是补肺良方；如果是肾虚，则应以补肾为主，经典的，还是六味地黄丸、金匮肾气丸。

气短，是慢性病，是由多年的操劳、饮食不周、思虑过度、纵欲不节损伤肺肾导致的，所以，其恢复过程是缓慢的。许多人年轻时不知节制，到肺肾亏损，气短乏力，动则加重，又恨不得药到病除，可惜那只是个传说。

诗曰：

> 天边闲云任去来，
> 聚散有缘何徘徊？
> 且看秋日多辽阔，
> 无为锱铢气短哉。

2017 年 8 月 30 日 21:43:15

微中医 *694*

春夏秋冬悟中医 215. 处暑第九天

晴，16~27℃，西南风 3~4 级，日出早 5:36，日落晚 6:36

依然是朗朗的秋日晴空，气候宜人，可是，新闻说今天长白山大雪。2017 年的第一场雪，确实来得早了些，多数田间作物要被大雪冻坏了。

肺病常见症状之三，哮喘。哮喘是肺病中比较严重的症状。一般来说，哮是呼吸急促，喉中有哮鸣音，这种哮鸣音有时声息很大，老远就能听到。喘是呼吸困难，张口抬肩。往往哮喘多同时发生，有时有所侧重，所以，哮喘并称。常见的支气管哮喘、过敏性哮喘以及老年慢性气管炎、肺气肿等属于中医的哮喘范畴。

哮喘有寒、热、痰、虚的不同。前三者多是实证，都是内有邪实阻肺，外有风寒或风热困束，使肺气郁阻，宣降失宜，发为哮喘。治疗当以邪气性质不同而采用不同的方药，属寒者如麻黄汤、三拗汤；属热者如泻白散、葶苈大枣泻肺汤；寒热错杂者如大、小青龙汤；属痰湿壅盛者，二陈汤依然是首选。

虚证哮喘，多是病程迁延日久，损伤正气，肺、脾、肾功能不足，真气虚衰。这个治疗需要根据病情，急则治标，缓则治本，长时期依证调理，方可取得好的效果。在门诊治疗哮喘，有坚持治疗长达数年者，能够这样坚持下来的，也多有好的效果，体质增强，感冒减少，曾经每入冬即反复住院治疗者，不需再住院治疗，平日生活质量也有大的提高。

三伏贴是不错的治疗哮喘的方法，平日注意饮食清淡，积极锻炼身体，练习太极拳、瑜伽、八段锦等，都有极好的增强体质，减少感冒，改善肺呼吸功能的作用。

诗曰：

> 东北大雪非其时，白露未到实不宜。
> 喝令老天莫妄为，当雨当雪依令施。

2017 年 8 月 31 日 21:52:17

微中医 *695*

春夏秋冬悟中医 216. 处暑第十天

多云，18~29℃，西南风，3~4 级，日出早 5:36，日落晚 6:35

肺病症状之四，胸闷胸痛。

闷，是郁闷、憋闷，不通畅，不透气；痛是疼痛。一般的，胸闷胸痛多是同时发生，有轻重不同。闷，多是通而不畅；痛，往往是不通了，所以，闷轻痛重。

胸闷，显然是肺主气功能障碍，呼吸之气不流通，不流通则闷而不畅。如果气的通行堵得严重了，"不通则痛"，就是痛。

能阻碍肺气流通的原因，如同上面的哮喘，有寒、热、痰湿，也有肺气虚弱，或肾气不足，肺呼吸功能减弱，或肾纳气功能减弱而导致呼吸不畅，发生胸闷胸痛。

除了肺本身的问题，胸闷胸痛还多与心有关。心主血，肺主气，"气为血之帅，血为气之母"。但是，心病发生的胸闷胸痛多是偏于心前区，也有的向右上肢放射，而肺病的胸闷胸痛多伴有呼吸不畅，或咳嗽，或哮喘，与心病是容易区别的。

胸闷胸痛多是大事，不可掉以轻心，应及时去医院就诊，弄清楚是肺的事还是心的事，自己随便买点药吃是不合适的。

诗曰：

> 气为血之帅，
> 血为气之母。
> 若要无闷痛，
> 须得好好处。

2017 年 9 月 1 日 21:25:48

微中医 *696*

春夏秋冬悟中医 217. 处暑第十二天

多云，20~28℃，南风 3~4 级，日出早 5:38，日落晚 6:32

肺病症状之五，咯痰。

痰，是脏腑功能失调，体内水液代谢紊乱，未能化生津液而转化成的病理产物。我们体内的痰，可分有形之痰和无形之痰两类。有形之痰，是可以观察到的，比如我们咳嗽出来的痰，也就是咯痰，无论清稀还是黏稠，也无论是白是黄，都能看到，能感觉得到；无形之痰，是在体内各种孔窍、内腔中，不易排出体外，或者无法排出体外，而只是从病人表现出来的症状看，这类病邪的性质是痰，所以，是无形之痰。

从肺中咯出的痰，是有形之痰。感冒、慢性支气管炎、肺气肿、哮喘等病，都多多少少，在不同的时期会有痰生成、咯出，这是由肺的生理特点决定的。肺主宣发肃降，通调水道，为水之上源，所以，如果肺功能异常，水道不通，体内水液至肺后不能宣发肃降，在肺内停留，阻塞肺的呼吸，就是痰了。

还有一个说法，叫"脾为生痰之源，肺为贮痰之器"，是说脾主运化，如果脾运化功能异常，水液不能化生津液，也生成痰湿，这些痰湿上贮于肺，由肺咯出。所以，肺像个痰盂一样，里面痰多了，可以倒掉。这个说法，主要还是体现体内有形之痰的形成与脾肺有重要关联。

痰的性质，根据病邪的性质不同，有寒有热。寒痰质稀色白，热痰质稠色黄，我们也多是从痰的这些特点来推断病邪的性质。治疗自然是寒者热之，热者寒之，以从其根本。

诗曰：

> 水饮入胃润全身，肺脾肾和化液津。
> 一处失调水凝聚，痰湿弥漫乱全军。

2017 年 9 月 3 日 21:58:36

微中医 *697*

春夏秋冬悟中医 218. 处暑第十三天

多云，20~27℃，东南风，3~4 级，日出早 5:39，日落晚 6:31

去年《微中医》曾经说到，脾是全身水液的总枢纽，好比是水库；肺是各级输送渠道。水的排泄、利用，首先水库得有水，然后，各级渠道要通畅。不然，水库无水，则渠内干涸；水库满盈，则渠道汹涌。如果渠道不畅，水行不利，或溢出堤外，或瘀滞堤内。

这就是痰。我们身体水液的输布、代谢，脾、肺、肾共同合作，完成这个全过程，维持身体的各种生理机能。如果三脏一处失和，便有生痰的可能。

我们今天只谈肺的功能异常产生的痰，上面说，有寒有热，治病求本。所以，基本的还是祛除影响肺功能的病邪，使肺恢复正常宣降，则痰湿会自然消除。因热者，邪热郁阻于肺，热能伤津，煎熬津液成痰。治疗以清热为主，如泻白散、清气化痰丸、蛇胆川贝散等。寒者以温化为主，如二陈汤等。

萝卜有很好的化痰作用，轻者可以单纯煮水喝，甚至适当生食可治感冒后痰多咳嗽。民间多用川贝母 3~10 克，与梨同煮，食梨喝汤，亦用于感冒后多痰。

盐多生痰，肉生痰，燥热生痰，油腻生痰。所以，痰多的人，饮食宜以清淡为主，不要人为助痰生痰。

诗曰：

> 人身无处不是水，
> 水不畅行也不美。
> 停痰留饮成邪气，
> 咳嗽喘闷足可畏。

2017 年 9 月 4 日 21:54:35

微中医 *698*

春夏秋冬悟中医 219. 处暑第十四天

多云，21~25℃，西南风 3~4 级，日出早 5:40，日落晚 6:29

昨晚一场小雨，今天气温又降了些，到了最宜人的 25℃。把这些日子捧在手心里好好过吧，想想夏日的热，冬日的冷，这是多么舒服的日子！一如小时候过节或家里来了稀客，小孩子每人分了一块水果糖，时不时拿出来用舌尖舔一舔，然后小心翼翼地包好，藏好。

近日秋高气爽，天气干燥。干燥的气候容易使人嗓子干、痒、喑哑，甚至说不出话来。这就是肺病症状之六，喑哑失音。

喑哑是声音嘶哑，别人还能听出你说的是什么；失音是说不出话来，只见你张嘴，不见你出声。一般的，喑哑轻，失音重，二者的产生原因是一样的。

对于喑哑失音，中医有句概括性很强的话，叫作"金破不鸣，金实不鸣"。金是什么？是锣。古战场上，击鼓出击，鸣金收兵，这个金就是锣。将帅站在高处，看到形势不利，就令人鸣金，就是敲锣，一阵急促的锣响，前方的战士倒拖长矛，掉头就跑。

我们说话出声，由肺气鼓动。如果肺气虚弱，鼓动无力，就会导致说话嘶哑，或说不出话来，这是"金破不鸣"，一面锣，如果破裂了，锣身有了裂纹，敲出的声音也是嘶哑、破碎的，不会敲出高亢激越的声音；如果肺气被邪气（主要是痰）堵塞，同样也说不出话来，这是"金实不鸣"，敲锣的人都知道，如果需要锣声戛然而止，只需用手一捂锣面，锣声就会马上消失，一个铁锅，也可以敲出清脆的声音，如果锅里装满沙土，则什么声也敲不出来了，这个同锣是一样的。

锣破了，补补就行；肺虚了，补补也行。锣堵了，清清就行；肺堵了，清清也行。

诗曰：

秋来气爽胜天堂，不寒不热恰温凉。

捧在手里仔细过，转身风起雪花扬。

2017 年 9 月 5 日 20:57:00

微中医 *699*

春夏秋冬悟中医 220. 处暑第十五天

晴，19~27℃，西南风，3~4 级，日出早 5:40，日落晚 6:28

肺病症状之七，咯血。

咯血，是随咳嗽出血，也就是在咳嗽的时候，痰中带血，有时候，咳出的全是血。咳出的血，有时候是鲜红的鲜血，也有时候是颜色晦暗的陈旧的血。

咯血多见于肺热，邪热迫血妄行，症见胸闷，咳嗽，面色红赤，大便干结，咳痰色黄腥臭，痰中带血，血色鲜红。也可见于阴虚肺燥，症见干咳无痰，咽喉干燥，形瘦，烦热，甚至五心烦热，盗汗，咯血，血色或鲜或暗，血量亦多少不一。咯血还可见于肺气虚弱，不能摄控，血色浅淡，咳嗽无力。

咯血量多，急应治标，以止血为主，如云南白药、三七粉、四鲜汤等。缓则治本，热者清热，阴虚养阴，气虚补气。

上面曾说到，慢性刺激性干咳，需要及时做必要的检查，如胸片、胸部 CT 等，如果慢性刺激性干咳，伴有咯血，那就必须去做这些检查，有许多时候，及时、尽早地检查，是会挽救生命的。

诗曰：

> 治病中西同此心，
> 不使留憾冀回春。
> 莫使门户遮望眼，
> 以其昭昭人昏昏。

2017 年 9 月 6 日 22:02:10

微中医 *700*

春夏秋冬悟中医 221. 白露第一天

晴，19~32℃，西南风 3~4 级，日出早 5:41，日落晚 6:26

白露，二十四节气的第 15 个，处暑之后，秋分之前。

天地间阴阳二气，南风、北风，热气团、冷气团，在太阳的拨弄下相持至今，形势明朗了，阳气衰阴气盛，南风减北风强；热气团今年不复再来，冷气团统治大气层已成定局。

白露，是因为阴气的盛，寒气渐重，空气中水汽得寒则凝，结于地面、花草，其色白，其性柔，不是霜的实结，更不是冰的凝固，不待太阳升而化，所以，是为白露。

白露是秋季昼夜温差最大的时候，即俗语"二八月，乱穿衣"的时候，春捂秋冻的"秋冻"，正其时也，但是，一定不可勉强，年龄稍大些，还是需要注意及时添加衣服，避免感冒，因为老年人的感冒，是"一场秋雨一场寒"；而年轻人多是洒脱的，不到下雪，也许不着棉。

特别想强调的，是花骨朵们，做爷爷奶奶、姥爷姥姥的，唯恐冻坏了这些宝贝疙瘩，稍有凉意，便把他（她）捂得严严实实，有时候秋冬天从小学门口走过，多数的宝贝都包得和粽子一样，只留个鼻孔和眼睛。岂不知，这样爱护宝贝，正是在削弱他（她）自身的抗病能力。冻一冻，何妨？即使感冒一次，又何妨？须知，对于小儿，是"一场春雨一场暖"的啊。

诗曰：

> 白露节至天气寒，
> 气宇轩昂冷气团。
> 南风撒手归去矣，
> 任由飞雪满宇寰。

2017 年 9 月 7 日 21:55:27

微中医 *701*

春夏秋冬悟中医 222. 白露第二天

晴，20~32℃，西南风 3~4 级，日出早 5:42，日落晚 6:25

白露后第二天，气温升到 32℃，前天还 27℃，有点闷热。须知，到秋分才是阴阳平均，秋分前，依然是阳气盛一点点，所以，南风兄弟抓住这最后的机会，反扑回来，不过，毕竟是白露后，那个热气团是回不来了。

肺病的主要症状最后一个是"自汗"。当然，我上面列举的肺病症状，是拣主要的说，还有些不主要的，限于篇幅，就不多说了。

自汗，指的是人在安静状态下不自主地出汗，或者是稍有劳作就汗出不已，不同于正常状态下或者热，或者运动、劳作后的出汗。

肺主皮毛，我们肌肤的汗孔，是由肺气统率的，肺气正常，汗孔开合有度，当开则开，当闭则闭。如果肺气虚弱，对于汗孔的统率能力下降，不能及时开合，好比一个将军懦弱，下面的战士就不怕他，不听他的命令，该出击不出击，该撤退不撤退，那么这个军队就麻烦了。

我们全身的汗孔亦是如此。肺气虚弱，不能及时开合，需要关闭的时候关不住，就发生自汗了。曾经见过自汗的病人，即使完全处于安静状态下，也是虚汗淋漓的，这就是肺气完全失去了控制能力。

对于自汗，补肺气是主要的治疗方法，常用方如玉屏风散、补中益气汤、四君子汤等。单味的黄芪、白术有补肺气作用，情况不重者可以服用。麻黄根、浮小麦、酸枣仁，有敛肺止汗作用，也可以单用，有很好的止汗功效。

诗曰：

> 统帅三军须威严，
>
> 令行禁止如泰山。
>
> 主将怯弱唯唯诺，
>
> 要想取胜很困难。

2017 年 9 月 8 日 22:05

微中医 *702*

春夏秋冬悟中医 223. 白露第四天

阴转多云，17~22℃，东北风 3~4 级，日出早 5:44，日落晚 6:22

昨天晚上到今天上午淅淅沥沥的秋雨，彻底击碎了南风兄弟再盘桓一些日子的企图，气温下降了近 10℃，前几天的闷热一扫而空。

兄弟俩的拉锯战，看似儿戏，你来我往的，于他们不知是什么感觉，可是，对于我们，影响是明显的，忽冷忽热的气候，是非常之期。身体对于外界气温的变化，须得有随时调整、应对的能力，如果这个能力下降，轻则感冒，重者旧病复发或加重。

多事之秋，形容国家事故多变，战事频繁的时期。为什么是多事之"秋"？而不是多事之春、夏、冬？古人用兵，多选在这个"秋"。秋天，粮食下来了，不愁粮秣；秋天，凉爽而未寒，战士作战不因穿着冬装而臃肿迟缓；秋天，无雨雪阻路，道路干燥，无论进攻还是逃跑，都容易许多。所以，战事多选在秋天，攻城略地，雪冤复仇，都在此一秋。

而秋天，是夏天向冬天的过渡，是由热向寒的过渡。这个过渡，变化是剧烈的，而且是趋势向下的过渡。我们的身体，也是一个变化剧烈的过渡，阳气的内藏、收敛，会使阴邪之气失去制约而嚣张，因此，秋天，是"多事之秋"。

慢性肺病，慢性胃病、肝病、肾病，情志精神方面的疾病，往往都在秋天里加重。所以，秋天，于年轻人宜"冻"，于老年人，宜"慎"。

诗曰：

多事之秋秋向寒，

秋后算账好过年。

耐得剧变还有春，

不胜秋气多凄惨。

2017 年 9 月 10 日 21:42:48

微中医 *703*

春夏秋冬悟中医 224. 白露第五天

多云，16~28℃，西北风 7~8 级（这可是自从记录风力以来最强的一次，只是今天没有感到有这么大的风，也许夜间会增强），日出早 5:44，日落晚 6:20

"冬病夏治"热闹了一个夏天，如今白露过了，天气越来越凉，倒是许多慢性病到了需要好好调理的时候了。所谓调理，主要是"秋补"。

"秋补"，是对于慢性病说的，而对于正常人，则是我们前面说过的"贴秋膘"。无论是"秋补"还是"贴秋膘"，都是顺从大自然的安排，在这个秋天里，好好地储备身体的能量，因为，秋天过去，是冬天。

冬天，没有生长，没有收获，而且，冬天天气寒冷，我们的身体为了维持正常体温和正常的生理活动，就必须消耗自身的精气，这些精气，就是秋天储备下的。有的动物能冬眠，如蛇，如熊，冬天里找个暖和地方呼呼大睡，消耗很少，但是，也只是消耗少而已，不是不消耗，也有许多冬眠的动物因为秋天的储备不足，而一睡不再醒来的。

所有的慢性病，病久自然正气虚弱，如果不能很好地补益正气，至冬天，消耗正气多的时候，没有足够的精气提供，而病情加重，甚至死亡。这就是上面打油诗里说的"耐得剧变还有春，不胜秋气多凄惨"的意思，秋天补好了，有病也能挺过去，如果秋天补不好，那么，这个冬天就有点麻烦。

诗曰：

> 春生夏长秋收藏，
> 大雪封门不慌忙。
> 若似贪玩寒号鸟，
> 冬来难再见太阳。

2017 年 9 月 11 日 21:36:45

微中医 *704*

春夏秋冬悟中医 225. 白露第六天

晴，17~29℃，南风 3~4 级，日出早 5:45，日落晚 6:19

在过去的《微中医》中多次说到"春夏养阳，秋冬养阴"，上面又说到"秋补"，当然，这个"秋补"重在补阴，但不完全是补阴，"养"和"补"是不完全相同的两个概念。

"养"是调养，既可以是针对病人，也可以是针对常人。而且，常人、不病的人，只要注意平时的四季调养，因时而动，"法于阴阳，和于术数，食饮有节，起居有常，不妄作劳"，使自己"形与神俱"，就可"尽终其天年，度百岁乃去"。一生无病，不打针，不吃药，多么美好的人生！

但是，"今时之人不然也，以酒为浆，以妄为常，醉以入房，以欲竭其精，以耗散其真，不知持满，不时御神，务快其心，逆于生乐，起居无节，故半百而衰也"。现在的人，有几个没病的？所以，有病得治，体虚得补，而秋冬则是补虚的好时候。这就是"补"，"补""养"之别正在于此。

"补"须因人而异，气虚补气，血虚补血，阴虚补阴，阳虚补阳，不可一概而论。而且，还要区别脏腑的不同，使补益有明确的针对性，而不可以"一网打着满河里的鱼"，更不能见"补"就喜，闻"补"就欢，不分体质，不看温凉，不论贵贱，随风而动，朝参暮茸。平和的心态，家常的饮食，本土的、自然成熟的粮食、果蔬，是最好的补品。

诗曰：

> 法于阴阳和术数，
> 食饮有节起居常。
> 不妄作劳形神俱，
> 人间神仙乐洋洋。

2017 年 9 月 12 日 20:47:59

微中医 *705*

春夏秋冬悟中医 226. 白露第七天

晴，15~30℃，西南风 3~4 级，日出早 5:46，日落晚 6:17

五脏心肝脾肺肾，各有各的特性，如同兄弟几个，脾气性格不可能是相同的，临事的反应自然也是不一样的。到了秋天这个特定的季节，五脏都有各自不同的适应性。我们说"秋补"，不同的脏腑也就有不同的补法和不同的药物。

先说肺，因为肺应秋气，肺得秋天的清爽、收敛之气，自身功能是舒展的时候，同时，也是各种肺病显露、加重的时候。好比一个在外工作的人，回到家里，在父母跟前，是最舒展、放松的时候，放下了在外面的面具，回到了本真的自我状态，许多的"臭毛病"也就不掩饰了。

这几天，过敏性鼻炎发病多见，虽有新发，但多是老病复发。肺主表，有风寒邪气在表，春夏天阳气旺，邪气受阳气制约，表现不出来，到秋天，寒气加重，潜藏的这个风寒表邪有了外援，就肆意妄为了。就好比家里藏了一个贼，白天不敢出来，到了晚上，外面的同伙过来救应，他也就大了胆子，从藏身的地方跑出来了。

对于这个潜藏的贼和外面的贼，最好的法子还是开门驱盗，千万不能关门打狗。开门驱盗，贼从大门跑了，关起门来，一家从此太平；关门打狗，狗急了，会跳墙，也会咬人的。

开门驱盗法：大葱、生姜、大蒜，煮水多喝，至全身微微汗出；麻黄、荆芥、桔梗、杏仁、黄芩、金银花、苍耳子、辛夷、细辛、蜂房、甘草，水煎服。待鼻塞、流涕、喷嚏好转后，再服玉屏风散数剂，补肺固表，使贼不敢再来，来无藏身之所，也就天下太平了。

诗曰：

开门驱盗盗鼠窜，闭户阖家享平安。

关门打狗狗伤人，上蹿下跳翻了天。

2017 年 9 月 13 日 21:34:00

微中医 *706*

春夏秋冬悟中医 227. 白露第八天

多云，17~31℃，南风 3~4 级，日出早 5:47，日落晚 6:16

秋季补肺，更多用于慢性支气管炎、肺气肿、哮喘的治疗。

慢性支气管炎、肺气肿，多数病程长，迁延日久。整个的疾病过程，由风寒侵袭肌表，不能及时祛邪外出而羁留，邪气逐渐向里推进，由表入肺，在肺中影响了肺的呼吸以及宣发肃降，肺气出入不畅，气的不畅，导致水行不畅，生痰生湿（饮），日久化热。这些邪气在肺中瘀堵，进一步加重肺的呼吸障碍，日久则成慢性支气管炎、肺气肿。再进一步得不到有效治疗，自然清气不足，脾的运化就缺乏清气滋养，脾气虚弱，又由脾虚而心虚、肾虚。病至此，五脏俱损，痰、湿、饮、瘀又因为五脏功能虚弱而加重瘀滞。好比家庭卫生，勤快人天天干，家里始终干净整洁，如果人懒不干或体弱做不了，那么垃圾就会越积越多。

三伏贴之后，是补肺的大好时机。许多人做了三伏贴，以为万事大吉，不注意秋后补肺，结果，三伏贴带来的好转很快就会消失了。如果三伏贴后跟上补肺，则会加强三伏贴的作用，使肺功能有更好的转化。

补肺往往与健脾同用，二者不可截然分割，如四君子汤、补中益气汤等。如果有心肾虚，则又须养心补肾兼顾。

黄芪是秋季补肺的主药。一个春夏天，所用黄芪不及秋季一个月的量。而且，夏天有气虚的人，看病证似可用黄芪，但用后多有上火咽干，这是黄芪性温燥，随夏季火热上炎。到秋季，气肃降收敛，用黄芪则补脾肺而不上火，得其宜也。

诗曰：

居家清洁勤快人，

时时擦拭无灰尘。

若是慵懒两口子,

呵呵嘿嘿怎进门?

注:两口子懒,家里乱,亲朋到家,"呵呵,嘿嘿",无法进门。我们身体也是这样,清洁干净,气血常新;如果痰饮瘀浊内阻,新鲜的气血从何而生?

2017 年 9 月 14 日 21:26:35

微中医 *707*

春夏秋冬悟中医 228. 白露第九天

多云，17~31℃，东南风 3~4 级，日出早 5:47，日落晚 6:14

我们体内的瘀滞，岂止是在肺！五脏六腑，无处不瘀滞。昨天写完，总觉意犹未尽，还想多说点什么。

想到了佛家的"空"。

五蕴皆空，色即是空，诸法空相。整个一部心经，260 字，核心就是一个字，"空"。"空"，不是没有，不是不存在，而是放下。但凡过去的，一切放下。放下即是"空"。

五蕴，色受想行识，人出生后所接触到的一切，日积月累，蕴结在心，各种苦恼、痛苦、幸福、温馨，都像那一家懒惰的夫妻，什么也往家拿，拿到家，不管有用无用，随手一放，天长日久，家里为各种杂物所充斥，来个客人，竟无落脚之地了。

所以，要"空"。这个"空"，今人叫"断舍离"。凡是无用的，目前无用的，一概清理出去，只留生活必需，一碗，一筷，一床，一被褥，而已。

五脏积蕴，何尝不是如此！气、思、忧、恐、惊、悲、喜、怒、哀、痰、湿、饮、瘀、寒、热，等等，都是平时的积累，都是平时一点点捡回家来的。一点点不要紧，可是，一点点积累多了，蕴结日久，那就是大事了，会出现喘、闷、痛、胀、三高、癌。

"空"了吧，放下吧，断了吧，舍了吧，离了吧，唯求心的清静，脏腑的清灵，胸襟的空旷。这是健康的第一剂良药。

诗曰：

> 诸法皆空须真空，五蕴内积邪魔生。
>
> 眼下不知断舍离，死去一片烟云中。

注：人死后若真有灵魂，在空中看儿孙将你生前各种积累瓜分，无用者于空旷处烧做一片乌烟，当做何感想？

2017 年 9 月 15 日 21:25:21

微中医 *708*

春夏秋冬悟中医 229. 白露第十一天

晴，17~30℃，东北风 3~4 级，日出早 5:49，日落晚 6:11

今天谈谈"秋补"的补脾。

秋天来到，多数肠胃功能不好的人，有慢性胃病的人，会出现病情加重的情况。秋天，天气由热向冷，体内阳气内敛，又是大量水果成熟的季节，平素脾胃虚弱之人，在这样一个变化剧烈的时期，难免就会不适应，就会跟不上"形势的发展"，而出现各种肠胃不适，旧病复发。

所以，"秋补"补脾是极好的时机。

"秋补"之补脾，我们应该从这么几个方面去做：

第一，合理的饮食。说"合理"，必须是因人而异。每个人的体质不同，对饮食的适应能力不同，因此，饮食的性质、多少也就不同。但是，我们经常强调的"细嚼慢咽，六七成饱"是适用于所有人的。这八个字，是健脾养胃的最佳良药。水果人人爱，可是许多老年人吃了不舒服，近来许多老年人说，吃水果都煮熟了吃，这是个不错的办法。

第二，精神乐观。脾胃功能与人的精神状态有直接的关联，脾气急，容易发火生气，容易生闷气的人，容易得胃病，而且容易得消化系统的癌症。乐观豁达的精神同样是健脾养胃的最佳良药。

第三，药补。脾气宜升，胃气宜降。这是补脾胃的基本法则，补脾胃要顺应脾胃特性。多数慢性脾胃病人，往往因脾胃功能的不足，运化、腐熟无力而使脾胃肠道间多有郁滞，郁滞日久，自然会化火生热，所以，慢性脾胃病人，多是虚实错杂，寒热夹杂。调理脾胃须注意攻补兼施，寒热并调，半夏泻心汤是调理脾胃的最佳示范。

"秋补"健脾养胃，强化"气血生化之源，后天之本"，意义重大，可不慎乎？

诗曰:

> 百病多从气恼生,
> 郁滞脾胃先不通。
> 脾胃不通乱气血,
> 气血紊乱处处凶。

2017 年 9 月 17 日 21:58:23

微中医 *709*

春夏秋冬悟中医 230. 白露第十二天

多云，20~30℃，西南风 3~4 级，日出早 5:50，日落晚 6:10

"秋补"之补心。

我们一身气血，自春及夏，是由沉静、内敛，向奔放、外向进行的，经过一个夏天的气血汹涌，人体得到成长、成熟，又是一番轮回，到了秋天，天地间阳气开始再次趋向沉静、内敛。心作为一身气血的发动机，在夏天里满负荷的工作状态下，年轻人是一番成熟，而老年人则是一番艰难的跋涉。所以，在秋天，心是需要"喘一口气"，休息一下的。

心要休息可不能坐下来或者是躺下，那是很严重的事情。心的休息，可以分为两部分，一是内心，精神的安宁。心主神志，到秋天，心神安宁，精神平和，无时不是满满的安定感、满足感，这是心最好的休息。

二是根据心的气血阴阳，做适当的补益。秋冬养阴，心主血，心的功能主要依赖心血的充沛、流畅。所以，秋天补心，重在养血。当归、熟地黄、阿胶、枸杞子、大枣，都是养心血的上品。血又靠气的推动、固摄，所以，养血必须益气，黄芪又是首选。东北正是鲜参上市的时候，适当以人参炖服、研末冲服，或配伍其他药物一起服用，都是有很好的益气养心作用的。

心血须充沛，又忌瘀滞。秋天，气温下降，气血凝滞，所以，在养心的同时，注意活血，使心血安宁而流畅，那么，这个冬天基本无恙了。

诗曰：

> 心到秋天气向平，
>
> 知足常乐志安宁。
>
> 随缘祈得百年寿，
>
> 无欲无障学老彭。

注：老彭即彭祖，古代长寿人，传说他活了 800 多岁。

2017 年 9 月 18 日 22:01:31

微中医 **710**

春夏秋冬悟中医 231. 白露第十三天

多云，16~29℃，东北风 5~6 级，日出早 5:51，日落晚 6:08

"秋补"之补肝。

肝是秋天里最不得意的。因为肝性喜条达恶抑郁，春天里阳气生发，万物舒展生长，最得肝意。而秋天，阳气内敛，漫天里是一片肃杀收藏，正和肝的性质相反。所以，肝在秋天不得意。

大自然就是这么安排了，万事万物都有推动，也有约束。只有推动，动而不已，最终是要耗竭的。约束是为了更好地推动，所谓"为了更好地一跃而后退"。如果肝气一味升发，没有个约束，没有个节制，最终会膨胀破裂的。

所以，"秋补"的补肝，重在顺从这个内敛、收藏，使肝气收而不涩，敛而不滞。舒发是补，收敛也是补。

肝为血脏，主藏血，血为阴。因此，"秋冬养阴"，也就是养肝。药如六味地黄丸，如果平素阴血偏虚，面色萎黄、乏力、心慌、腰痛、属肝肾阴虚，可从现在开始服用至立春。如兼有畏寒肢冷，属阴阳俱虚，可加用金匮肾气丸。二种药丸，早晨以金匮肾气丸为主，晚上以六味地黄丸为主。

大枣、花生、核桃仁、黄豆、黑豆、芝麻、枸杞子，几种干果粮食，健脾补肾养肝，性质多温而不燥，可以每天食用，可以之代肉，有肉之温补五脏而好消化，无肉之油腻黏滞且难吸收，又不杀生害生，广积阴德，大利身心。

诗曰：

> 我生是生畜亦生，
> 伤彼益我罪非轻。
> 多食肉类何所益？
> 恬淡素餐神仙功。

2017 年 9 月 19 日 21:54:57

微中医 *711*

春夏秋冬悟中医 232. 白露第十四天

晴，15~30℃，西南风 3~4 级，日出早 5:51，日落晚 6:07

"秋补"之补肾。

肾主藏精，主生殖发育，是为人"先天之本"。从肾的这些主要功能看，肾是人的生命根本。从人的疾病上看，肾是最后一道防线，肾功能的虚衰是全身的虚衰，肾功能的丧失是生命的丧失。

肾应冬气，宜闭藏，宜固秘。补肾多在冬日，而事实上，从秋开始注意补肾，自然是"事半功倍"的。

常有 30 岁左右的年轻人来门诊要求服用补肾的药。一般情况下，我是不主张这个年龄即开始补肾的，虽然，年轻人不知节制，纵欲过度，会有短时的腰膝酸软，甚至遗精滑泄，但这只是耗用过度引起的一时性的机能虚弱，只要注意休息、节制，多是会有好的恢复的。这个年龄的女子，"筋骨坚，发长极，身体盛壮"；男子"筋骨隆盛，肌肉满壮"，都是生机勃勃，身体强壮有力的大好时光。所以，不会轻易"肾虚"。

只有四五十岁以后，人过中年天过响，阳气开始衰减，才会有"肾虚"的逐渐发生，这个时候适当的补肾是有必要的。补肾之法，首重节欲。欲，不可禁不可纵，男女相同。禁则痿废，纵则衰疲。然后，昨天说到的补肝服六味地黄丸、金匮肾气丸，同样可以适用于补肾。确实肾虚严重，自然是以汤药为佳，自秋至冬，这大约四五个月的时间，坚持服用，不可过急，日久下来，会老当益壮的。

补肾养肾，不仅仅是单纯的补益肾虚，对于全身生命活力，都是极为重要的。

诗曰：

> 肾为一身生命根，肾强四季都是春。
> 肾亏多为不知节，一时之欢害终身。

2017 年 9 月 20 日 21:07:30

微中医 *712*

春夏秋冬悟中医 233. 白露第十五天

晴，18~31℃，西南风 4~5 级，日出早 5:52，日落晚 6:05

"秋补"最后一个话题——慢性病的"去根"，这是这几天几位看《微中医》的朋友提出的问题，也是所有慢性病患者关心的问题，有点长，分两天说。

凡是树，都有根。一颗种子，发了芽，先生根，由根而生干、生叶。年久日深，自然根深叶茂。干越粗，根越深。

病也是这样。病因是种子，侵袭身体某一部位，给局部造成伤害，然后，向周围、纵深发展，时间长了，就是慢性病，也就"根深叶茂"了。

扁鹊见到蔡桓公，说，你有病，在腠理，不治将深。蔡桓公老大不乐意，对身边的人说，这些当医生的，好治没有病的人，显示自己的本事。过几天，扁鹊说，你的病到了肌肤了。然后是肠胃，最后到了骨髓，扁鹊见了蔡桓公，跑了。为什么？病到骨髓，根太深，治不了，所以要跑。

这就是疾病扎根的过程。初始浅，越来越深，最后树大根深，根深叶茂。一棵幼苗，一个一岁的小孩也能拔起；一棵指头粗的树，一般人也能拔起；如果是两拃粗，也只有鲁智深能拔起；再粗，如合抱，恐怕鲁智深也要干瞪眼了。

所以，治病务求彻底，不要留根，有时候，差几天的治疗和休息，可能是你一辈子的苦恼。

诗曰：

> 治病务求不留根，
> 树大根粗也更深。
> 幼苗轻轻可提起，
> 遗留后患害终身。

2017 年 9 月 21 日 21:32:51

微中医 *713*

春夏秋冬悟中医 234. 白露第十六天

多云，17~30℃，东北风 3~4 级，日出早 5:53，日落晚 6:04

扁鹊最后见到蔡桓公，为什么转身就跑？蔡桓公的病根太深了，他也治不了了，所以跑。

鲁智深为什么能赤手拔出两拃粗的大树？他的力气大。恐怕我们常人能摇动这么粗一棵树也难。

这样，治病去根，需要两个方面的配合：病根不是很深；医生"力气大"，技术高。

要让病根不深，是病人的事，治病注意不留根；要治病去根，则是医生的事，当然，病人也很重要，他不遵医嘱也麻烦。

所以，医生自己"力气大"还不行，还要让病人"力气大"，也就是病人正气强大，正气足够强大的时候，有许多的慢性病是能够去根的。

这就是"秋补"的根本意义所在。从秋天开始，直到一个冬天，都是"补"的大好时机。

所以，一定要重视"秋补"，经过一个秋天到冬天的补益，身体正气得到强有力的增强，是会除去一些旧疾、顽疾的。但是，需要有耐心，有时候，一个秋冬甚至不行，需要二三个甚至是四五个。

只是，如果病根足够深，医生也有回天乏术的时候，就如让鲁提辖去拔莒县那棵白果王，大约十个智深也白搭。

诗曰：

> 提辖力大能拔树，
> 正气强盛去病根。
> 培补正气难速效，
> 耐得秋冬有暖春。

2017 年 9 月 22 日 21:29:32

微中医 *714*

春夏秋冬悟中医 235. 秋分第一天

多云，20~31℃，西南风 3~4 级，日出早 5:54，日落晚 6:02

今天不能休息，因为是秋分。

我们从冬至开始数，这是第二十个节气，从传统的节气数，这是第十六个。

秋分者，分秋也，秋之半者也。天地运行至此，阴阳平均，白昼、黑夜均等，从明天开始，白天在缩短，黑夜在延长。

春分秋分，都是阴阳平均，白天黑夜各半。但是，春分的平均之后，是阳气渐强，阴气渐弱；而秋分后则正好相反，是阴气渐强，阳气渐弱。

我们的身影也应该是如同春分，只是今天多云，没能照下来，只是从今天后，阴影会越来越长，这也就表示着阴气的增强，阳气的减弱。

今天日出是早 5:54，日落是晚 6:02。夏至日出是早 4:48，日落是晚 7:27。从夏至到秋分，日出晚了 1 小时又 6 分钟，日落早了 1 小时又 25 分钟，两者相合，白天短了 2 小时又 31 分钟。

天地间阴阳自此而生。

诗曰：

> 春分秋分昼夜均，
> 只是阴阳不同分。
> 秋来阴气渐渐重，
> 惜阳养阴护自身。

2017 年 9 月 23 日 21:48:47

微中医 *715*

春夏秋冬悟中医 236. 秋分第二天

多云，20~31℃，东南风 3~4 级，日出早 5:55，日落晚 6:01

许多日子没有雨了，天气有些干燥。这就是秋天的气候特点——燥。

燥为六气之一，风寒暑湿燥火，其中有燥。燥为秋季主气，字面上的意思已经很明白，燥就是干燥，水分少。大自然为什么在秋天安排一个"燥"？大约还是为了一个"收"吧，如果在这个收获的季节里，整天阴雨绵绵，有什么粮食能晒得干，还不都得发芽霉烂？

对于我们的身体，秋天的燥，也是承前启后，为了顺应自然。夏天的湿热，为身体的新陈代谢积累了新的气血精微，同时，也留了一些湿气，这个燥就是为了祛除这些湿气，不然，这些湿气到了冬天，遇寒会结冰的。祛除了体内湿气，使气血、脏腑功能更加纯净而厚实，那么，这个冬天是容易度过的，这就是承前启后。每一个季节都是这样，每一种气候也都是这样。

燥气太过是为燥邪。燥邪的阴阳属性不确定，随当时气温而定。初秋，阳气余威未尽，气温偏高，燥性就温，称为"温燥"；深秋，阳气已衰，阴气称霸，气温偏低，燥性则寒，称为"凉燥"。

燥邪伤人，多从口鼻而入。也有燥邪深重，肌肤缺乏水津滋润而邪从皮毛肌肤而入的。强盗入室，多撬锁毁门，也有翻墙而入的。

诗曰：

秋来燥行天地间，
新粮入库先晒干。
仓廪充实知礼仪，
优哉游哉过冬天。

2017 年 9 月 24 日 21:40:08

微中医 *716*

春夏秋冬悟中医 237. 秋分第三天

阴，19~30℃，东南风 4~5 级，日出早 5:55，日落晚 5:59

燥邪虽无明显的阴阳属性区别，但是，看看这个"燥"字，是个"火"字旁，说明燥邪还是偏温的，在临床也多见温燥。

燥由温热渐衰而生，也是温燥多见的主要原因。今年立秋已经一个半月，气温依然偏高，也是温燥的多发季节。这些日子的感冒，就多是以感受温燥邪气多见，初期即咳嗽、口鼻干，继而流清涕。好像这个流清涕不燥啊，而是湿气重的样子，但是，确实是伤于温燥。温燥自口鼻入肺，伤人津液，我们的身体要祛邪自救。所以，体内津液向肺集中，自鼻溢出，就是清涕。好比地里旱了，我们要浇灌，浇灌过的土地自然是湿的了。

如果邪气得不到祛除，继续深入，就会有明显的干燥现象了，口鼻干、咽喉干，干咳无痰，甚至胸痛，咳吐血丝。

桑杏汤、清燥救肺汤等都是解表祛邪、润肺止咳的良方。我的"厨中十全翡翠汤"，重用生梨，也有不错的效果，尽量早用。

平常注意充足的饮水，水果如梨、苹果、葡萄等富含汁液，既可解渴，又能补充体内水分，根据个人体质，尽量每天多食用些，是不错的。

诗曰：

苹果葡萄和生梨，
养阴生津秋天宜。
润肺止咳胜金丹，
葡萄须吐葡萄皮。

2017 年 9 月 25 日 22:06:51

微中医 *717*

春夏秋冬悟中医 238. 秋分第四天

阵雨，18~26℃，东北风 3~4 级，日出早 5:56，日落晚 5:58

一天阴雨，下午下班，步行回家，秋雨绵绵中，听到了北风的志满意得，看到了南风的一脸无奈。

于是，这个温燥的秋，变成了凉爽的秋，而秋的燥气虽然还在，一天的雨，湿润了这个燥，温燥化为凉燥。但是，这仅仅是阴阳平均的时候，阳气虽然是一脸无奈，但未必就从此退出，任由北风张狂，待它积累到一定的能力，是会有些反扑的，大家都知道，这就是"秋老虎"。

人感受凉燥邪气，是感受了寒邪和燥邪的合并侵袭，所以，凉燥感冒，既有燥邪的干燥，又有寒邪的收引、凝滞。但是，毕竟是秋天的感冒，不是寒冬受寒，所以，这个凉燥感冒，比冬日的风寒感冒要清浅些，可见到发热恶寒，头痛，无汗，口唇干燥，咽喉干燥疼痛，咳嗽，痰色白质稀。

治疗凉燥，常用的杏苏散是为良方。

"二八月，乱穿衣"，八月，虽然秋高气爽，而早晚气温变化较大，慎避风寒是必需的，尤其是老年人，有慢性病的人，秋冬的感冒，对于他们是"一场秋雨一场寒"了；而年轻人，少年儿童，适当的"冻"，也是必要的，对于一般体质以上的孩子，我们主张，自秋至冬，除非大风大雪，尽量做到"不戴帽子，不围围巾，不穿厚衣"，以增强孩子自身的抗病能力。需要注意啊，这是指我们中原地区，北方严寒地带，还是穿暖和些好。

诗曰：

> 一场秋雨一场寒，十场秋雨要穿棉。
>
> 老人添衣要及早，少壮莫做粽子缠。

注：粽子缠，即秋冬里，常见一些老人把孩子包裹得像个粽子一样，只露两只眼睛，这样的孩子更不抗病，犹如温室里的花，不可取。

2017 年 9 月 26 日 21:05:25

微中医 *718*

春夏秋冬悟中医 239. 秋分第五天

多云，13~24℃，西北风 3~4 级，日出早 5:57，日落晚 5:56

昨天日出早 5:56，日落晚 5:58，白天（从日出到日落）比夜间（从日落到日出），长 2 分钟，还是阳气微胜。

今天日出早 5:57，日落晚 5:56，如果按日出日落看阴阳，是个几乎标准的阴阳平均日，差了一分钟，是日落早了一分钟，也就是白天（从日出到日落）短了一分钟，自然，夜间（从日落到日出）也就长了一分钟。也就是从今天开始，夜间要长过白天，阴气要胜过阳气了。

而且，没有绝对均匀的时候。如果是绝对的均匀，日出 5:57（早晨），日落也应该是 5:57（傍晚）。但是，从昨天到今天，仅仅是一天，白天从比夜晚长 2 分钟，一下子到了短 1 分钟。

这就是阴阳，没有静止，没有绝对的平衡，时刻在运动中，时刻在消长中，时刻在变化中。消长变化也都有一定的约束，寒极而热，热极而寒。

"孔德之容，唯道是从。道之为物，唯恍唯惚。惚兮恍兮，其中有象。恍兮惚兮，其中有物。窈兮冥兮，其中有精。其精甚真，其中有信。自古及今，其名不去，以阅众甫。吾何以知众甫之状哉？以此。"

——《道德经》

我想，这个"唯恍唯惚"的"道"，就是阴阳吧？

诗曰：

> 唯恍唯惚天宇中，
> 阴阳往复万物生。
> 至简至易无穷变，
> 抱一守朴何所惊？

2017 年 9 月 27 日 21:58:36

微中医 *719*

春夏秋冬悟中医 240. 秋分第六天

晴，10~23℃，南风 3~4 级，日出早 5:58，日落晚 5:55

来了一位朋友，带一位小家伙，活泼可爱，只是调皮，不一会儿，给你干净整洁的地面上撒了一泡尿，水汪汪的，向周围扩散。他的妈妈赶紧用几张餐巾纸放在尿上，一会儿，纸"吃透了"，拿起来，放进大便器里，一冲没了，然后用干燥的拖把擦擦地，尿渍看不见了。

餐巾纸是干燥的，拖把是干燥的。这就是燥，燥性干涩，最善除湿。大自然的燥气亦是如此，性干涩，能除湿气。但是，如果燥气过重，把我们身体的水津也除去了，这就是燥邪。燥邪的主要特点，性干涩，易伤津液。

秋日天高气爽，也是一个"燥"。这个"燥"是为了秋天的收获，但是，燥气过度，损伤了我们的津液，出现口鼻干燥，咳嗽无痰，胸闷胸痛，就是燥邪伤人。餐巾纸是干燥的，可以除湿；反过来，如果过于干燥，我们就可以适量洒点水，以除干燥。许多家庭有个加湿器，这个加湿器，就是生津除燥的。

我们的机体有极强的自我调节能力，平时只要有足量的饮水，是不燥也不湿的，维持在生命需要的范围内。但是，过度感受燥邪或湿邪，或体内脏腑功能失调，则会出现或燥或湿的病理状态。

如同上面说的餐巾纸、拖把或加湿器，润燥有麦冬、天冬、沙参、天花粉、生地黄、葛根等，这是"加湿器"；除湿有黄芩、黄连、半夏、陈皮等，这是"餐巾纸"，是"干燥的拖把"。

诗曰：

> 水气往复天地间，
> 丽日蒸腾上下翻。
> 燥可胜湿湿润燥，
> 有余不足皆是偏。

2017 年 9 月 28 日 21:40:18

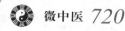 **微中医** *720*

春夏秋冬悟中医 241. 秋分第七天

晴，14~26℃，西南风 3~4 级，日出早 5:59，日落晚 5:53

燥易伤肺。

肺为娇脏，喜润而恶燥。这是肺自身的生理特点。每个脏腑都有各自不同的生理特点，就如一家兄弟几个各自脾气不同是一样的（那些年有一家兄弟好几个的时候，现在多数独生子女，虽然允许生二胎，也是去年的事，孩子还没长大）。肺与大气相通，自然的气候会直接影响到肺。

而秋天的干燥，是肺最不适应的气候。肺主气司呼吸，这个呼吸的场所需要温润的环境才能顺利实现自然清气和水谷精微的混合、转化、布散、宣降。

关于肺燥引发的病证，前面说过不少，不再重复。天气干燥，空气中水分少，肺气不舒、不利，这个简单啊，我们适当多饮水，以补充体内水分的不足就是了。

诗曰：

> 龙生九子各不同，
> 强弱柔刚自有能。
> 五脏阴阳润燥异，
> 顺应自然天下平。

2017 年 9 月 29 日 21:05:13

微中医 *721*

春夏秋冬悟中医 242. 秋分第九天

多云，18~23℃，东北风 3~4 级，日出早 6:00，日落晚 5:50

燥邪伤人，有内外不同。外燥，即大气的干燥，前面说过许多；内燥，是脏腑功能失常，不能运化水液，使我们喝进去的水不能化生为津液，好比田地干旱，水渠里有水，但是排水的管道系统有问题，水渠里的水到达不了干旱的田地里，所以，水渠里水再多也是白搭。

常见这样的病人，口渴得厉害，喝了水，只是暂时缓解一下，马上又口渴了，这就是这个管道系统的事。

在我们身体，这个管道系统，肺、脾、肾是关键部门，三个脏器不管哪一个发生故障，都会影响到这个系统，更何况有时候会三脏都有问题，因为它们之间是互相影响的。

肺主宣发肃降，通调水道，是管道中的管道；肾是动力系统，主水液，主蒸腾，就是天上的太阳，是水液传输的根本；脾主运化，承上启下，是总控系统。

所以，水液的传输运化，依赖这三脏的相互支持，相互协调。喝水不少，但肾气虚弱，锅底下火力不足，烧不开锅，蒸腾不起来，脾无所运化，肺无所肃降，白搭；肾能蒸腾，脾不运化，水气郁堵，白搭；肾、脾都卖力，肺不宣发，不肃降，还是白搭。于是，各种内燥，由此而生。

诗曰：

> 水气蒸腾靠太阳，
> 八方流通你我他。
> 一处不顺处处乖，
> 白搭白搭还白搭。

2017 年 10 月 1 日 21:37:57

微中医 *722*

春夏秋冬悟中医 243. 秋分第十一天

多云，11~19℃，东北风 5~6 级，日出早 6:02，日落晚 5:48

水液在我们身体内的流行，真的是个复杂的事，一处脏腑功能异常，都可以影响到全身水液的输布、代谢。不算多见，但也不少见的干燥综合征，就是典型的水液代谢障碍。

在西医，干燥综合征是一种自身免疫性疾病，是在某种因素的刺激下，自身免疫过当，致使多处外分泌腺功能部分丧失或全部丧失，出现口干、眼干、皮肤干，女性可见白带减少，阴道干涩。

中医认识干燥综合征，可以涉及五脏，但以脾为主。脾主运化啊，运化水液。体内的水液代谢异常，水不化津，就好比水库里的水是充足的，向下排水的渠道里也是汹涌的水，但是，半路有个地方漏水，水从这里跑了，虽然上面水库放水不少，但下面地里还是干旱，没有水流到这里。

这个水从半路跑了的原因有多种，可以是水渠年久失修，破败不堪，这是年老脾肾虚弱；也可以是有瘀堵，水从瘀堵的上方溢出，这是气郁、痰湿郁、血瘀；还可以是有人蓄意破坏，把水渠损坏了，这是外邪伤人，如风、燥、热等。

水从半路跑了，浇不到地里，就是干燥综合征病人的典型症状，喝水不少，不解渴，随喝随渴。

诗曰：

> 大河有水小河满，
> 大河小河须顺展。
> 大河破溃水外溢，
> 小河无水地里旱。

2017 年 10 月 3 日 21:43:12

微中医 *723*

春夏秋冬悟中医 244. 秋分第十二天

多云，9~18℃，西北风 3~4 级，日出早 6:03，日落晚 5:46

各位朋友家人，中秋快乐！

前面说过，干燥综合征是水渠半道出了问题，喝进去的水不能化生津液，随喝随渴，甚至，有些人会越喝越渴。

这就需要我们研究、解决这个半道的问题。但是，干燥综合征是个十分复杂的病，远远不是半道的水渠问题，不仅仅是水渠半道破溃那么简单。

脾是总枢纽，但是导致总枢纽功能异常的因素也有多种，外来的，内生的。外来的，如风、寒、湿、热，就好比有上游的杂物瘀堵这个总枢纽；内生的，如总枢纽本身的虚弱，给总枢纽提供能量的肾的虚弱，都可以导致总枢纽的功能障碍。所以，治疗干燥综合征，需要辨证，有外来因素，要祛除外邪，疏风，散寒，除湿，泄热；内生的因素，缘于自身，脾虚则健脾，若肾虚不能给脾提供足够的能量，则须补肾。

但基本的一点，就是如果脾不能升清，这个水津就提不上去。所以，益气健脾药如黄芪、白术，升清药如葛根、柴胡、升麻，都是常用的，在解决以上这些各种因素的前提下，健脾升清是个根本。

诗曰：

> 得病如山之倾倒，
> 治病如抽丝剥茧。
> 医患能同心合力，
> 不畏迷途会知返。

2017 年 10 月 4 日 20:58:10

微中医 *724*

春夏秋冬悟中医 245. 秋分第十三天

晴，14~20℃，西南风 3~4 级，日出早 6:04，日落晚 5:45

　　白塞氏病，又称口－眼－生殖器三联征、丝绸之路病，以口腔溃疡、眼睛发炎、生殖器溃疡为主要特征，属自身免疫系统疾病。在中医看来，多与火热邪毒有关，热盛伤阴，因此，白塞氏病也多伴有阴虚内燥。在这里我们简单讨论一下。

　　这个病不多见，发病率不高，但治疗麻烦，时间长，给病人带来的痛苦是巨大的。我在临床治疗过几例，凡是能坚持服用中药治疗的，都有好的效果。最长的治疗时间是 4 年。

　　口腔溃疡、外阴溃疡，是邪毒内盛，郁于局部，致使局部气血壅滞，破溃成疡；眼睛发炎，多见于肝经热盛，邪热循经上炎所致。病延日久，邪热伤阴，形成热盛阴亏、虚实夹杂的复杂状态。

　　中医治疗，多须虚实兼顾，清热解毒祛湿养阴并调。常用药物有黄芪、苍术、茯苓、薏苡仁、葛根、金银花、黄芩、黄柏、土茯苓、生石膏、麦冬、百合、石斛、丹参、桃仁、陈皮、甘草等。治疗须根据病人具体情况，酌用祛邪补虚，最重要的，还要让病人心气平和，勿使火上浇油，有足够的信心和决心，这不是治不好的病。

　　诗曰：

白塞氏病苦痛多，

上下溃疡难诉说。

无须名医出绝方，

坚持治疗奏凯歌。

2017 年 10 月 5 日 21:07:51

微中医 *725*

春夏秋冬悟中医 246. 秋分第十四天

晴，12~22℃，南风，3~4 级，日出早 6:05，日落晚 5:43

还有一种情况，今天就见到这样一位，血糖不高，肝肾功能都正常，就是口渴，而且是晚上。这在许多老年人都有，就是一个晚上口渴，需要起来喝水，严重的不止一次。

这也是一个脾气虚弱，水津不能上承的问题，晚上阳气虚弱，脾气更虚，水津趋下，从小便而出，不能滋润全身，所以虽喝水不少而不解渴，而且夜尿特频，我见过每晚需要起床十几次的，严重影响睡眠。

这就好比破溃的水渠，水都从半道外泄了，浇不到地里去，疲乏的抽水机一直在努力工作，但水到不了干旱的地里。

所以需要修补水渠，增加抽水机马力。补肾缩小便就是修补水渠，如益智仁、覆盆子、芡实、山药、桑螵蛸、金樱子、莲子等，其中益智仁是缩小便的良药，有确切的效果。补肾健脾益气，则是增加抽水机马力，如黄芪、党参、白术、杜仲、续断、桑寄生、巴戟天、熟附子、桂枝、肉桂等。

也有因脾肾虚弱，中焦郁滞生热，也是虚实夹杂、寒热错杂的情况，在健脾补肾的前提下适当应用清热药，可明显解除口渴烦躁的症状，生石膏是首选，既可清热，又可养阴，根据病人体质，可用到 60~120 克。

诗曰：

石膏辛甘性大寒，
清热生津又除烦。
虚实皆可配伍用，
效如桴鼓妙难言。

2017 年 10 月 6 日 21:49:54

微中医 *726*

春夏秋冬悟中医 247. 寒露第一天

阴，小雨，18~23℃，南风 3~4 级，日出早 6:06，日落晚 5:40

今天寒露。

寒露是二十四节气的第十七个，太阳黄经 195°。寒露的前一个节气是秋分，再前是白露，后一个是霜降，从白露到霜降，是个渐进过程。自入秋以后，天气渐凉，地面水气因寒而凝，初凝成露，色是白的，所以称"白露"；过了秋分，天气更冷，但是还未到结冰的时候，又比白露时冷许多，地面水汽成露后寒气袭人，所以称"寒露"；到下一个，寒气更重，水汽凝结成冰了，就是"霜降"。

这几天气温在 20℃左右，还是宜人的季节，但是，早晚已是寒意凛凛了。因此，老年人、有慢性病的人应该早着厚衣，勿使受寒增病；年轻人，虽然还可以"冻"，但早晚还是应该注意防寒，不让寒气侵袭肌肤经络，留下"病根"。

这是个登高的大好时光，于天气晴朗时，约三五知己，登高远望，看云淡云重，鸿雁南飞，遍地衰草，山河辽阔，将胸中块垒化为乌有，心中空净，如佛如仙。

此时还是赏菊的大好时光，近日已有各色菊花上市，再过几天，大盆小盆，高高矮矮，姹紫嫣红，千姿百态的菊花走进万户千家，给人清香，给人清目，给人清心。菊，辛甘而凉，疏散风热，清肝明目，清热解毒，是药中珍品。所以，赏过之后，切莫轻弃，晒干保存，有风热伤人，或肝火上炎，或热毒郁结，以之煮水，自然药到病除。

注：菊花入药，野菊善清热解毒，白菊善清肝明目，黄菊花善疏散风热。观赏类菊花药用不多，但凡菊必有菊性，赏过后留用还是会有效的。

诗曰：

寒气凝重露晶莹，

阳光无奈霜欲成。

宽心迎来冰雪日，

别样景致别样情。

　　注：这是前年寒露之日写的一首小诗，感觉还行，抄在这里，免我苦思。

2017 年 10 月 8 日 21:10:11

微中医 *727*

春夏秋冬悟中医 248. 寒露第二天

多云转阴，小雨，16~24℃，东北风 3~4 级，

日出早 6:07，日落晚 5:39

慢性口腔溃疡，也是一种常见病，和白塞氏病相似，但不同。慢性口腔溃疡只是口腔的溃疡，俗话说的"起口疮"，没有外阴的溃疡和眼睛的病变。

这是一种常见病，但也是一种十分顽固、难以治愈的病。我曾经见过一位患病五十年的人，来诊时不到六十岁，自己开玩笑说，是从记事便开始"起口疮"。

一般地说，慢性口腔溃疡多从胃热辨治，长期嗜食辛辣，胃中邪热郁积，上犯口腔，腐败口腔血肉，化为溃疡。按这样分析，应该不难治，但我以前临床治疗此病不是那么得心应手。进一步分析，胃中邪热郁积，会影响到脾的运化，邪热还会扰心，也会与肝胆湿热狼狈为奸。所以，这个慢性口腔溃疡是个涉及多脏腑的病。而且，久病及肾，会有肾气不足，甚或肾阳虚弱，水火失济者；也有脾气虚弱，中气下陷者。因此，慢性口腔溃疡的治疗不能只从清胃热着手，应仔细辨证，尤其迁延日久的病人，大量苦寒会败坏脾胃，虽有扬汤止沸之效，却难有釜底抽薪之功，而且，再次反复发作后会使病情更加复杂。

许多外用散剂，可以有暂时缓解的作用，但欲使"除根"，也非易事。所以，这个病的治疗，也是需要医患合心，长期努力才能圆满的。

诗曰：

> 人求圆满难圆满，
> 自古少有长圆满。
> 心底空净无杂物，
> 长生久治大圆满。

2017 年 10 月 9 日 21:17:22。

微中医 *728*

春夏秋冬悟中医 249. 寒露第三天

阵雨，12~17℃，北风 3~4 级（下午风力不小，可能是阵风吧），

日出早 6:08，日落晚 5:38

慢性口腔溃疡确实是个慢性病，容易反复。根据我们上面分析的病因病机，临床治疗多以玉女煎、清胃散、清胃黄连丸以及知柏地黄丸等加减治疗。同时，应该密切观察病人的病程长短，整体体质，若气虚中气下陷者，用补中益气汤或升陷汤；心肾不交者交通心肾，如交泰丸；肝经热盛者用龙胆泻肝汤；心火盛者用泻心汤类；确属肾阳虚、浮火上炎者可用金匮肾气丸，情况适宜者，熟附子甚至可用至30~60 克。

以其顽固，所以有许多外用单方、验方，我临床用过的有这么几个：

维生素 C 片研末敷患处。

维生素 B_2 片研末敷患处。

鸡蛋黄油外涂患处（鸡蛋黄油的制法：鸡蛋煮熟，黄捣碎，置铁锅中，小火慢熬至蛋黄成黑色，会突然冒烟，此时离火，蛋黄的焦渣下面液状的就是，装净瓶备用，可用于多种慢性溃疡、褥疮等）。

中药外敷患处的方有多种，但多数以青黛、乳香、没药、炉甘石、黄柏、黄连等，研极细末，外敷患处。

吴茱萸研末，敷涌泉穴，以引火归元。

以上诸法，根据病情选用，同时必须有病人的密切配合，忌食辛辣厚味，精神愉快，这样才有利于邪热的发散。

诗曰：

精神郁结百病生，

何况久疡口腔中！

人生处处无大事，

恬淡心宽老寿星。

2017 年 10 月 10 日 21:02:05

微中医 *729*

春夏秋冬悟中医 250. 寒露第四天

多云，11~17℃，东北风 3~4 级，日出早 6:09，日落晚 5:36

虽然这几天秋雨绵绵，湿气稍重，秋天特有的燥气已经有很大的缓解，但体内的燥邪却不是一场秋雨能缓解的。内燥致病，除了上面的几种外，最多见的还有一个糖尿病。

糖尿病是"三高"之一，往往与高血压、高脂血症相伴而生，但也有单独成病的时候。大家都知道，过去糖尿病的典型症状是"三多一少"，吃得多、喝得多、小便多、消瘦（体重少）。而现在这种典型症状不多见了。

"三多一少"的糖尿病，在中医辨证，多属阴虚。阴虚内热，内热伤津，所以口渴、多食；脏腑功能失调，水津不能化生津液而从小便流出，所以多尿；内热销铄血肉，所以消瘦。因此，中医称糖尿病为消渴，消是体重减少，渴是口渴。但是，不是所有的糖尿病都是消渴，有些消渴病人不一定血糖高，血糖高的也有许多不消渴。

糖尿病与遗传因素有关。先天因素固然重要，但后天多加注意，合理控制饮食，注意运动，有许多父母患糖尿病而子女没有；反过来，也有许多父母没有糖尿病，年轻人反而有的。所谓"福祸无门，唯人自召"也。

诗曰：

> 福祸本无门，
> 唯人自召取。
> 苦集是因果，
> 灭道因果出。

2017 年 10 月 11 日 21:02:33

微中医 *730*

春夏秋冬悟中医 251. 寒露第五天

晴，7~17℃，东南风 3~4 级，日出早 6:10，日落晚 5:35

在前面的《微中医》里我们讨论到脾的功能，说脾主运化，是全身水津运行的总枢纽，肺的宣降是总渠道。如果某一个地方水渠溃破，或者枢纽失利，都不能很好地输布津液，滋润全身，可能会出现缺水的地方无水，不缺水的地方发生水灾。这是水的运化、输布。

水谷精微呢？也是如此。不要忘了，脾主运化，肺主肃降，都是包含着水液和水谷精微两部分的。糖尿病也是脾的运化和肺的肃降功能的异常，让水谷精微不走常道，需要水谷精微的过不去，不需要的反而积压成堆。

我们饮食的水谷，在胃中腐熟，脾来运化，形成能够营养全身、为全身生理活动提供能量的精微，然后上输于肺，由肺在心、肝、肾的帮助下，转输全身。

但是，现在这个总枢纽、总渠道出了问题，精微不能正常输布，需要营养的各个脏腑、筋脉、关节缺乏营养而乏力、消瘦；那吃进去的水谷呢？堆起来了，堆到血中去，血中满了，从小便中溢出。因此，糖尿病人尿中糖高，尝起来是甜的。现代人们认识到糖尿病是血糖升高，在过去，人们首先发现消瘦、口渴、多食的人尿是甜的，所以，把这种病叫作"糖尿病"。

故，糖尿病的根本原因是脾和肺的功能失调。

诗曰：

> 人之一身赖精微，
> 无处不到生芳菲。
> 若是旱涝不得均，
> 憔悴颓唐花叶萎。

2017 年 10 月 12 日 21:16:56

微中医 *731*

春夏秋冬悟中医 252. 寒露第六天

多云，11~20℃，东南风 3~4 级，日出早 6:11，日落晚 5:33

上面我们说到，糖尿病的根本原因是肺和脾的功能失调。这样说，肺听到后很不高兴，很委屈，说，我是负责宣降不错，可是，你得有东西给我，让我有宣降的机会啊。你水库里水满满的，可是，你动力不足，水上不来，我水渠里照样干巴巴的，让我宣降，让我输布，这不是强人所难吗？

脾听到肺的话，低了头不作声。自知理亏啊，肺说得对，脾不运化，水谷精微不能上承，让肺拿什么去宣降、布散？还有一个原因是，脾现在自顾不暇，因为虚，运化不足，生不成水谷精微，自己的工作没有做好；也因为虚，没有力气和别人争辩了。

脾虚的原因，大致有二：一是先天不足，素体脾胃虚弱，当然这里有个遗传因素；二是后天失调。

后天失调，重在长期的暴饮暴食。这里强调的是长期的，我们的脾，以及其他脏腑，都有很强的应对超负荷工作的能力，只是这个能力有一定的限度。好比一个年轻人挑担子，一次可以挑 100 斤，你给他加到 150 斤，他也能挑得起来，但是，如果持续的 150 斤呢？他会给你撂挑子的，不论给他多少奖金。没力气了，面前就是座金山，也只能眼巴巴地看着叹气了。

现在太多的糖尿病就是这么来的。每天的各种应酬，山珍海味，早晨草草吃一点，中午一顿甚至两顿，晚上继续，一顿甚至两顿，这就不只是 150 斤了，有可能是 200 斤或更多。然后，脾不干了，撂挑子了。于是，水谷精微不能上承，肺无可肃降输布，全身营养缺乏，血中糖堆积，最终变成糖尿病了。

诗曰：

世间凡事两面观，饕飧不继多辛酸。

饮食无忧餐餐饱，损伤脾胃百病添。

2017 年 10 月 13 日 21:49:04

微中医 *732*

春夏秋冬悟中医 253. 寒露第八天

多云，10~20℃，西南风，3~4级，日出早6:12，日落晚5:31

糖尿病与肾的关系也是很密切的，有两层关系。

一是肾气虚、阳虚，对脾的温煦能力不足，就好像锅底下的火力不大，开锅自然也慢，甚至不开锅。不过，这个对于糖尿病来说，还是脾的事，虽然肾在下，温煦不够，但还是脾的运化不足。

二是肾阴虚。阴虚则热，虚热内生，又耗伤津液，出现乏力、口渴、眼干、消瘦。而血糖的升高，也还是脾肾的功能不足，水谷精微不能运化、转输，在血中淤积。

过去中医没有糖尿病这个词，这是个西医病名。中医的消渴，基本上与糖尿病相似，但不能互相等同，口渴的不一定血糖高，血糖高的不一定口渴、消瘦。消渴，中医分上、中、下三消，上消主要责之于肺，中消责之于脾，下消责之于肾。

而事实上，消渴是多脏腑功能失调的结果，与肺、脾或肾关系主要些。这样，在治疗上就能抓主要问题，用药有较强的针对性，而治疗效果也就会好些。

诗曰：

> 五脏功能各不同，
> 相互协调生神明。
> 牵一发而全军乱，
> 四肢百骸不安宁。

2017 年 10 月 15 日 21:50:07

微中医 *733*

春夏秋冬悟中医 254. 寒露第九天

多云，11~19℃，东北风 3~4 级，日出早 6:13，日落晚 5:29

糖尿病的治疗，现在有中西两途。西药降糖的疗效是确切、迅速的，而且服用方便，是胜过中医治疗的；中医治疗糖尿病，往往降糖不是很迅速，需要有个比较长的时间过程，而且中药的煎、服对于许多人来说都是比较困难的事，现在的中药免煎颗粒剂，如果配伍合理，效果同煎剂是相仿的，但是，价格贵了些，不便于多数人长期坚持。

但凭个人选择吧，更主要的还是您初诊医生的建议。如果是西医，自然会建议您服降糖药；如果是中医，多数还是选用中药。如何才是最合理的呢？这个恐怕难以界定，合适、有效的治疗应该是合理的。

我们临床治疗糖尿病，先介绍常遇到的第一种情况——初诊。

第一次查血糖达到糖尿病诊断标准的，或者还高些，空腹血糖到 10mmol/L 左右时，我们是不主张立即服用降糖药或中药的，而是首选改善饮食，增加运动量。多数人在适当减食和增加运动量后血糖会恢复到正常水平，身体状态也会随之好转，如果长期保持良好的饮食和运动习惯，也就可以不必服药治疗。糖尿病治疗"五驾马车"，运动和控制饮食也是首选。

如果初诊空腹血糖高于 10mmol/L 或更高，因为我是中医，就给病人用中药治疗。因为是早期，多是单纯的脾虚，水谷精微的布散不行，所以，重在健脾，除湿。常用葛根、苍术、桂枝、炒白芍、茯苓、山药、黄连、甘草等。

黄连是大家都知道的有明确降糖作用的中药，但是，我们只要开中药，就不应该以西医思维用中药，而是在病人确有湿热蕴结的时候才可以应用。如果没有湿热蕴结，不用黄连也是会照样降糖的。

当然，不接受中药治疗的，自然建议他（她）去找西医专科医生治疗了。

诗曰：

> 多食少动血糖高，
> 消瘦乏力出三消。
> 管住嘴巴迈开腿，
> 中药西药一起抛。

2017 年 10 月 16 日 21:27:18

微中医 *734*

春夏秋冬悟中医 255. 寒露第十天

多云，12~17℃，东风，3~4 级，日出早 6:14，日落晚 5:28

今天竟然是东风，正东正西的东风！我用的这个手机的天气预报，显示风正南正北的时候少，可能与我们山东半岛地处大陆的偏东方，正南方是大片的陆地，从海上吹过来的风多数是从东南方向过来较多的缘故。这个时候阴阳还是大致相当，南风北风哥俩的互相抗衡，大体上是势均力敌，互不相让，所以，就挤出来一个东风吧。

继续说糖尿病治疗的第二种情况——慢性病人。这些病人的糖尿病史少则几年，多则十几年，几十年。都是长期应用降糖药或胰岛素治疗的。往往病程长的病人，身体因为长期血糖高，体内各脏腑都随之发生相应的改变，治疗就比较复杂了。如果没有明显的并发症，仍然还是以健脾为主，如果病人体胖的则重用除湿之品，如苍术、茯苓、薏苡仁等；脾胃长期为湿邪困束，脾气不展，这个时候加用芳香化湿醒脾药，如砂仁、白蔻仁、藿香、佩兰等；肾气虚或阳虚者自然以金匮肾气丸为主，若肾阴虚则以六味地黄丸为主。

慢性病，多虚实夹杂，所以，黄连的应用还应辨证，没有明显阳气虚弱者可随证应用，有轻微脾虚便溏可少量应用，因为黄连有"厚肠"作用，可缓解便溏，但不可一味贪图降糖而大剂量、长期应用黄连。

中药从调整脏腑功能着手，以恢复脏腑功能而降糖，这是一个缓慢的过程。所以，病人长期服用的降糖药及胰岛素，不可以骤停，可以随体质的改变、血糖的变化而慢慢减少用量。

诗曰：

> 南风北风相竞争，
>
> 势均力敌刮东风。
>
> 东西南北根不摇，
>
> 那轮丽日在空中。

2017 年 10 月 17 日 21:21:21

微中医 *735*

春夏秋冬悟中医 256. 寒露第十一天

晴，9~17℃，西北风 3~4 级，日出早 6:15，日落晚 5:27

活血化瘀法在糖尿病治疗中的应用是十分广泛的。

首先，早期的糖尿病人虽然没有明显的血瘀症状，但是，因为是水谷精微——糖在血中的郁滞，所以会影响到血的正常运行。因此，在早期的治疗方药中稍加活血的丹参、牡丹皮等，可以促进血行，带动这些水谷精微运行到全身，使全身脏腑、筋脉从血中吸取精微，滋养自身，这样也有一定的"降糖"作用。

其次，如果这些精微没有布散全身，发挥正常的滋养作用，就会在血中形成一种瘀浊，阻碍血液的运行，进一步与血瘀胶着，形成瘀血，这就问题严重了。这些瘀血与瘀浊随血液循行全身，首先会损坏全身的血脉，到了血脉的细微处可能就会瘀塞不通；再进一步，又会伤害脏腑、筋脉、五官等，也就是出现了糖尿病并发症。就好比钱多的人，家里已经存了太多的钱，用不了，还在往家搂，这些钱就会引起盗贼的垂涎，也会引发许多的家庭矛盾，甚至会出现严重纠纷。

这样，在慢性糖尿病时期和糖尿病并发症时期，活血化瘀就必不可少的了。可以根据辨证，随证应用。常用活血化瘀药如葛根、丹参、红花、川芎、桃仁、当归、水蛭、大黄等。

葛根，味甘辛，性平，最善生津止渴，味辛又有发散作用，能升清降浊，在整个糖尿病的治疗过程中，不论病程久暂，都可应用，又有活血作用，近常有人视其为活血药。其性平和，质轻柔，用量宜大，根据病情，多在 30~90 克间。

诗曰：

> 三餐一眠几多钱？
>
> 适意无忧最安然。
>
> 不知断舍不知离，
>
> 瘀塞化腐定凄惨。

2017 年 10 月 18 日 21:08:49

微中医 *736*

春夏秋冬悟中医 257. 寒露第十二天

晴，9~20℃，东南风 3~4 级，日出早 6:16，日落晚 5:25

前些日子搬新家，把自己的衣服整理了一下，放到旧衣物捐放处约 30 件。到新家后，重新摆放自己的衣服，大致数了数，还有约 20 件（小件如袜子、鞋不算）。低头看看身上，深秋了，从上到下，从里到表，穿在身上的是五件。

我一向对穿衣不在乎，而且也信奉极简主义，但还是有这么多！我曾经向孩子们郑重说过，再给我买衣服必须审批！然而，还是这么多。

这些衣服，在一个到房顶的大橱里，占了约三分之一的地方。到冬天，有几件是会穿的，而春夏天的衣服有部分甚至一个夏天都没给它们展示自己的机会。

这些多余的衣服，如同体内堆积在血管中的糖。糖是生命必需，衣服也是生活必需。但是，多余的就不是必需，简直就是敌人。衣服你不给它展示的机会，它会在橱里发霉，生螨虫，生病菌。糖在血里不转化，就会成为瘀浊，瘀浊积滞在脏腑中，就会影响脏腑功能，进一步，造成脏腑功能衰竭。

糖尿病并发症高达 100 多种，是糖尿病致残、致死的主要因素。最常见的如糖尿病肾病，糖尿病视网膜病变，糖尿病性白内障，糖尿病足，糖尿病心血管并发症，糖尿病脑血管病。这些并发症的任何一种，都可能给你的生活带来巨大的影响，甚至危及生命。

把家里的衣橱清理一下吧，许多边远山区的孩子还有的衣不遮体……而且，日子不是过给别人看的，不该买的就不要买了吧，衣橱已经严重"饱胀梗阻"；把体内多余的糖消耗掉吧，而且，生活的欢乐、享受不只是在嘴上，整体身体健康、精神焕发，才是健康的重要标志。

诗曰：

精致秀雅断舍离，五蕴皆空景旖旎。

身心无挂亦无碍，不着尘埃得菩提。

2017 年 10 月 19 日 21:23:43

微中医 737

春夏秋冬悟中医258. 寒露第十三天

晴，9~21℃，西南风，3~4级，日出早6:17，日落晚5:24

总是有不善于清理的人，总是有不喜欢"断舍离"的人。家里的堆积只是带来生活的不便，而身体的瘀滞则会导致各种疾病，有时候是很严重的疾病。比如血糖的瘀滞，就是糖尿病，日久了就有各种并发症。

对糖尿病并发症的中医治疗，还是强调辨证施治。

视网膜病变，中医多从肝治，而且多是肝经热盛，因为肝开窍于目。视网膜病变多见出血，邪热迫血妄行，所以出血。以清肝明目，养阴凉血，止血活血为主，常用如牡丹皮、菊花、决明子、生地黄、葛根、黄连、仙鹤草、红花、霜桑叶、墨旱莲等。既是出血，为何又用活血？这个活血是活那些溢出脉外的血，这些血就是瘀血，瘀结日久会影响视力，甚至失明。

糖尿病肾病，自然以肾为主，但病到了这个时候，一定是多脏腑受损，所以，其他脏腑也一定要照顾到。而且，要区别寒热虚实，气血阴阳，分别对待。具体常用药前面说过一些。

糖尿病心脑血管并发症，也是十分复杂的，既有与普通心脑血管病相同的地方，又有许多不同。前期长时间的血糖控制不理想，是发病的主要原因，而治疗必须考虑到这个问题，如果单纯以心脑血管病治疗，往往疗效会受影响。常用药如葛根、桂枝、生地黄、丹参、红花、川芎、檀香、瓜蒌、黄连、麦冬、知母、百合、石菖蒲、白术、党参、茯苓等。

这里只是说个原则。对于糖尿病，我的感觉是，中医及早介入是大有益处的，尤其是到了出现并发症的时候，中医的治疗会提高身体整体功能，从而阻止并发症的发生或延缓加重。但是，这是一个漫长的过程，需要几个月、一两年甚至更长时间的坚持。可惜，能有这份耐心和信心不容易，多数人是半途而废的。而中药的不可口和煎煮麻烦，也是让病人中途辍药的重要原因。

诗曰：

> 良药苦口利于病，
> 奈何酸涩如噩梦。
> 怎得老君一粒丹，
> 广济天下除顽症？

2017 年 10 月 20 日 21:29:51

微中医 *738*

春夏秋冬悟中医 259. 寒露第十五天

多云，8~18℃，西北风 3~4 级，日出早 6:19，日落晚 5:22

糖尿病是可以预防的。

即使是有家族史的，父母或祖父母以及外祖父母有糖尿病，也是可以预防的，重在自己的生活态度。

有糖尿病家族史，是件不幸的事，但是，也是件十分幸运的事。事实上，是上天给你的额外的眷顾。因为有这个家族史，所以你的饮食就会分外注意，没有大鱼大肉，没有长期酗酒，没有暴饮暴食，而且喜欢运动。这样坚持下来，不但没有得糖尿病，而且没有得高血压、冠心病，没有中风，没有脑出血。这难道不是上天对你的额外眷顾么？

倒是那些没有家族史的，因为没有这个警惕，所以纵情吃喝，结果，糖尿病有了，高血压有了，冠心病有了，中风也有了，甚至脑出血也有了。现在三十多岁的糖尿病人，三十多岁的脑出血病人不少见。

不是上天不眷顾你，而是你不理他。上天派来许多的医生（中医，西医），包括你的许多朋友，都经常告诉你，注意饮食，你太胖了，等等。你听了吗？没有。对于未来的病痛，因为是未来，你心存侥幸，抵抗不了桌上美味对你的诱惑，于是，依然如故地吃喝。直至糖尿病以及其他各种病痛来敲你的门。

各种欲望，是人的本性。各种欲望的不知止，是人的动物性。知止，知节制，是人性。"不怕念起，就怕不觉"，各种欲望念起，心中马上警觉，善念发扬之，恶念抑制之，自是一番平和优雅的人生，不拘长短。

诗曰：

上天待人殊公平，只是悟性各不同。

无明纵欲入苦海，智慧止贪乐从容。

2017 年 10 月 22 日 21:29:59

微中医 *739*

春夏秋冬悟中医 260. 霜降第一天

晴，4~16℃，西北风 3~4 级，日出早 6:20，日落晚 5:20

今天霜降，二十四节气的第十八个，太阳黄经 210°。

霜降，顾名思义，霜开始降落。霜降的前一个节气是寒露，只是寒，水汽结为露。太阳运转半月，越去越远，寒气越重，所以，地面水汽凝结为霜，因此，霜降也。

霜降的下一个节气是立冬。所以，霜降是秋天的结束，也是冬天的前奏。

"春捂秋冻"的秋冻，至此应该结束了。马上面临冬天，是冰天雪地的冬天，阳气内敛收藏，我们的身体开始准备度过冬天。因此，适时添加衣服，不使受到寒气的侵袭。

这些日子，饮食宜温润，不可燥热，不可寒凉。水果必须吃，但是，对于老年人或儿童，吃水果应该吃熟的，或者蒸，或者煮，去其寒性，使不伤害脾胃。

从立秋后就提倡"秋补"，补脾，补肾，以增强自身的正气，增强自身的抗病能力。霜降后，更是补益身体的好时机。

膏方是老少咸宜的滋补良法。我们经常提倡，40 岁以后的人，不论男女，有病每年两剂，无病（自己感觉，并且体检基本正常）每年这个时候一剂，对于强身健体，对于祛病延年，是大有裨益的。

诗曰：

> 冷月斜倚自徘徊，
> 秋晨凛凛点点白。
> 晴空朗朗不是雪，
> 阴化寒凉霜降来。

2017 年 10 月 23 日 21:19:19

微中医 *740*

春夏秋冬悟中医 261. 霜降第二天

晴，5~17℃，西南风 3~4 级，日出早 6:21，日落晚 5:19

前天讨论糖尿病的预防，想到了《道德经》的第五十章。这一章讲的是养生，和我们现在的话题很相似，所以，拐个弯，说说这一篇。

原文：出生入死。生之徒，十有三；死之徒，十有三；人之生，动之死地，亦十有三。夫何故？以其生生之厚。盖闻：善摄生者，陆行不遇兕虎，入军不被甲兵；兕无所投其角，虎无所用其爪，兵无所容其刃。夫何故？以其无死地。

我试着做个简单的意译：人从出生即走向死亡。其中，尽终天年的十分之三；中道夭亡的十分之三；本来可以长寿，尽终天年，但自己快速走向死亡的十分之三。为什么会这样（自己快速走向死亡）呢？原因是求生欲望过强，奉养（营养）过度。我听说，善于养护自己、保养自己的人，行走不会遇到犀牛、老虎，当兵不会受到刀枪伤害。（这是因为，他善于养护自己，走路走大路，当兵随大流），所以犀牛的角（再尖利也）刺不到他，老虎的爪子（再强硬也）抓不到他，敌人的刀枪（再锋利也）伤不到他。为什么这样呢？是因为（他善于养护自己，远远避开那些能伤害自己的事情，而使自己）处于没有伤害、没有死亡的地方。

这是个大概意思，我认为其中最重要的，也是与现代最吻合的一句就是生生之厚。

诗曰：

> 行走大路无兕虎，
> 匹夫之勇多伤苦。
> 生生过厚厚死神，
> 难终天年早入土。

2017 年 10 月 24 日 21:40:29

微中医 *741*

春夏秋冬悟中医 262. 霜降第三天

多云，11~19℃。西南风 3~4 级，日出早 6:22，日落晚 5:18

人既有生，必有死。三种情况各占三分之一。前两种，是天命，后一种，是人为。

《水浒传》里的两个打虎英雄，一个喝高了逞强，运气好，成了英雄；另一个背了老娘，慌不择路，把老娘给喂了老虎。如果走坦荡大路，和大家一起，就遇不上老虎，也就是"虎无所用其爪"。

古往今来，多少战士命丧沙场，有许多因素，但不会保护自己是重要原因。善于保护自己，才能"兵无所用其刃"。

现在遇到老虎除非是前些日子在动物园里的那种情况，战士牺牲的机会也少得多了。然而，有些情况，也是"动于死地"，就是恣情纵欲，暴饮暴食，熬夜晚起，冒风触雨等各种伤害自己的行为。

这就是厚。厚是贪，厚是纵，厚是不知节制。厚则壅，壅则滞，滞则败。

诗曰：

> 厚是贪婪生腐败，
> 腐败瘀滞成阻碍。
> 阻碍气血不流通，
> 动之死地小命坏。

2017 年 10 月 25 日 21:40:00

微中医 *742*

春夏秋冬悟中医 263. 霜降第四天

晴，8~20℃，西南风，3~4 级，日出早 6:23，日落晚 5:17

霜降已是第四天，近几天气温日渐降低，今日稍有上升。体内阳气大半入里，体表卫气固密，汗出减少。

体表卫气，是身体阳气的一部分，是专门在我们身体肌肤运行，温润肌肤，抵御外界寒邪的阳气。就好比国家军队，有海军，有陆军，有空军。这个体表卫气，则是边防军。这个边防军的强弱，自然是依赖体内阳气的强弱，体内阳气强壮，体表自然也强壮。

也有许多人内在阳气不足，所以，体表卫气也就虚弱，因此，容易感冒，虽是霜降后，马上立冬了，依然容易汗出。如果出汗再多些，稍有活动或不活动也有汗出，就是前面说到的自汗了。

南北风的交战，至此是北风开始占上风，南风节节败退，也就是寒气愈来愈重。因此，若是体表卫气不足，感受寒邪侵袭，发生感冒也就是必然的。

深秋感冒，外邪虽以寒为主，但往往寒热夹杂；体质以卫表固密为主，但往往虚实相兼。

诗曰：

> 气至深秋阳入内，
> 树叶始焦不葳蕤。
> 慎避风寒防感冒，
> 及时加衣暖为贵。

2017 年 10 月 26 日 21:30:33

微中医 *743*

春夏秋冬悟中医 264. 霜降第五天

晴，9~23℃，西南风 3~4 级，日出早 6:24，日落晚 5:16

一个秋天的燥气，会使身体津液不足；今年气温偏高，而东北地区降雪偏早，对中原大地的影响是明显的，所以，是忽寒忽热、温燥、凉燥交替。

所以，这个深秋感冒，邪气总是以寒邪为主，但又会根据气候不同，或兼热，或兼燥。兼热的感冒，会在身体受到寒邪的侵袭后，迅速化热入里，出现高热、口干、口渴、咽痛、咳嗽、咳痰浓稠色黄。治疗以外散表邪，内清里热，兼顾养阴。药如荆芥、桔梗、杏仁、柴胡、黄芩、金银花、百合、石膏、甘草等。其中，柴胡、石膏重在清热，热重柴胡可重用至 30 克，生石膏重用至 60~120 克。热退后，可去柴胡，减生石膏用量。痰多加桑白皮、瓜蒌、陈皮；干咳加麦冬、沙参、乌梅；胸闷加麻黄。

兼燥的感冒，往往热势不重，或低热、干咳无痰、胸痛、咽痛，药如荆芥、桔梗、杏仁、金银花、桑白皮、知母、麦冬、百合、炙紫菀、炙款冬花、甘草等。

解表药贯穿始终。因为无论感冒早、中、晚，总会有邪气滞留，所以，时刻为邪气留有出路，只是早期宜重，中期宜缓，晚期只是轻用荆芥 3~6 克，不把大门关闭，使残留外邪有逃窜之机。若不用解表，如同家中捉贼，大门紧闭，贼无出路，会以死相拼，或暗处潜藏，是为长久祸患，也就是留下"病根"了。

诗曰：

> 祛邪务必祛除净，
> 邪去阖家得安定。
> 若在暗处潜藏贼，
> 风寒小恙成大病。

2017 年 10 月 27 日 21:59:10

微中医 *744*

春夏秋冬悟中医 265. 霜降第七天

晴，2~12℃，西北风 4~5 级，日出早 6:25，日落晚 5:13

前天气温 9~23℃，今天 2~12℃，可谓骤降。今天的风是西北风，而且风力也加强到 4~5 级。这是阴气的一次强攻，组织精锐，指挥得当，所以，大军到处，所向披靡，南风落荒而逃，丢盔卸甲。

说是组织精锐，指挥得当，其实还是应时而动。随着太阳绕地球运行轨迹的南移，阳光照射北半球的距离加大，到达地球的热力减少，因此，阳气渐弱，阴气渐强。这就是"时"。

天地春夏秋冬有时，人体脏腑气血有时。人之时，应天之时。还有几天就立冬了，深秋这个时，寒气益重，身体阳气渐次入里。所以，这个时候，宜十分注意保暖。初秋，阳气尚在外，身体卒受风寒，阳气即可起而抗之。至若深秋，阳气已经深入，再有风寒，须体内阳气出表抗之，一是需要个过程，给了风寒邪气入里的机会；二是使本沉潜的阳气再浮动出表，破坏了身体内在的平衡。好比作战用的枪械，战事结束，本已刀枪入库，有突发事件，临时匆忙取用，必然是各种不顺利。

所以，避寒向暖，不使有突发事件（受寒感冒）扰动阳气，是护惜身体，避免感冒的根本法则。

诗曰：

> 刀枪入库马归山，
> 战事息宁天下安。
> 阳气入里勿骚扰，
> 身体和顺尽天年。

2017 年 10 月 29 日 21:40:59

微中医 *745*

春夏秋冬悟中医 266. 霜降第八天

晴，4~15℃，西北风 3~4 级，日出早 6:26，日落晚 5:12

秋天是收获的季节。

超市里看不出节令，无论何时，都是琳琅满目，都是鲜嫩艳丽的蔬菜水果。

还是到山里来吧：红彤彤的山楂，黄灿灿的柿子，紫红的酸枣，或红或翠的苹果，黄翠、绿翠的梨，笑口大开的石榴，绿中带红的桃……

没有一种水果不是药。各种水果，采日月精华，收大地精微，或酸，或甜，或涩，自身生长的本意是为了果肉内的种子，让鸟儿、野兽在享用了美味后把种子带向远方。我们人类，自从亚当、夏娃吃了苹果，产生了情欲，便知道了水果的美妙。酸生津，甜补益，涩固敛，苦泻火，辛发散，等等，除了果腹，除了美味，还把水果做成了治病良药。

前年的《微中医》里讨论过一些水果，今天再做些重复、补充，在享用美味的同时，结合自己的体质，做出合适的选择。

先说山楂。

山楂，又称山里红，味酸、甘，性微温，入脾、胃、肝经。现在大家都知道，山楂有良好的降脂、降压、降血黏稠度的作用。饭后生食几枚，或自制山楂膏，或食用山楂饼、条，坚持经常吃，这些作用是肯定的。除此之外，山楂还是通经、治疗产后恶露不净的良药，多配伍应用。当然，山楂首先是消导药，善化肉积，贪吃肉食导致的腹胀腹痛、恶心、嗳气，可食山楂数枚；肉积腹痛、腹泻，可用山楂烧熟吃，既可消积，又能止泻。

消积与止泻，好似是矛盾的，一通一滞，但物之性如此，满则消，空则滞。许多人空腹吃山楂，发生腹痛、腹胀不舒，就是这个道理，所以，山楂不可空腹吃。

诗曰：

> 十月满山山里红，
> 路上行人步匆匆。
> 奔来树下尝鲜果，
> 咧嘴皱眉各不同。

2017 年 10 月 30 日 21:46:36

微中医 *746*

春夏秋冬悟中医 267. 霜降第九天

多云，10~18℃，西南风 3~4 级，日出早 6:27，日落晚 5:11

再说说石榴。

在我们这里，山楂也叫石榴，但是，这些年，山楂是山楂，石榴是石榴，不是很容易混淆的了。

石榴是我国民间的传统吉祥物，象征着多子，因为石榴至秋，果实饱满，籽粒充盈，破壳而出，像上面说的"笑口大开"。石榴是常见果蔬，以其味酸，不可久食、多食，所以，虽常见而不重视。其实，很多人家都有栽培石榴的习惯，可能是因其多籽吧。

石榴，味酸涩，性温。以其酸涩，所以有收敛之性，常用于慢性肠炎的腹泻，多是以石榴皮略炒至微黄，煮水服。对于慢性菌痢、结肠炎的腹泻，是有很好的效果的。另外，石榴皮研末，香油调涂，可以治疗银屑病。

石榴花，能清热凉血，可用于吐血、鼻衄以及外伤出血。只是，这个作用现在不多用了。

石榴根，性味功效略同石榴皮，主要还是收敛固涩作用，可用于慢性腹泻、久痢、带下。另外，石榴根有小毒，有驱虫作用，可用于多种肠道寄生虫病。

石榴最具秋气，只是一个酸，一个涩；秋气也是一个酸，一个涩。

诗曰：

> 笑口大开为多福，
>
> 多子多福多辛苦。
>
> 不知笑口为何开？
>
> 辛苦过后是满足。

2017 年 10 月 31 日 21:33:40

微中医 *747*

春夏秋冬悟中医 268. 霜降第十天

多云，7~17℃，西南风 3~4 级，日出早 6:28，日落晚 5:10

"满树和娇烂漫红，万枝丹彩灼春融。何当结做千年实，将示人间造化功。"这是唐朝诗人吴融咏桃花的诗。在春日桃花烂漫，漫山遍野时，诗人携侣将酒，诗兴大发。所以，咏桃花的诗多多，而咏桃实的诗少少。

诗人这首诗，也是咏桃花，只是后半部分说到桃实，也可以从这首诗里看到诗人的现实性，从桃花想到桃实，虽然他想到的是天上仙桃，只是那是个传说，我们人间的桃从来都是一年一熟。虽是一年一熟，但也是人间造化之功，从春花的烂漫，到秋天的果实，难道不是造化的伟大吗？花再好再艳丽，能果腹吗？

桃，自然是能果腹的。悟空当年看守蟠桃园，估计是不大用吃饭的。桃上市有两个月了吧，几乎天天吃，小蜜桃、大蜜桃、黄桃，确实感觉吃主食少了些。而且，桃一身都是药。

桃叶，味苦性平，有祛风清热，解毒化瘀，消积导滞的作用，我们这里最常用的就是妇孺皆知的"桃叶膏"，秋后采取干净无霉变的桃叶，洗净晾干，加黄芪、柴胡、白术、三棱、莪术、炮山甲等药，熬制成膏，可用于小儿疳积，也可用于成人各种胃部不舒、脾大、慢性肝病等。

桃根，以及桃枝的皮，都有清热利湿，活血止痛，杀虫的作用，可用于黄疸、风湿性关节病，跌打损伤以及疟疾、各种寄生虫病等。民间有个"五条汤"，有桃枝、桑枝、柳枝、杨树枝、花椒枝等几种枝条，也可以不拘这五种，两三种也可，其他几种也可，煮水熨烫，能治疗各种关节疼痛及跌打损伤，除了利用树枝的舒展调畅作用以祛瘀止痛外，大约桃枝的活血作用是主要的。

诗曰：

> 齐天大圣管桃园，猫儿枕着鱼儿眠。
>
> 一觉醒来鱼没了，猴儿见桃能不馋？

2017 年 11 月 1 日 21:35:11

微中医 *748*

春夏秋冬悟中医 269. 霜降第十一天

多云，8~22℃，东北风 3~4 级，日出早 6:29，日落晚 5:09

继续说桃。

桃奴：又称桃枭、阴桃子、碧桃干，是桃的未成熟果实，秋天到山里，在桃树上经常发现，其形干瘪，有的色青，有的色褐或黑。大约黑的不好入药了，已经变质，所以，入药的是"碧桃干"，青色的。桃一身入药，多是通经活血的作用，是一个"通"，而桃奴则相反，是一个"涩"，有敛汗，止血，止痛的作用。大约是因为未及成熟，中道夭折，所以心情郁闷而有涩性吧？

桃胶：是桃的树干因虫类伤害，自伤口处分泌出的胶。现在果园中各种药物，已经少见桃胶，小时候家后有几颗桃树，每到夏秋天，树上可以见到许多的桃胶，有时候课本破了，取未干的桃胶粘补，还是有用的。桃胶甘苦平，有和血益气之功，能治石淋、血淋、痢疾以及乳糜尿、糖尿病等属于久病体虚者。此外尚可用于小儿疳积，其功效略如桃叶膏。

桃花：这些年我地遍种桃树，春来桃花盛开时，惹得游人如织，徜徉花间，竟不知是天上人间，还是人间天上了。大自然造物，莫知其心。桃花灿烂艳丽，轻柔曼妙，岂不知竟是一味强有力的通利药物！性味苦平，有利水、通便、活血破瘀之功。可用于水肿、胸腹积水、痰饮结聚、二便不通以及女子闭经。常用干花 1~1.5 克研末冲服，或 3~6 克入煎剂。民间有用干桃花适量研末，和面做成面饼食用，对于胸腹积水、大便秘结、小儿疳积都有良效，只是作用峻猛，用量宜轻，由轻至重，缓慢加量，中病即止。

桃可谓一身是宝了，果肉是大众最喜食的水果，其他都各有妙用。而最常用、最有效的活血祛瘀良药——桃仁，就不多费口舌了吧？

诗曰：

> 桃之一身皆是宝，叶根花皮胶桃枭。
>
> 最是常用炒桃仁，无瘀不除效果好。

2017 年 11 月 2 日 22:00:06

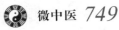 微中医 *749*

春夏秋冬悟中医 270. 霜降第十二天

晴，2~13℃，西北风，4~5级，日出早 6:30，日落晚 5:08

北风大作，气温骤降，注意保暖防寒哦。

苹果是我们北方人冬季的主要水果。其味甘酸，性凉。苹果在二十几年前，主要品种是国光，这些年品种大增，诸如红富士、红星、金帅、嘎啦、红玉等，令人眼花缭乱。但是我们这里主要还是红富士，酸甜可口，皮薄汁多，以甜为主，甜中带酸。

苹果有益胃、生津、除烦、醒酒的功效。诸如胃中燥热、口干、大便秘结、食后腹胀、饮酒过度，都可生食、煮熟，或打汁服用。以其性凉，又能清热解毒，小的疮疖肿痛，可以用苹果捣泥或口嚼成泥外敷。

亚当和夏娃偷吃的禁果也是苹果，砸在牛顿头顶的也是苹果，这是两个了不起的苹果，一个开辟了人类历史，一个开辟了现代科学技术史。只是现代苹果没有这么幸运，能够成为人们喜食的水果就不错了。

诗曰：

> 知善恶树结苹果，
> 三大定律功巍峨。
> 我把苹果捧在手，
> 知它益胃又解渴。

2017 年 11 月 3 日 21:32:11

微中医 *750*

春夏秋冬悟中医 271. 霜降第十四天

多云，7~16℃，西南风 3~4 级，日出早 6:32，日落晚 5:06

清时一位举人进京赶考，一路劳顿，口渴不已。正好路过苏州，听说此地有位名医叶天士，于是登门求治。叶天士诊过举人的脉，看了他的舌象，对病人说，你的病是心火太旺，不宜再思虑过重，建议他及早回家，放弃京考，如若不然，百日之内有性命之忧。可是这位举人不舍得几十年寒窗苦读，扶病继续北上。

行至镇江，听说有位老僧医术高明，又去求诊。老僧看过举人的舌脉，说这是消渴之疾，让他自此之后，只以梨为食，渴了吃，饿了吃，百日即可痊愈。当时正是秋季，于是，举人一路边走边吃，到了京城也还吃，不但参加了考试，而且考中进士，不到百日，口渴的病也好了。

举人衣锦还乡，又到苏州，告诉叶天士，他的病好了，是镇江的老僧让他吃梨治好的。叶天士知道这位老僧医术比自己高明，于是，打扮成一个乡下小子，化名"张小三"前去拜师学艺。他吃苦耐劳，勤快能干，很得老僧喜欢，对他倾囊相授，三年后，老僧说："你可以回家开业行医了，你的医术现在不比你们那里的叶天士差。"

叶天士跪倒在地，对老僧说了实话。老僧对叶天士的虚心好学敬佩不已，二人又相互切磋了更多医理。叶天士的虚心好学，使他成为中医温病学的奠基人，为中医学术做出了巨大贡献。

想说梨，结果说成了叶天士，其实也还是说的梨。梨性味甘微酸微寒，生津润燥，清热化痰，药食俱佳，为大家所喜欢，也是厨中十全翡翠汤的主药，只是性凉，脾胃虚寒者不宜多食。

诗曰：

> 医无止境无最好，叶氏精神是至宝。
>
> 名利享乐如浮云，唯有学问伴终老。

2017 年 11 月 5 日 21:41:35

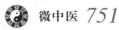 微中医 *751*

春夏秋冬悟中医 272. 霜降第十五天

晴，9~20℃，西南风 3~4 级，日出早 6:33，日落晚 5:05

昨天说梨，意犹未尽。

梨以其味甘多汁，具补益之性，能生津润燥，多用于肺胃津亏，虚热内扰，见口干、口渴、烦热、干咳、干呕、口唇干裂，尤其适用于感冒后期，无发热恶寒，痰少或无痰以及老年人阴津内伤，口渴口干、大便干结者。

我常用一个梨膏方，配方如下：秋梨 100 克，麦冬、百合、川贝母各 1 克，款冬花 0.7 克，冰糖 20 克，蜂蜜适量，水煎至梨成糊状，去渣，小火浓缩至膏状，装瓷瓶或盆，每服 10~15 克，温水冲服。这个方的量可大可小，自己根据需要放大，药物也可以根据个人情况加减变化。也有单纯以梨和川贝母加冰糖煮熟，功效大致相同。若是老年人服用，则应根据老人体质，适当再加其他健脾补肾养阴药。梨膏制作简单，入口甜美，尤其讨小儿喜欢，是不错的润肺止咳方。

还有一个是梨治糖尿病的问题。上面故事说的是消渴，当时没有血糖检测，这位举人是否就是糖尿病，不好妄下结论。但是，现在许多糖尿病人是不敢吃如梨、苹果、西瓜等水果的，因为这类水果含糖量高。从中医的角度看，这类水果都有滋阴润燥的作用，十分适合糖尿病患者口干口渴的治疗。

我在门诊，一个基本的观点，告诉病人的是，糖尿病不应忌食这些水果，但是，必须把握每餐热量的总摄入量，对于明显属于阴虚内热者，减少主食摄入，适当添加水果，是会有益处的。而对于体质肥胖，属于脾虚湿盛的糖尿病患者，则非所宜，以其性凉，会加重损伤脾阳，影响脾的运化；而这些水果的多汁又是一种湿，多食也会加重身体的湿气。

　　任何水果、蔬菜、粮食，都是人类生活所必需，但是也都有其两面性，不足和有余都不可取，只有一个适中，一个适量，无论对于疾病还是健康，才是基本。如何适中？何谓适量？四个字：因人而异。

　　诗曰：

凡事贵乎取其中，

不管东西南北风。

凡事又贵在于守，

朝秦暮楚枉费功。

2017 年 11 月 6 日 21:34:38

微中医 *752*

春夏秋冬悟中医 273. 立冬第一天

晴，5~22℃，西北风 4~5 级，日出早 6:34，日落晚 5:04

立冬，在天文学上是太阳黄经 225°，二十四节气的第十九个；在农民是"终"，是"闲"，农作物收获完毕，无论丰歉，都是歇歇气的时候；在诗人是"雪"，是"冰"，是"千里冰封，万里雪飘"；在学生、工人是"冷"；在医生，冬天就是一个字——"藏"。

冬藏，是藏阳气，藏气血，藏精气。冬眠的动物是最能说明这个"冬藏"的含义的。秋天，食物丰盛的时候，努力寻找，努力食用，增加自己身体的脂肪，入冬后找个暖和地方藏起来，依靠秋天储存的脂肪，度过冬天。如果这个冬天藏不好，到了来春，机体赢瘦，无力在春暖花开时寻找食物，那么，等待它的只有死亡。

我们人类已经不会冬眠，也不需要冬眠。但是，阳气是入里了，气血是沉静了。犹如冬日的江河，流速减慢，不再是夏日的一泻千里。如果在冬日里阳气不能入里，气血不能沉静，一如夏日的汹涌，那么在自然气温低的情况下，为了维持生命，就必须耗用大量的阳气，耗用大量的气血，那么，到来春，就如没有好好冬眠的动物一样。

诗曰：

春夏秋立又立冬，
四季轮回写太空。
着色施墨各浓淡，
曲尽心机奉众生。

注：这也是收在《绝句选》中的"立冬"诗。

2017 年 11 月 7 日 21:53:15

微中医 *753*

春夏秋冬悟中医 274. 立冬第二天

晴，8~17℃，南风，3~4 级，日出早 6:35，日落晚 5:03

从立秋到立冬，三个月，日出晚了 1 个小时又 18 分钟，日落早了 2 个小时又 3 分钟，合计是 3 个小时又 21 分钟，也就是白天短了这些，而夜晚长了这些。一直没有测自己的身影，只看我诊桌，夏天中午太阳照到窗台，现在都快照满桌了。

太阳离我们越来越远，阳气越来越弱，阴气越来越强。立冬这几天，气温偏高，昨天最高 22℃，今天 18℃，而且今天还是南风，估计这几天降温不大。

越是这种寒温不定或变化剧烈的时候，越要注意保暖。保暖分两个方面，一个是穿暖，尤其腰膝足踝，人的下半身相对上半身，阳气更弱些，阴气更重些，所以更怕冷些；二是吃暖。这个吃暖又分两方面，一是饮食的自身温度，冷饮是不可以的了，不温热的食物也不好，过冷的食物会损伤脾胃阳气；二是食物的性质，苦寒的食物也会损伤脾胃阳气。所以，立冬后食物宜温，如羊肉、狗肉、鸽子肉、小米、豆类、山药、大蒜、姜、葱等。

多数水果是偏寒的，如苹果、梨、萝卜等，但是冬天水果还是要吃的，近些年经常在冬天提倡一种"水果乱炖"，即将苹果、梨、萝卜、胡萝卜、山药、白菜等各切片或段，清水煮熟，根据个人口味，可加适量的蜜、糖、姜、盐，既可做菜，又可当饭，尤其适用于老年人以及体胖的人。

诗曰：

> 白昼愈短夜愈长，
> 阳气沉潜宜敛藏。
> 天地心诚护众生，
> 切莫相违妄逞强。

2017 年 11 月 8 日 20:54:24

微中医 *754*

春夏秋冬悟中医 275. 立冬第三天

多云，10~19℃，西南风 5~6 级，日出早 6:36，日落晚 5:02

昨天说，冬日饮食宜温，今天有朋友说，我吃热了就容易上火啊，怎么办？

让我们仔细剖析一下这个"上火"，这几天门诊上"上火"的病人也开始多起来。《微中医》第 36 期，专门讨论的就是这个"上火"。可能过去时日已久，也有些朋友以前没有看过《微中医》，所以，借这次机会再深入讨论一下。

"火"为六气之一，是夏季主气。冬季的主气是"寒"，为什么在寒气当令为王的季节里，反而多见"上火"呢？

我们看啊，这个"火"与"寒"是性质完全相反的两种气候，势不两立，冰炭不容。但是，就是因为这种势不两立，到了寒气主宰天下的时候，就努力压制火气，而火气呢，"压迫愈重，反抗愈强烈"，所以，反而"上火"了。在自然气候中，冬天总是以寒为主，但是，冬天里时不时有个暖和天，这个暖和天，就是自然的"上火"。

在我们身体，这个"上火"的"火"，是一种邪气，是潜伏在身体内的"内贼"，多是脏腑功能失调，有邪热产生；或是外邪入里，没能完全祛除干净，潜伏下来。这些邪热，在我们身体的任何部位都可以潜伏，随个人体质、脏腑功能状态不同而不同。正常情况下，身体气血平和，饮食得当，这种邪气孤立无援，它就深藏不露，让人感觉不到它。

但是，一旦机会来临，它们就趁机作乱了。

诗曰：

> 火热本是生之源，
> 阴阳对立能祛寒。
> 倘是过度化贼气，
> 燔灼脏腑苦难言。

2017 年 11 月 9 日 21:07:51

微中医 *755*

春夏秋冬悟中医 276. 立冬第四天

晴，1~12℃，西北风 5~6 级，日出早 6:38，日落晚 5:02

5~6 级的西北风，携着西伯利亚的寒气，把南风给打了个稀里哗啦，气温骤降近 10℃。一定要十分注意保暖哦！

体内潜伏的邪热出来作乱的机会有三：

一是季节。冬季阳气入里，这是邪热的一个重要机会。虽然自古正邪不两立，入里的阳气是正气，潜伏的邪热是邪气，但毕竟二者同性啊，入里的阳气不辨黑白，潜伏的邪气刻意引逗，于是，入里的阳气随邪气同化为邪热，于是体内邪热亢盛，"上火"了。

二是过食辛辣，资助了体内邪气，使这个潜伏的邪热有了作乱的资本。

三是外感风寒邪气。这个外感的风寒邪气虽和潜伏的邪热寒热异性，但因为体内邪热充斥，这个风寒邪气侵袭肌表后便迅速入里化热，与体内邪热同流合污，沆瀣一气，也就"上火"了。

可见体内有邪热潜伏是"上火"的根源。所以，清火除热的根本也就在清除这个潜伏的邪热。

这个清除潜伏邪热的方法，也有三：一是查清邪热所在，或苦寒，或甘寒，在肝清肝，在肺清肺，在胃清胃，在心清心；二是忌食辛辣，不要做亲痛仇快的事情；三是慎避风寒。

总之，是不要让它们结帮成伙。所谓"孤掌难鸣"，是说一面，而"得势的猫儿欢似虎"则是说另一方面。

诗曰：

得势猫儿欢似虎，

失势老虎被猫欺。

正气长盛体自健，

邪气结帮正气虚。

2017 年 11 月 10 日 20:38:47

微中医 *756*

春夏秋冬悟中医 277. 立冬第六天

多云，7~16℃，西南风，3~4 级，日出早 6:40，日落晚 5:00

冬季之主气是寒。风寒暑湿燥火，六气中我们讨论了五个，最后是这个寒气。大自然六气轮回，化生万物，而这六气在自然中又是互相影响，互相关联的，不可能孤立地存在。

就如我们上面说的，冬天冷了，人却容易"上火"，寒热虽冰炭不容，但又互相关联，没有寒也就无所谓热，没有热也就无所谓寒。

六气作用于我们的身体，影响我们的生活，演化着生长壮老已。如果六气太过或不及，该冷的时候不冷，该热的时候不热，或者冷得过于严重，热得过于酷烈，六气就是六淫邪气，是我们身体产生各种疾病的重要根源。

寒邪性质寒冷，是为阴邪，易伤人阳气。这个天出门，如果穿得不暖和，很快就会全身害冷，流清涕，甚至头痛，这就是冻着了，寒邪侵袭了我们的肌表。肌表为寒邪侵袭，身体的阳气就要奋起抗御，于是就发热。所以，这个发热是身体抗御邪气的一种正常反应，不应该见到发热，就匆匆忙忙地吃药退热。退热的药会使体温下降，但是，体温下降的同时，邪气也就随着入里了。如果是体质好，热退之后还会再升，如果是体质差的人，退热后体温不再升，但是病却加重了。

好比边境有敌人入侵，守边将士奋起作战，而上面却下达了不许作战的命令，于是，敌人便长驱直入了。1937 年日寇挑起卢沟桥事变，不就是活生生的例子吗？

诗曰：

> 当年东北起战火，
> 多少豪杰洒热血。
> 只是上面妄退烧，
> 千里神州家国破。

2017 年 11 月 12 日 21:25:29

微中医 *757*

春夏秋冬悟中医 278. 立冬第七天

晴，0~17℃，西北风 3~4 级，日出早 6:41，日落晚 4:59

哇，最低气温到 0℃了。

寒性凝滞，主痛。凝滞，是凝结，阻滞。不见冬日的江河湖泊吗？甚至，渤海湾都是凝结的。在我们身体，气血因寒而运行变缓慢。我们身体的气血是不能结冰的，一旦结冰，就是严重问题了，但是，运行是明显缓慢了。也有结冰的地方，如果某个部位旧有寒气，遇冬日寒气盛，同气相求，有了外援，于是，这个部位也可以凝结、结冰。在内的脏腑可以结冰，在外的肢体关节也可以结冰。脏腑结冰，这个脏腑的功能就减弱甚至丧失，肢体关节结冰，这个地方的功能也会减弱或丧失。身体不论哪个部位的凝滞，都是气血的不畅或不通，不通就出现阻滞，犹如路上的堵车。不通则痛。所以，寒性主痛。

寒性收引。收引，是收缩、牵引。收缩牵引，也是个凝滞，也是个不通。最常见的，受寒之后的全身畏寒，起"鸡皮疙瘩"。这些"鸡皮疙瘩"就是寒气的收引使肌肤的毛窍收缩所致。受寒的各种关节炎，也多是关节拘挛，不敢屈伸。

寒性的凝滞、收引，都是一个"藏"。凝滞收引是病，"藏"是本性。

诗曰：

> 寒气笼罩漫严冬，
> 江河湖泊处处冰。
> 凝滞收引只为藏，
> 舒展条达待春风。

2017 年 11 月 13 日 21:36:58

微中医 *758*

春夏秋冬悟中医 279. 立冬第八天

晴，-1~11℃，东北风 3~4 级，日出早 6:42，日落晚 4:58

春三月，夏三月，秋三月，现在来到了冬三月。春三月是"发陈"，夏三月是"蕃秀"，秋三月是"容平"，冬三月呢？

《素问·四气调神大论》云："冬三月，此谓闭藏，水冰地坼，无扰乎阳，早卧晚起，必待日光，使志若伏若匿，若有私意，若已有得，去寒就温，无泄皮肤，使气亟夺。此冬气之应，养藏之道也。逆之则伤肾，春为痿厥，奉生者少。"这段经文，我们在《微中医》第 187 期讨论过，时日已久，在这里再详细学习一遍。

"冬三月，此谓闭藏"：冬天三个月，是从立冬到立春，六个节气，整三个月，公历是 11 月初至来年 2 月初，农历是 9 月下旬至 12 月下旬。季节的交替，时间上是确定的，但气候变化不是固定不变的，有时候冷得早些，有时候冷得晚些。这是大自然的安排，是根据每一年、几年甚至几十年气候的变化的安排，是有其规律的，也与人的各种疾病的发病、加重或缓解有着密切的关联。所以，中医十分注意季节的变化，因为季节的变化直接关乎我们的身体，毕竟"天人合一"。

冬三月这个闭藏，如同春天的"发陈"，夏天的"蕃秀"，秋天的"容平"一样，是这个季节的基本特性。这个特性又是全年生命活动的一个组成部分。春天的"发陈"，是为了夏天的"蕃秀"；夏天的"蕃秀"是为了秋天的"容平"；秋天的"容平"是为了冬天的"闭藏"；而冬天的"闭藏"又是为了明春新的"发陈"。如此循环往复。只有这个循环往复，才有大自然的生生不息。

诗曰：

春日发陈育蕃秀，

蕃秀成熟得容平。

容平饱满喜闭藏，

闭藏无耗新春生。

2017 年 11 月 14 日 20:44:53

微中医 *759*

春夏秋冬悟中医 280. 立冬第十天

多云，5~15℃，西南风 3~4 级，日出早 6:44，日落晚 4:57

为什么冬天要"闭藏"呢？因为寒冷，天地间"水冰地坼"，江河湖泊的水都结冰，大地则是"坼"。"坼"是裂开的意思。大地因为寒冷而裂开。冬天我们到地里看，到处是一道道的裂纹，就是这个"坼"。又为什么"坼"呢？因为寒性凝滞，寒性收引。这个凝滞、收引，不仅仅是在我们身体，首先是在大地。

冬天地温下降，阳气内藏。这从水井很容易看出来。冬天的水井里的水是温的，打出来的时候都冒热气。而夏天的水井水则是凉的，打出来凉爽的感觉是沁人心脾。小时候，夏天热了，从井里打一桶水上来，"咕咚咕咚"喝一瓢，那感觉，比现在吃冷饮强多去了。

这和我们的身体是一样的。夏天阳气在外，内里则偏寒，冬天阳气入里，肌表则寒。因此，冬天要好好护惜这个阳，不要轻易冒犯寒冷，否则就需要内里的阳气去抵御这个寒冷，就要消耗阳气。

所以，"无扰乎阳"。

诗曰：

> 冬来寒盛大地坼，
> 江河冰封田土裂。
> 勿轻扰动耗真阳，
> 不怕冷风扫落叶。

2017 年 11 月 16 日 21:03:42

微中医 *760*

春夏秋冬悟中医 281. 立冬第十一天

多云，-2~11℃，北风 3~4 级，日出早 6:45，日落晚 4:56

"无扰乎阳"，就是不要轻易扰动阳气，不要轻易耗费阳气。

《黄帝内经》中关于养生的基本一条，是"春夏养阳，秋冬养阴"。这个"养阴"和"无扰乎阳"是一种什么样的关系呢？

首先，"养阴"的养，是培养，是增加。冬天阴盛阳弱，天气寒冷。在过去的传统农业社会里，秋天收下粮食，到了冬天基本没事，人们多是躲在家里"猫冬"，为了抵御寒冷的气候，就需要消耗身体内的水谷精微，转化为阳气，以维持身体基本的体温，维持身体基本的生理需要。所以，为了顺利度过冬天，就要摄入足量的水谷，增加身体阴精。这就是养阴。

"无扰乎阳"，则是在基本的维持体温，维持生命基本生理活动之外，不要再额外有耗费阳气的活动，如穿衣单薄，会多耗费身体阳气以抵御外寒；过度运动，耗伤阳气，经常汗出，也会耗伤阳气；过食生冷，也能增加脾胃阳气的负担，等等这些，都是对阳气的"扰"，冬天阳气的过度耗费，会使身体阳气不足，到春天就无力生发，那可是关系到一年的大事哦！

现代社会已经不是过去的农业社会了，除了一些老年人可以在家"猫冬"之外，学生要上学，大人要外出做各种工作。而这近百年的社会环境的变化，还不足以使我们的身体发生明显的进化，以适应社会环境的变化。怎么办呢？

尽我们的能力，努力去做，其实我们的身体已经进化了，只是我们不自知而已。

诗曰：

> 人类历史几万年，优胜劣汰是真传。
>
> 适者生存适天地，养阴护阳寿绵绵。

2017 年 11 月 17 日 21:10:06

微中医 *761*

春夏秋冬悟中医 282. 立冬第十三天

多云，−3~7℃，西南风 3~4 级，日出早 6:47，日落晚 4:56

如何才能"无扰乎阳"呢？这段经文继续说："早卧晚起，必待日光。"这是"无扰乎阳"最基本的一条。

这些日子我们一直关注日出日落的时间，今天日出是早 6:47，日落是晚 4:56，每天以一分钟左右的时间缩短着白昼，延长着夜晚。白天太阳升起，阳气旺盛，夜晚太阳落山，阴气旺盛。在有太阳的时候，人在户外活动会吸收阳气，没有太阳的时候会消耗阳气，如同植物一样。

如果，在太阳还没有升起或太阳已经落下的时候，还在户外劳作或活动，就需要自身阳气去抵御外界阴寒，这就是"扰阳"。所以，要"早卧晚起，必待日光"。

这一条，对于现代社会的人是太难了，有许多的逼不得已，也有许多的自恃体强，不知护持。

现在五六十岁往上的人，从过去繁重的体力劳动中走过来，到现在，腰痛、膝痛，各种关节痛，下肢酸软无力，多是年轻时着风冒雨，受寒遭凉，落下的毛病。年轻阳气旺，可以感觉不出来，而到中老年，阳气虚弱，再也无力抗御这些寒气，推动不了气血的运行，于是，诸痛蜂起。

前天，一位漂亮的小姑娘来看病，已是零下的气温了，穿一条裤腿角到踝上的短裤，单鞋，未着袜。我问：不冷吗？答曰：不冷。为什么这样穿？好看。我说，这样会落下病的。年轻，不在露踝，露腰，怎么着也好看；到老年，腰板挺直，腿脚利索，那才是真正的好看。姑娘面露不愉，我只好闭嘴。

诗曰：

> 年轻如花处处美，步履矫健如流水。
> 老来伛偻行蹒跚，不听良言徒后悔。

2017 年 11 月 19 日 21:46:12

微中医 *762*

春夏秋冬悟中医 283. 立冬第十四天

晴，−1~9℃，西南风 3~4 级，日出早 6:48，日落晚 4:55

那位小姑娘虽然面露不愉，但是，最后还是理解了我的意思，很认真地点头接受了。事实上，现在的姑娘们为了美丽，不顾"冻人"，露肩背，露腰腹，露膝胫，已经使得寒邪内侵，轻者留于经络关节，重者留于胞宫。不仅仅是年老后的伛偻蹒跚，当下的许多婚后不孕、胎儿停止发育，是与这些各种的"露"，有很大关联的，也就是大家都知道的"宫寒"。

"去寒就温，无泄皮肤，使气亟夺"，这是"无扰乎阳"又一个方面。在冬天里，应该远离寒冷，向暖就温，不要让皮肤暴露在寒风里。冬天要"藏"，不要"露"。家里有宝贝，不可轻易示人，否则容易招来盗贼，"慢藏诲盗"，让坏人瞅上了你的宝贝，失盗就是早晚的事。我们的身体是最可贵的宝贝，岂可轻露于寒风中！

露于寒风中的肌肤，受到寒邪的侵袭，身体的阳气就要抵抗，这样也就额外消耗了这些阳气，严重了，"使气亟夺"。"亟"，是反复，屡次；"夺"是损耗，伤害，也就是那个偷你宝贝的贼。我们的阳气反复地让贼偷窃，伤害，情况是严重的。

经络关节阳气不足，寒邪留滞，气血不通，就发生各种疼痛；脏腑阳气不足，各种功能低下，体力虚衰，精神委顿，痰饮水湿停留；胞宫阳气不足，寒邪留滞，冲任失调，会出现痛经、月经不调、不孕、胎儿停止发育。你想啊，一片"水冰地坼"的土地上，能发出春天的幼苗吗？

诗曰：

> 水冰地坼寒气浓，
> 虫豸蛰伏草籽瞑。
> 若得蓬勃生机现，
> 阳气温煦化无穷。

2017 年 11 月 20 日 21:32:07

微中医 *763*

春夏秋冬悟中医 284. 立冬第十五天

多云，3~13℃，西南风，3~4级，日出早6:49，日落晚4:54

"使志若伏若匿，若有私意，若已有得"，前面的"必待日光""无扰乎阳""去寒就温，无泄皮肤"，都说的是我们的身体与外界在冬天里要做到的，而这一句经文则说的是我们的内心，我们的精神情志。

"志"，就是我们的内心，精神情志。"伏"是趴下，"匿"是匿藏。冬天啦，我们的内心，精神情志，要沉静下来，要藏匿起来；要有自私的心思，要有满足的心态。为什么要这样呢？因为冬天里外面有贼，有强盗。

上面我们说的"慢藏诲盗"，家里有宝贝，藏慢了，藏不严实，等于是告诉强盗，我这里有好东西，快来偷吧。冬天里身体不注意保暖，也是在告诉寒风，快来我这里取暖吧。

冬天里，我们的内心、精神情志更须好好藏敛。这一切，都是一个字"藏"。

"藏"起来做什么呢？"此冬气之应，养藏之道也。逆之则伤肾，春为痿厥，奉生者少。"原来，"藏"是冬天的本分，"藏"是"藏精"。如果冬天"藏"不好，逆天而行，就会伤肾。肾精伤损，至春无以供奉生发，岂止是一个"痿厥"！春不能"发陈"，至夏就不能"蕃秀"；夏不"蕃秀"，秋何来"容平"？！秋无"容平"，又到冬天，只能是那个在寒风中冻饿而死的寒号鸟了。

诗曰：

> 冬无闭藏怎发陈？
> 发陈见肘夏无神。
> 蕃秀不及秋枯槁，
> 容平浅薄冬丧魂。

2017 年 11 月 21 日 21:18:17

微中医 *764*

春夏秋冬悟中医 285. 小雪第一天

晴，−2~9℃，西北风 3~4 级，日出早 6:50，日落晚 4:54

今天小雪，二十四节气的第十七个。太阳继续南下，白昼继续变短，气温继续下降。

今年写《春夏秋冬悟中医》到现在，我发现了一个问题，就是当初发现总结出二十四节气的古人，有些偏心眼。

二十四节气，四立、二至、二分是季节转换的重要关节点，四立标志着春夏秋冬的开始；二至标志阴阳的根本转折点；二分则是标志阴阳的平均时刻，但是一个是由阴向阳，一个是由阳向阴。除此之外，其他的十六个则是中间的过度。

从立春到立夏，是雨水、惊蛰、（春分）、清明、谷雨。这四个节气，反映了天气逐渐向暖的过程；从立夏到立秋，是小满、芒种、（夏至）、小暑、大暑，反映了天气由温暖向高温的变化过程；从立秋到立冬，是处暑、白露、（秋分）、寒露、霜降，反映气温由高温开始降低的过程；再从立冬到立春，是小雪、大雪、（冬至）、小寒、大寒。

看出哪里偏心了吗？这十六个节气的前十二个，表情是那样的丰富，用词是那样的浪漫！而后四个呢？小雪，大雪，小寒，大寒。冷冰冰的，面无表情，满腹的才华不知哪去了，只有"雪"和"寒"的大小而已。

是古人"偏心眼"吗？不是，不是，一定不是。是古人顺应自然之性的自然杰作。冬天，没有"发陈"，没有"蕃秀"，没有"容平"，只有一个"闭藏"。"闭藏"是沉潜，是静默，是息心。所以，不敢丰富，不能浪漫。把丰富和浪漫，留待春天吧……

诗曰：

一年过来到冬寒，闭嘴休说苦和甜。

人生秋后不再春，且抱火炉享晚年。

2017 年 11 月 22 日 20:58:58

微中医 *765*

春夏秋冬悟中医 286. 小雪第二天

晴，−2~7℃，西北风，3~4 级，日出早 6:51，日落晚 4:53

　　小雪过后第二天，晴朗的寒冬天，西北风，气温依然在下降。寒冷的冬天里，我们的五脏在做些什么呢？每天我们依然呼吸，依然日食三餐。气血在运行，脏腑在气化，精微在生成，糟粕在排泄。但是，冬天里的五脏是有别于其他季节的。让我们一个个慢慢道来。

　　心，主血脉，主神志。血脉在冬天里虽然还在运行，但不是夏天那样的澎湃了。大地上的"血脉"有的已经结冰，我们身体的血脉是不能结冰不行的，只是缓慢些。

　　但是，这个缓慢，就给平日气血不足，或痰瘀阻滞，心脉运行本来就不那么流畅的人，加重了瘀滞的状态。因此，冬天是冠心病以及一些其他心脏病加重的季节。

　　所以，冬天的心脏病患者，需要多加小心。许多的家庭还生火炉取暖，这是煎服中药的大好时机。即使是不生火炉取暖，也不妨碍煎服中药。一些在门诊长期治疗的心脏病患者，在冬天里都乐于接受煎服中药治疗，即使平时状态还不错。虽然煎服中药有些麻烦，比服用中成药花钱可能也会多些，但中药汤剂的作用较中成药要大许多，对于推动心脉气血运行，祛痰化瘀，避免因为冬天的寒气凝滞，发生气血郁阻不行，出现意外，是有重要意义的。

　　诗曰：

冬日江河水不行，

寒气收引冰雪凝。

心脉却怕痰瘀阻，

宜加温通得安宁。

2017 年 11 月 23 日 21:23:42

微中医 *766*

春夏秋冬悟中医 287. 小雪第三天

晴，1~7℃，西南风 3~4 级，日出早 6:52，日落晚 4:53

心还有一个重要功能，主神志。我们的神志，无论什么季节，都以平静安详，不疾不缓，舒和调畅为佳。在冬天，天气闭藏，寒气凛冽，情志宜"安宁，若伏若匿，若有私意，若已有得"，于安静中有份匿伏。

这对于性格开朗的人，是没什么大碍的，平日的爽朗豪放，只是多了些收敛，有一些休憩。而对于性格内向的人，本来平日就有些压抑，来到冬天，又添一份藏敛、匿伏，于是，出现了精神萎靡、体倦乏力、嗜睡、失眠，甚至失去生活乐趣。所以，冬季抑郁症多发。

多数的抑郁症患者，都有自我加重症状的倾向。沉溺在自己个人的圈子里不能自拔，越陷越深。

中药如二陈汤、温胆汤、酸枣仁汤、天王补心丹等，辨证应用，都有一定的效果，但"心病还得心药医"，抑郁症还得解除心灵的枷锁，从个人的圈子中脱离出来，是最重要的。

冬天的落叶，转瞬化做明春的枝头新芽；冰封的河流是溜冰的绝佳场地；漫天的大雪又给人带来多么清新的遐想！凡事作如是观，何抑郁之有？

诗曰：

漫天飞雪寄遐思，
片片入怀赋新诗。
落向原野润沃土，
却看明年舒嫩枝。

2017 年 11 月 24 日 21:41:03

微中医 *767*

春夏秋冬悟中医 288. 小雪第五天

晴，−2~7℃，东南风 3~4 级，日出早 6:54，日落晚 4:52

一国大将军，在国家安宁，休养生息的日子里，是没有多少重要事情的，除了守边保疆，练兵强军，为了战时能拉得出来、打得了胜仗之外，也就是一番休整了。

肝是我们身体的大将军，比在秋天的日子好过得多，秋天收敛，春天生发，是相反的状态。所以，肝在秋天多有不畅，许多慢性肝病到了秋天也会加重。而到了冬天，阳气内藏，气血安顺，肝气随之而顺畅。尤其是冬天的藏精，是顺应肝功能的。肝主藏血，精血同源，所以，藏精也就是藏血，肝血充盈，其刚躁之性也有约束而不致发作。这和上面说的冬天多抑郁，少焦躁是一个事情的两个方面。

所以，冬日的慢性肝病宜调和、补养，不宜过用苦寒清热解毒，也不宜过用温补燥热动风，只是轻柔地舒和，甘润地滋补。这些日子在门诊治疗中的慢性肝病、肝脾不和类病人，多改用水丸、膏滋，就是这个想法。

诗曰：

> 兵为凶事不得已，
> 从来战争逞强势。
> 肝气柔顺气血和，
> 春天花开满大地。

2017 年 11 月 26 日 21:23:37

微中医 *768*

春夏秋冬悟中医 289. 小雪第六天

多云，5~13℃，西南风 3~4 级，日出早 6:55，日落晚 4:52

我在去年的《微中医》里把脾比作家里年高德劭的老奶奶。大冬天里，这个老奶奶在做什么呢？

烤火炉。老奶奶在冬天里主要的活动就是烤火炉，围着暖烘烘的火炉，下一壶热茶，或者炉边上再烤上几块地瓜、山药，一会儿，地瓜、山药的香气四溢，轻轻地剥开皮，吹吹热气，自己吃一口，给身边的孙子、孙女、外孙子、外孙女们吃一口。也许还有一壶老酒，时不时地来上一口。

我们的脾，在冬天里也是在"烤火炉"。只是这个"火炉"是内敛的阳气和温润的饮食。阳气内敛，温煦脏腑，使脏腑在寒冷的冬天里不致为寒邪伤害。因此，我们冬天的饮食一定温润。

温是温热，一是食物自身的温度，冬天里冷饮、冷食是会伤害体内阳气的，尤其容易伤害脾阳。但是，常听人说，在我国东北地区，冷饮是常年有卖的，而且许多人经常在冬天吃冷饮，喝冷水。按理，东北严寒地区，这个时候都零下几十度了，冰天雪地的，但是人们照吃冷饮不误。寒冷地区，人们的阳气也是比内陆、比南方人的旺，如果没有这个旺盛的阳气，就无法抵御外界的酷寒。冬天阳气内敛，加重了体内的热量，所以，需要用冷饮来消除这个热。这是地域的特点确定的。但是这应该只是年轻人的事，老年人阳气虚弱，冬天再吃冷饮，可能会享受不了的。

二是食物本身的热性。冬天里苦寒的食物是不适宜的，治病用药也是如此，即使是实热证，用黄芩、黄连类药物，也要相应配伍肉桂、干姜等，以护脾阳。

诗曰：

老祖奶奶围火炉，内孙外孙甘饴如。

地瓜山药热腾腾，还有老酒一小壶。

2017 年 11 月 27 日 21:21:46

微中医 *769*

春夏秋冬悟中医 290. 小雪第七天

晴，0~14℃，北风 4~5 级，日出早 6:56，日落晚 4:51

今天正北风，而且风力有些大，明显听到了这哥们在空中得意的呼啸。

刚才看到一篇老树的文章，《廿四节气》造画记（他是山东人，俺也是山东人，看他在文章里的描述，感觉他直接就是临朐人）。他在文章中说，二十四节气，主要适应中原地区，南方以及更北的北方，比如青海、甘肃、内蒙古都对应不上，这是对的。我写《春夏秋冬悟中医》，也是站在自家这一亩三分地上看天，所以，南北的朋友看《春夏秋冬悟中医》，请见谅，我所听到的北风得意的呼啸，在南方可能是悠然的短笛，而在北方则可能是雄狮的咆哮。

上面说到冬天里脾这个老奶奶烤火炉，吃地瓜，饮食宜温润。说了一个温，还有一个润。润是滋润、水润，冬天的饮食要温而不燥，温而富含汁液。这样的食物才是健脾补肾的好食物，如地瓜、山药、莲藕（莲藕性凉，但煮熟后其凉性不著）、大枣、核桃、胡萝卜、土豆、花生、大豆、黑豆、芝麻等。

诗曰：

> 地瓜山药和土豆，
> 核桃花生大枣肉，
> 芝麻豆腐胡萝卜，
> 温润健脾能长寿。

2017 年 11 月 28 日 21:30:18

微中医 *770*

春夏秋冬悟中医 291. 小雪第八天

多云，−5~3℃，东北风 3~4 级，日出早 6:57，日落晚 4:51

肺在冬天的日子是难熬的。

肺的主要功能是主气司呼吸，而这个呼吸之气是呼吸的天地自然之气，天地自然之气在冬天里变得凛冽寒冷，肺为娇脏，不耐寒热，所以，寒气由鼻直接入肺，这个肺不得不承受大自然的寒风，这对肺是个极大的考验。因此，肺在冬天的日子难熬。

人不能不喘气，大多数的人又不能到户外。许多人在冬天外出，把脑袋包得严严实实，只留两个鼻孔出气，或者再加个口罩。口罩在寒冷的时候是会有一定作用的，能稍微缓和一下寒风的刺鼻。但这些都不会解决根本问题，解决根本问题的办法是提高肺适应寒气的能力。

前几天在微信上看过一段视频，几个俄罗斯西伯利亚女子，只穿我们这里游泳时穿的胸罩和裤头，抱着一丝不着的婴儿，在雪地里用冷水洗澡。看看吧，这个肺还有什么样的寒风不能抵御？

平素有慢性支气管炎、肺气肿、哮喘的人，往往会在冬天里加重，甚至，许多人一个冬天都是在医院度过的，或者是反复住院。对于这些病人，中医是有办法的，只是需要时间。

诗曰：

> 冰天雪地冷水浴，
> 肌肤如铁肺如玉。
> 一方水土一方人，
> 追随自然得真趣。

注：肺如玉的比喻不是很贴切，但想想也行，玉的温润，玉的冷热不侵都像肺，当然，也是为了押韵。

2017 年 11 月 29 日 21:26:54

微中医 *771*

春夏秋冬悟中医 292. 小雪第九天

晴，-5~5℃，北风 3~4 级，日出早 6:58，日落晚 4:51

昨天，我一位表弟惹我生气了。前面《微中医》里曾说到过我的表叔，是我父亲的姑舅兄弟，所以，他的儿子自然是我的表弟。

表叔患慢性支气管炎、肺气肿 20 余年，吃中药调理十余年，从没住过院治疗。而且，今年 86 岁高龄，日常生活还完全自理，今年一直是自己煎服中药，常用方剂是补中益气汤、六味地黄丸、三子养亲汤加减，一剂药喝两天，喝几天休息一天。表弟来跟我说，老人喝够了汤药，想吃药丸。

秋冬季节，是治疗慢性肺病的最好时候。而且，到了冬天，家里生了火炉，煎药不是很麻烦的事。现在到春节还有八十多天，至少再吃五六十天的汤药再吃药丸，而这老伙计竟然现在就想吃药丸。所以，我生气了。

门诊上在治疗中的这类病人大约有几十例吧，坚持服药的有六七成，断续服药的二三成，放弃的有一二成。服药时间长的如我表叔，十几年，一般的三五年。只要坚持的，都有不错的效果。

只是这个中药太难喝，而且煎煮麻烦。可是，和住院治疗相比，还是简单省事吧？中药传统煎服法几千年，到现在没有好的进步，虽然有个免煎剂，但是贵，而且效果还不是传统煎药的感觉。无论社会如何进步，人生基本的衣食，还是没有根本的改变，至少现在是这样。

贵在坚持，"得病如山倒，治病如抽丝"。山倒，山体滑坡，看似猛一下子，其实，也是有内在的许多因素的。

诗曰：

得病看似如山倒，其实脏腑早有知。

细细调理慢慢化，恰如剥茧抽蚕丝。

2017 年 11 月 30 日 20:54:17

微中医 772

春夏秋冬悟中医 293. 小雪第十天

晴，−2~7℃，西南风 3~4 级，日出早 6:59，日落晚 4:51

与脾密切相关的还有胃。胃与脾是一对阴阳表里关系的脏腑，在生理功能上二者极为密切，互补互用，共同完成了气血的生化。所以，我们说"脾胃为气血生化之源，后天之本"。

冬天里，脾这个老太太只会抱火炉，而胃则是一如既往的辛勤劳动者，我们的一日三餐，都需要胃的受纳、腐熟，脾才有抱火炉的资本。而冬天，因为阳气的内敛，我们身体内相对阳气盛，胃的生理特点是"喜润恶燥"，这个"润"有凉润的意味，"燥"有燥热的感觉，所以，许多胃病在冬天里易加重或复发。这几天门诊上胃里"上火"的病人多了些，就是这个原因。

所以，冬天里对胃的养护，重点在饮食的温润。上面说过，冬天饮食宜温润，富含营养而不燥热。如果素有慢性胃病，饮食又多食辛辣，就难免引动胃热，出现口干、牙痛、咽痛、腹胀、嗳气、泛酸等。而且，这个胃热上火，还多见"上热下凉"的状态，一方面咽喉、口腔、胃脘都有热的征象，而大便却稀溏，小腹凉痛，或有腰膝冷痛。这是内敛的阳气为胃中邪热引导不能下行，反而上炎，而下焦却得不到阳气温煦，致使中上焦热者愈热，而下焦寒者愈寒。也就是常说的"水火失济"。

调整这个"水火失济"，是个复杂工程，因为它的形成也是漫长的。最基本的还是交泰丸，组成是肉桂和黄连。热重者重用黄连，可至 20~30 克，甚至加生石膏。肉桂宜轻，3~5 克，起"引火归元"的作用。方中多配伍健脾药如白术、茯苓、山药，温肾药如杜仲、续断、桑寄生、巴戟天等。这几味药温而不燥，能直趋下焦，不助邪热。重用黄连、生石膏时还可配伍干姜，助肉桂温肾，防黄连、石膏寒凉伤肾。

诗曰：

火性上炎水下趋，大千世界自然理。

我身气化生机在，火降水升成既济。

年高过耗气化弱，无力斡旋变失济。

火气随性自炎上，水流直下寒腰膝。

热者愈热寒更寒，无可奈何难再起。

交泰丸方和上下，坚守回春有万一。

2017 年 12 月 1 日 21:29:21

微中医 *773*

春夏秋冬悟中医 294. 小雪第十二天

多云，−3~8℃，北风 3~4 级，日出早 7:00，日落晚 4:50

　　水火失济，出现"上热下凉"的局面，原因在"水"和"火"两个方面，或者是"水"亏，无力上行；或者是"火"强，向上的力量过于强大，超出了我们身体的气化能力，不能沉降。须知，火性的沉降和水气的上行都是逆自然之势的，需要能量，而这个能量的根本来源，一是脾的强健，水谷精微及时、足量的摄入运化；二是肾功能的正常，肾主人一身阴阳，肾气虚弱，全身阴阳虚弱，这个能量不足，也就不能提供足够的能量来完成"水火既济"。

　　肾为人先天之本，同时也是人后天一切生命活动的根本。肾气足则全身足，肾气虚则全身虚。所以，养肾补肾是维护生命活力的重要保障。

　　肾应冬季。冬日闭藏，肾主藏精，都是一个藏。大自然冬日闭藏也是藏精，以待来春新的生发；肾藏精是为了全身正常的各种生命活动。冬季是养肾补肾的重要时期，冬日对肾的养护不到位，或冬日耗精太过，到明年春天，身体也会跟不上阳气的生发而出现精神委顿、困倦无力的情况。

　　人初生，肾气尚弱，至十几岁、二十几岁肾气充盈，而体力强健；至四十岁后，肾气开始虚弱，身体逐渐衰老，最后，肾气竭而生命终。

　　所以，养肾补肾重在一个"藏"，各种生命活动都要耗费肾精，肾精不会"藏"而不用，因此，要"啬用"，"啬用"则用久。

　　诗曰：

<blockquote>
生命之树在根本，
根深本固立得稳。
不知啬用不知藏，
早衰早朽最愚蠢。
</blockquote>

2017 年 12 月 3 日 21:38:32

微中医 *774*

春夏秋冬悟中医 295. 小雪第十三天

晴，-5~2℃，西北风 3~4 级，日出早 7:01，日落晚 4:50

昨天、今天都是北风，傍晚风力稍大，气温下降明显，这几天感冒患者明显增加，请大家一定注意保暖防寒。

说到"肾精"，多数人想到的是男子的精液，其实，这只是肾精的一个方面。上面说过，我们整个的生命活动都需要肾精的支持，所以，全部的生命活动都会消耗肾精。因此，冬天的藏精，首先应该是减少不必要的活动，精神的，身体的，也就是要"啬用"。

精神的活动，太多的思虑，最伤肾精。林黛玉终日忧心忡忡，青春天折；王熙凤成天算计谋划，英年早逝。这都是不知道藏精养肾的结果。冬天肾精闭藏，如果思虑算计太多，自然要从闭藏的精气中抽取能量，以支持这个耗费，这就是伤肾，就是破坏肾精的闭藏。

身体的活动需要能量支持，这些能量也来自肾精。冬天寒气逼人，我们身体需要额外多拿出一份热量来抵御这个寒冷。因此，尽量减少不必要的活动，不去过多耗费身体的热量，也是养肾的一个重要方面。这与冬天的适当运动是不矛盾的，我们强调的是适当，冬天里做些柔和的运动，使周身气血不致因寒冷而凝滞，是必要的，如太极、瑜伽、广场舞等，只是一定注意，冬天运动尽可能不要出汗，冬天里频繁汗出，是大逆养生之道的。

诗曰：

> 凤姐一生太聪明，
> 颦儿心思多玲珑。
> 聪明反被聪明误，
> 玲珑枉费许多情。

2017 年 12 月 4 日 21:13:36

微中医 *775*

春夏秋冬悟中医 296. 小雪第十四天

晴，−3~6℃，西南风 3~4 级，日出早 7:02，日落晚 4:50

然后，就是男女之事。古人说："饮食男女，人之大欲存焉。"可见，这个男女之事是一件重要的事，如同吃饭喝水一样。男女之事是夫妻正道，关乎生命的繁衍，又是夫妻感情的重要纽带，还能使夫妻双方身心愉悦。

但是，现在人们生活的富足，环境的宽松，使许多人过于追求这种愉悦，许多到了放纵的地步。虽然，从现代科学的角度说，那只是一点蛋白质而已，但是，那确实是人的真精。而且，性生活中全身心的投入是极消耗人身体力的，许多性生活过度的人，过后的全身乏力，精神萎靡，就说明那不仅仅是一点蛋白质而已。

尤其是色情书籍以及网络上的色情视频的泛滥，引诱青少年过早行手淫以及性生活，使得他（她）在结婚后反而没有了正常的夫妻生活，门诊上常有 30 岁左右的人就因阳痿、早泄来就诊的，这就是严重地伤害了肾精，小两口因此而离婚的也有。

冬天，大自然收敛闭藏，男女之事也要收敛闭藏，一定不要过度宣泄，要知道，春天阳气生发的时候，没有足够的肾精支持，是会发生困倦乏力，精神萎靡等精力不足的现象的，这会关乎你一年的生命活动。

要有长期的旺盛的精力，要有充足的精神从事工作生活，给自己、给家人带来好的生活，要懂两个字——"啬用"。

诗曰：

> 饮食男女大欲存，
> 夫妻之道是人伦。
> 持俭啬用常常久，
> 纵欲妄耗丧元神。

2017 年 12 月 5 日 21:12:09

微中医 *776*

春夏秋冬悟中医 297. 小雪第十五天

晴，−2~11℃，西北风 3~4 级，日出早 7:03，日落晚 4:50

护肾养肾，还要补肾。

中医说"肾无泻法"。所谓"肾无泻法"，是说肾是不能泻的，只有补。为什么呢？这是因为肾为先天之本，人一身阴阳之根，所以，只有充足，没有盈余。肾气越充足，人的精力越充沛，而人的精力是不会有多余的，有过多的，所以，肾无泻法，不需要泻，不能泻。

冬天是补肾的最佳季节。不是说除了冬天不能补肾，而是说冬天是最好的时候，虽然其他时间都可以补肾，但需要根据个人情况不同而定。冬天阳气内藏，肾精收敛，就好比一年下来，账目清楚了，做了多少，还亏欠多少，趁这个时候，把亏欠的补足了的意思是一样的。

补肾基本的药物是六味地黄丸和金匮肾气丸，注意二者的配合，上午和晚上的剂量的搭配，可以事半功倍。除此之外，膏滋、食补、中药汤剂、艾灸、推拿、运动等，都是补肾良方，需要个人适当选择。

补不如俭。

诗曰：

> 六味地黄善补阴，
> 金匮肾气能温阳。
> 阴阳调和相互生，
> 悠悠绵绵吾寿长。

2017 年 12 月 6 日 21:29:50

微中医 *777*

春夏秋冬悟中医 298. 大雪第一天

晴，−4~6℃，西北风 3~4 级，日出早 7:04，日落晚 4:50

今天大雪，不但没有雪的影子，而且是晴朗的天。一个秋天就没怎么下雨，自立冬到现在一个月，一丁点的雨雪也没有，只有这干冷干冷的风，追赶着路上的行人和路边的落叶。

干燥的空气给了各种细菌病毒活跃的机会，寒冷的风裹挟着这些致病邪气，攻击着我们的肌肤，出入着我们的鼻孔。稍有不慎，肌肤的大门没有关严实，肺气的抗御邪气的能力减弱，邪气便乘虚而入，在我们更温暖、舒适的体内繁衍开来，大肆猖獗。

肺喜润恶燥，不耐风寒。干燥寒冷的时候，是肺气抗御邪气能力最弱的时候。如果我们平素就是一个林黛玉的身子；如果衣着单薄了；如果在寒风中待的时间太长；如果活动出汗后突然脱衣摘帽……这时候，寒风如同一把尖利的刺刀，穿透了我们的肌肤，致病的细菌病毒便随之而入了。

在这里，我直接用了细菌病毒这个词。中医在过去没有认识到细菌病毒的时候，是用风寒暑湿燥火六淫邪气来说明致病原因的，现在既然已经明白了是细菌病毒，就没必要再视而不见吧? 只是，风寒暑湿燥火的作用依然重要，非常重要，细菌病毒在不同的气候环境下的致病情况是不同的，在不同的气候情况下，疾病的反映表现完全不一样，治疗也完全不一样。因此，细菌病毒和六淫邪气，是一个极为微妙的组合。

诗曰：

大雪无雪有寒风，
我闻菌毒狞笑声。
百万玉龙早飞降，
作祟邪气锁寒冰。

2017 年 12 月 7 日 21:45:04

微中医 *778*

春夏秋冬悟中医 299. 大雪第二天

晴，-3~6℃，西南风 3~4 级，日出早 7:05，日落晚 4:50

凛冽的寒风犹如尖利的刺刀，刺破我们的身体防线，破坏肺气的防御功能。它一旦得逞，就是一场或大或小的感冒。

因此，凡是感冒，都是受寒。当我们的肌肤被寒气刺破，或肺的防御功能受到伤害，我们全身就会进入战时状态，卫表阳气如同守边将士，同入侵之敌做殊死之争斗，这个时候，战场上硝烟弥漫，我们的身体开始发热。

就是这个发热，是驱邪外出的有力保障。所以，感冒初期的发热，不宜使用退热的药物，热退了，邪气可能会随之入里。

但是，边疆战士的殊死搏斗，需要有力的后勤保障。我们身体最好的后勤保障就是足量的饮水和充分的休息。足量的饮水可以及时补充因为发热而消耗的水分，充分的休息可以让身体阳气集中精力去作战。

如果感冒演变为其他严重的疾病，或迁延数日、十几日，都是这个后勤保障没做好，让前线的战士精疲力竭，而邪气则长驱直入。

责任在我们自己，不在邪气。

诗曰：

> 邪如外敌周环伺，
> 等待防御有间隙。
> 能得城池若金汤，
> 二竖无奈难得意。

2017 年 12 月 8 日 21:37:5

微中医 *779*

春夏秋冬悟中医 300. 大雪第四天

晴，−7~7℃，西北风 3~4 级，日出早 7:06，日落晚 4:50

一般情况下，大多数人的身体在受到寒邪的侵袭，被寒风刺破了防线后，都是有很强的自身抗邪能力和自我修复能力的。所以，对多数感冒不需要吃药治疗，只须强调充分的休息和充足的饮水，给自身的抗邪功能发挥能力，施展本事的机会。

但是，现代人太忙了，忙得没时间生病，没时间休息，许多人都是一旦感冒，匆匆忙忙挂上吊瓶，然后匆匆忙忙干活儿。学生们更甚，孩子感冒发热都 39℃，怕落下功课，都不舍得请假休息，哪怕是一年级的小学生。

这是一个感冒几天，甚至十几天不好的基本原因。磨刀不误砍柴工啊，感冒了还是尽量停下来，休息一两天，从厨房里找点葱姜蒜，剁巴剁巴，抓上把冰糖，几碗水煮上十分钟，趁热喝，喝到鼻尖出汗（这是常说的"厨中十全翡翠汤"的简化版），然后美美地睡上一觉，醒来就好多了。

如果还不行，建议吃中药，这是我常用的治初期感冒方：荆芥10 克，防风 10 克，桔梗 10 克，杏仁 12 克，金银花 15~30 克，黄芩15~30 克，板蓝根 10~30 克，葛根 15 克，甘草 10 克。胸闷加麻黄 10 克，咳嗽重加款冬花 10 克，紫菀 10 克，发热在 39℃以上，加柴胡 15~30克，生石膏 30~90 克。

诗曰：

感冒初期是小病，
打针吃药都不用。
充分休息多喝水，
何需劳师又动众？

2017 年 12 月 10 日 21:36:50

微中医 *780*

春夏秋冬悟中医 301. 大雪第五天

多云，−8~2℃，西北风 3~4 级，日出早 7:07，日落晚 4:50

如果，我们身体的肌肤被寒风刺破，或是肺气虚弱，没有及时地将邪气驱出体外，如同前方的将士本身虚弱，或是指挥失误，没能将敌人挡在国门之外，于是这些敌人就侵入到本土了。侵入到本土的敌人是无所不为的，烧杀抢掠，破坏工厂农田，捣烂政府机关，掠夺各种物资，等等。

侵入我们身体的邪气也是如此。寒邪侵入身体后，因为我们的身体是温热的，而且因为抗邪又发热，所以，这些寒邪入侵后随即转化为热邪，如同一碗冷水倒入一锅开水中，这碗冷水是会随着化为热水的。

感冒后，对身体形成伤害的，就是这些热邪。按一般顺序，热邪的入侵是由浅入深的，先是咽喉（咽痛），然后气管（咳嗽），肺（胸闷）。再进一步，这些邪气可以到心、胃、肾、肝、小肠、膀胱等。到此时，就是比较复杂的情况了。

如果国家内有奸细，入侵的敌人是会先和奸细联系，先到奸细处落脚的。身体的邪气也是如此。比如，平常有胃热的，感冒后就先有胃中燥热、口干；以往有慢性膀胱炎的，也可以感冒后随即出现小便时疼痛、灼热等。这些情况是多见的，各种脏腑都有发生，以个人情况不同而不同。

单纯的咽痛，上面的基础方加半夏、枳壳、蒲公英。后期遗留轻微的咽痛，可以用枳壳 5 克，生地黄 10 克，半夏 5 克，黄芩 10 克，开水冲泡代茶饮，以去除残留的内奸。

诗曰：

千里长堤溃蚁穴，最怕莫过内奸藏。

宜将剩勇追穷寇，不可大意学霸王。

2017 年 12 月 11 日 21:31:44

微中医 *781*

春夏秋冬悟中医 302. 大雪第六天

晴，−5~2℃，东北风 3~4 级，日出早 7:08，日落晚 4:51

如果，我们的抗病能力没能有效地把邪气阻挡住，在咽喉肿痛后很快就会出现咳嗽、胸痛，这是邪气进一步入里，发生气管的炎症了。X 光片示肺纹理粗乱，一般这时候会有发热，但多数热势不重，咳嗽有痰或无痰。今年冬天因为干燥，这个时期的咳嗽多是无痰干咳。

燥热伤肺，咳嗽无痰，用荆芥 10 克，桔梗 15 克，杏仁 12 克，金银花 20 克，黄芩 15~30 克，板蓝根 15 克，桑白皮 12 克，麦冬 10 克，百合 30 克，甘草 10 克；发热加柴胡 15~30 克，生石膏 30~90 克；胸痛重、憋气加瓜蒌 30 克，厚朴 12 克；感冒后期，无热干咳，咳声不重，加五味子 10 克，或乌梅 30 克，黄精 30 克。

这个时候足量的饮水非常重要，燥热伤肺，会耗伤肺津，所以一定要尽量多喝水。

但是，有些小宝宝在这个时候还喝不进水，这是肺胃热阻，邪气阻遏胃气，所以虽渴而不欲饮水。这时候需要尽可能地想办法，让宝宝喝进水去。一旦水进了胃，胃气舒畅，自然就想喝水了。

诗曰：

水能救火能灭火，
杯水车薪不解渴。
水足自然火气消，
大家懂的不多说。

2017 年 12 月 12 日 21:06:51

微中医 *782*

春夏秋冬悟中医 303. 大雪第七天

晴，−4~3℃，东南风 3~4 级，日出早 7:09，日落晚 4:51

如果，我们身体的正气还是那样的软弱无力，一如晚清，一如之后的民国政府，一味退却，一味忍让，那么，外敌没有一点点仁慈给你，只是一味地进攻。

于是，有了八国联军的烧掠，有了圆明园的焚毁，有了 14 年被外敌入侵的耻辱。那是邪气横行肆虐，那是任人踩蹋，那是说不尽的屈辱……

气管炎之后，就是肺炎，X 光片示肺中有大片阴影，病人高热、胸闷、胸痛、憋气、面色红赤、咳痰量多色黄，甚至咳吐血痰。邪气已经深入肺脏，呼吸错乱，宣降失宜，也是邪气横行肆虐，也是说不尽的苦楚。体质强者，非麻黄汤莫属：麻黄 10~15 克，桂枝 12 克，杏仁 12 克，甘草 10 克。热盛者径用麻杏石甘汤：麻黄 12~15 克，杏仁 12 克，生石膏 60~120 克，甘草 10 克。一般情况下，因为邪热炽盛，方中可加金银花、黄芩、连翘、板蓝根、葛根、瓜蒌、厚朴，以助清热泻火，发热重者可加柴胡 15~50 克。

今天是南京大屠杀 80 周年，南京举行了隆重的祭奠仪式。强敌面前，不可懦弱，不可退缩。一国如此，一身也如此。

诗曰：

> 温良恭俭让手足，
> 强敌面前须如虎。
> 体弱邪气步步深，
> 灭国灭家灭民族。

2017 年 12 月 13 日 21:40:16

微中医 *783*

春夏秋冬悟中医 304. 大雪第八天

阴，小雪，−2~3℃，西南风 3~4 级，日出早 7:09，日落晚 4:51

终于盼来了今年入冬以来的第一场雪，虽然不大，但纷纷扬扬地下了将近一天，空气清爽了许多，湿润了许多。只是雪下得还不够大，气温还不够低，虽然空气中的邪气受到了一些打击，但还不足以令它们缴械投降。所以，我们还是要好好地注意防寒保暖，防止病邪从不知道的地方冷不丁给我们一个突袭。

昨天我们讨论了肺炎初期的治疗，这个时期的肺炎治疗只要果断及时，用药量足，良好的护理、休息，足量的饮水，是可以迅速扭转局面，热退喘平的，至多就是日寇当年在东三省的局面。

日本鬼子是不甘心只占有东三省这片土地的，它觊觎中华大片的肥沃江山。如果国力强大，政府团结，它是不敢妄动的。只是当时政府腐败，国力虚馁，随便一个借口，日寇大军便长驱南下，蹂躏了几乎全中国达八年之久。

侵入身体的邪气也是如此，邪热充斥，东冲西突，耗伤肺津，肺炎中后期，可能发热不重，或低热绵绵，咳嗽声低沉重浊，吐痰量多，或白或黄，精神萎靡。这是邪热大量损伤了身体正气，正气无力抗邪，出现了胶着状态。这时候的治疗是比较复杂的，需要根据身体的阴阳、气血、津液的虚损不同，而用不同的治疗药物。而且，在补虚的同时，还要不忘祛邪，因为邪气还盘踞在体内，邪气不去，正气难安。

诗曰：

> 积弱积贫国力衰，
> 内战不已更可哀。
> 而今中华雄狮吼，
> 扬眉吐气乐开怀！

2017 年 12 月 14 日 21:22:51

微中医 *784*

春夏秋冬悟中医 305. 大雪第九天

阴，-6~2℃，西北风 3~4 级，日出早 7:10，日落晚 4:51

今天依然阴天，但是没有雪。如果，顺着昨天，今天下一场铺天盖地的大雪，该有多好啊。那时候，遍地白雪皑皑，大气寒冷而清爽，听得见小麦在雪底下的酣睡，也听得见病邪在雪底下的哀鸣。只是，天道循环，自有它的安排，我们还没有谁能左右得了老天。

这几天，感冒的病人依然多，而且多数是明显的上焦燥热、口渴、咽痛、干咳，有的甚至牙痛、头痛。治疗依然是散寒解表，清热泻火。前面说到，这个邪火在体内肆虐，东冲西突，如果进一步突破身体防线，由肺而肝，而心，而神志，则就是十分复杂的情况了，需要具体情况具体对待。

泻火不离金银花、黄芩、生石膏。尤其生石膏，这几日有患者用到 90~120 克，刚好把邪热抑制，但是，有个别人会出现腹泻、小腹坠胀。这又是寒凉伤损到脾胃阳气，须得以干姜、肉桂佐扶之。其他则须根据邪热所在脏腑不同而选用不同的药物，如在脾胃用黄芩、黄连，在心用麦冬、黄连，在肝用龙胆草、牡丹皮，在膀胱则用车前子、黄柏等。

无论在内邪热如何炽盛，仍然需要发散解表。比如家里跑进一条野狗，我们手持棒械，追赶驱逐，总得要留着大门，才能让它从大门逃跑。除非你想吃野狗肉，只怕野狗肉未必能吃上，但你是一定会被它咬伤的，想想一条野狗在无路可逃时和你拼命的架势吧。

诗曰：

> 雪天雪地雪苍茫，
> 雪山雪原雪飞翔。
> 不是此生只爱雪，
> 只为雪来邪气藏。

2017 年 12 月 15 日 21:36:16

微中医 *785*

春夏秋冬悟中医306. 大雪第十一天

晴，-4~6℃，西南风3~4级，日出早7:11，日落晚4:52

许多人感冒后喜欢吃点简单的治感冒的西药，严重了就挂吊瓶。中药因为煎药麻烦，而且多数味苦，因此不讨人喜欢。

但是，这些年来，根据我的经验，中药治感冒是有许多长处的：一，中药治感冒并不慢，只要辨证准确，用药恰当，往往会一二剂就会有好的效果；二，中药退热效果比西药是慢些，但一旦退热了，不容易反复；三，中药治感冒，是表里兼顾，也就是我们常说的治病去根，不要以为一个小小的感冒不会留下病根，许多慢性病都是从感冒开始的。

现在许多小孩自入冬后即进入无休止的感冒状态，有的甚至一个冬天住院治疗数次。这样的小家伙，经过中药治疗后，来年感冒次数会明显减少，而且治疗也会变得非常简单。前些日子，有几位年轻妈妈来说，她的宝宝现在感冒了，一碗开水就能好。这是因为中药治感冒的同时，也帮助宝宝把自身的抗病能力提高了。

所以，感冒的治疗程序：第一步，发现自己或家人外出受寒，即使没有感冒表现，到家的第一件事，就是喝一碗姜汤。如果有流涕、怕冷，这是感冒开始，也还是用姜汤、厨中十全翡翠汤，趁热喝，然后睡觉，发汗，汗出不可太重，身上有潮意，鼻尖额头出汗即可。第二步，如果以上措施效果满意，还要在家避风一日，因为这个时候最容易反复感冒；如果效果不佳，就要及时看中医，服中药。这期间也还是强调休息。

虽然中药麻烦些，虽然中药苦些，但相比一个健康的身体，这点苦算什么？

诗曰：

良药苦口利于病，扶正祛邪有大用。

莫嫌苦口远避之，自古药香味最胜。

2017 年 12 月 17 日 21:48:30

微中医 *786*

春夏秋冬悟中医 307. 大雪第十二天

晴，−3~6℃，西北风 3~4 级，日出早 7:12，日落晚 4:52

除了感冒，其他许多疾病，许多慢性病，都是可以用中药治疗的。但是，现在的人们好像走了两个极端，要么选择西医，排斥中医；要么选择中医，排斥西医。

这都不好，不应该极端。中医是我们的国粹，几千年了，为中华民族的繁衍昌盛做出了巨大贡献，其功劳是不可磨灭的，而且现在也还在发挥着积极的防病保健的作用。西医是由现代科学技术支持的新医学，百年多来，为全世界人们的繁衍昌盛做出了巨大贡献，功劳更是不可磨灭的，例如抗生素的发明，挽救了多少人的生命！而且，现代人平均寿命的增加，除了社会的安定，生活水平的提高，西医的作用是直接的、主要的，这也是不可否认的事实。

作为中国人，大家都应该懂中医，也要相信西医。作为中国的医生，最好的是中医要懂基本的西医学知识，西医更要懂基本的中医学知识。这样，病人在选择医生时会根据自己的具体情况选择中医或西医，医生在给病人做治疗时，也会根据病人情况，选择对病人最有利的治疗方案。

如果，医生在完全没有其他因素的干扰下，只是完全、纯粹地确定对病人最有利、最经济的治疗方案，那该是多好啊！

诗曰：

> 中医西医非两途，
> 治病救人无相殊。
> 莫学夜郎妄自大，
> 二竖面前多踟蹰。

注：二竖，古人对疾病的别称。

2017 年 12 月 18 日 21:18:56

微中医 *787*

春夏秋冬悟中医 308. 大雪第十三天

晴，−2~4℃，西南风 3~4 级，日出早 7:13，日落晚 4:53

大后天，22 日冬至。我们这个《春夏秋冬悟中医》还有最后 3 篇，有两件事，回来做个总结。

一个是，日出日落的时间记录，我们是从 6 月 2 日，小满第十三天开始的，那天日出是早 4:49，日落是晚 7:19；夏至，6 月 21 日，日出早 4:48，日落晚 7:27；秋分，9 月 23 日，日出早 5:54，日落晚 6:02；还有 3 天冬至，我们取个大概，今天日出早 7:13，日落晚 4:53，冬至这天日出早 7:15，日落晚 5:00 吧。

夏至是白昼最长的一天，全天日照时间是 14 小时又 39 分钟；冬至全天日照时间是 9 小时又 45 分钟，二者相差 4 小时 54 分钟。

4 小时 54 分钟！将近 5 个小时。这 5 个小时，给我们这片土地上的百万生灵带来了多么巨大的影响！夏至，是万物蓬勃生长的时候，冬至是万物休憩闭藏的时候，所以有这 5 个小时的日照差别。

是万千生灵适应了这个差别，所以有了春生夏长，有了秋收冬藏，所以，有了阴阳。

诗曰：

> 日出东方落西方，
> 夏至要比冬至长。
> 阳长阴收天之道，
> 万物生长靠太阳。

2017 年 12 月 19 日 21:22:06

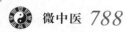微中医 *788*

春夏秋冬悟中医 309. 大雪第十四天

晴，−4~7℃，西南风 3~4 级，日出早 7:13，日落晚 4:53

第二件事是我们测量的身影。刚才翻看了一下，去年冬至后第九天我的身影长 326 厘米，春分 165 厘米，夏至当天 70 厘米，秋分这几天一直阴天，没有测量，应该和春分是一样的，今天（离冬至还有 2 天）是 330 厘米。

从 326 到 165，几乎是一半；从 326 到 70，是 4:1；再从 70 到 330，反过来，是 1:4。前面我们提到，这就是阴阳的转化，这个身影的长短变化，很恰当地反映了阴阳一天天的此消彼长，然后到一定的时刻（消长至极的时刻）发生转化，再继续此消彼长。

太阳照耀的时间长短和距离我们的远近，正好从横和纵两方面生成了地球上的春夏秋冬。白天长，日照长；白天短，太阳远。好像单纯的长短和远近都不足以形成酷热的夏和凛冽的冬，必须是二者的结合。

这个优美的结合，化生出地球的春夏秋冬，化生出地球上的万千生命。我们的古人，就是从这个长短和远近的变化总结出来阴阳的概念，然后，从这个概念衍生出灿烂的东方文化。

三年来的《微中医》，不厌其烦地叙说这个阴阳，因为这个阴阳与我们每天的生活密切相关，明白了这个阴阳，也就明白了中医。我在《微中医》的开篇就说，中医是我们的生活，是古人从生活中归纳总结出来的，所以，一定能还原回去。还原到生活中的中医，是大家都喜欢的中医，是大家都运用中医。只有这样，才是中医真正的春天。三年的努力，不知做到了多少？

诗曰：

赤日炎炎似火烧，冬天暖阳热力消。

此消彼长成四季，生命之歌声潇潇。

2017 年 12 月 20 日 21:35:22

微中医 *789*

春夏秋冬悟中医 310. 大雪第十五天

晴，0~11℃，西南风 3~4 级，日出早 7:14，日落晚 4:54

明天冬至。

冬至一阳生，大地从秋天开始收敛闭藏的阳气，从明天开始，要向外升发。"冬至当日就回头"，这句农谚说的是太阳，就是我们每日观察的日出和日落，从明天开始，日出日落都要向反方向变化，日出一分一分地早，日落一分一分地晚（当然，有时候也不动，有时候也一天变化 2 分钟），也就是白天开始一天天变长。

同时，冬至也是交九的日子，数九寒天，北风真正寒冷的这段时间开始了，冬至后是小寒、大寒。大地阳气就是在这种最冷的时候开始升发，是磨难，是锤炼，是为了春天的阳气更加苗壮。度过了寒冬的松柏，在春天里的墨绿，浓得那样惊心动魄，浓得能感觉出来阳气的健旺。南方经冬不落的树木是不会有这种浓烈的意韵的。

我们的身体阳气也会随着大地阳气的升发而开始升发。但是，这个时候的阳气是"一阳"啊，很微弱，很脆弱的。因此，冬至后的这一段时间，要特别地维护这个阳气，不要让他受到一点点的伤害。而且，冬至后是进补的大好时机，六味地黄丸、金匮肾气丸、右归丸、左归丸，都是不错的中成药，当然应该在医生的指导下，根据个人体质不同选用。最好的还是冬令的膏滋，大凡 40 岁以后的人，这个冬至后是可以服食一料的，而老年人、有慢性病的人，更自不待说，冬至后一料，立春后一料，对身体是大有裨益的。

诗曰：

> 冬至交九小大寒，
> 北风老大意绵绵。
> 物极必反冬将去，
> 春在那厢展笑颜。

2017 年 12 月 21 日 21:23:45

《微中医·春夏秋冬悟中医》至此终。